创新
大脑

[美] 艾克纳恩·戈德堡 （Elkhonon Goldberg） 著

杨琼 译

中信出版集团 | 北京

图书在版编目（CIP）数据

创新大脑 / （美）艾克纳恩·戈德堡著；杨琼译
. -- 北京：中信出版社，2019.10
书名原文：Creativity：The Human Brain in the
Age of Innovation
ISBN 978-7-5217-0742-7

Ⅰ . ①创… Ⅱ . ①艾… ②杨… Ⅲ . ①大脑—普及读
物 Ⅳ . ① R338.2-49

中国版本图书馆 CIP 数据核字 (2019) 第 189143 号

创新大脑

著　者：[美] 艾克纳恩·戈德堡
译　者：杨　琼
出版发行：中信出版集团股份有限公司
　　　　（北京市朝阳区惠新东街甲 4 号富盛大厦 2 座　邮编　100029）
承 印 者：北京诚信伟业印刷有限公司

开　本：880mm×1230mm　1/32　　印　张：12　　字　数：300 千字
版　次：2019 年 10 月第 1 版　　印　次：2019 年 10 月第 1 次印刷
京权图字：01-2019-2981　　　　广告经营许可证：京朝工商广字第 8087 号
书　号：ISBN 978-7-5217-0742-7
定　价：59.00 元

目 录

中文版序言

　　写作《智慧大脑》《创新大脑》《决策大脑》这一系列三本书的目的是希望引起广大读者的兴趣，无论他们是受过教育的普通读者，还是"大脑专家"。我很高兴有机会向中国的广大读者介绍我的书。

　　这三本书的写作过程和写作时间虽然各不相同，但书的主题——智慧、创造力和复杂决策力——却紧密相连：三者都是人类认知最复杂的表现形式，也都是神经生物学和文化之间复杂的相互作用的产物。然而，这种相互作用的本质往往被人们所忽视。因此，在传统上，关于智慧、创造力和决策力的研究要么被严格限定在神经生物学框架内，要么被严格限定在社会经济学框架内。为了让读者更好地了解神经生物学和文化在人类思维的塑造和运作方面是如何相互作用的，我试图在写作中克服这种狭隘，尽量把三本书都写得更生动一些。

　　崇尚智慧是中国古代文明的一大主题，但只有通过研究大脑（复杂的神经生物学实体）和文化（塑造和影响智慧的丰富环境）之间的相互作用，才能理解智慧。在过去，尽管人们普遍赞赏智慧，但却无法真正理解智慧的本质。随着现代神经科学的出现，这种情况有所改观。书中研究的具体机制是大脑形成和识别模式的一般能力。这种能力深植于生物大脑中，但赋予它功用和意义的却是丰富的环境、多元的知识和各种认知挑战的影响。在这个系列的第一本书《智慧大脑》中，我研究了这种相互作用及其随着年龄增长的演变方式，也研究了模式识别机制如何保护大脑免受衰老的有害影响，甚至可能让正在衰老的大脑拥有一定的优势。在某种程度上，写这么一本关于大脑老化的书是为了了解我自己的衰老过程。作为一个人，我的焦虑不比世界各地的许多同龄人少，我想中国的同龄人也是一样。不过，作为神经学家和神经心理学家，我觉得自己在理解复杂的大脑衰老过程方面有几分"近水楼台先得月"的优势，因而很想和大家分享这种理解。不同于强调与老化相关的损失的典型观点，我在《智慧大脑》中探求了认知老化的积极方面。

在这个系列的第二本书《创新大脑》中，我们再次面对模式识别和大脑老化，研究了创造性过程中新旧事物之间的关系和数字化革命改变大脑老化进程的方式。但创造力远不止于此。人们习惯将智慧和衰老联系在一起，将创造力和年轻联系在一起。你可以将创造力和智慧视为支撑美好生活的两大支柱，尽管这一假设面临很多字面上的简单挑战。从这个意义上说，这个系列的前两本书是相辅相成的，虽然它们的顺序反了——《智慧大脑》在前，《创新大脑》在后。值得注意的是，这种从年老到年轻的顺序与中国社会的发展轨迹不谋而合。中国历来以古老的智慧而闻名，但在过去几十年里，却凭借其人民的蓬勃朝气而一跃成为尖端创新的前沿阵地。

直到近代，创造力还被认为是一个不适合进行严格的科学研究的隐晦主题。这种情况在几十年里几乎没有变化，但在今天，创造力成了最吸引眼球的话题之一，引起了神经学家、心理学家、教育工作者、行业领袖和公众的兴趣。这种不断增长的兴趣反映了社会变革越来越快，也反映了神经科学的巨大进步。现代神经科学拥有各种神经成像工具、遗传学工具以及完善的认知结构，这些在几十年前还都是一片空白。今天，全球几所顶尖大学都设有创造力研究中心，中国的上海科技大学也是其中一员。

我对创造力的兴趣源于我长期以来对大脑如何处理新奇事物的研究。认知新奇事物是创造力的必要前提，尽管它并非唯一前提。越来越多的证据表明，在左右半脑中，右半脑处理新奇事物的能力要好得多，而左半脑要依靠以前获得的知识和技能才能更好地处理信息。不过，两者都会参与创造性过程和其他形式的复杂认知，尽管参与方式截然不同。左右半脑之间的分工并非人类所独有，它似乎普遍存在于生物进化的过程之中。

以上这些主题在《创新大脑》这本书里均有涉及，同时我也探讨了很多其他主题，跨文化研究的重要性就是其中之一。我在写作《创新大脑》的同时也在研究文献，我发现几乎所有的相关研究都是在北美和西欧进行的。但西方并不独占创造力！要充分认识人类创造力的本质，我们就必须在多元文化环境下进行研究，其中不能缺少丰富的亚洲文化环境。因此，为了写这本书，我和我的同事们决定在印度尼西亚的日惹市和巴厘岛这两个艺术孵化中心开展关于艺术创造力机制的跨文化研究。

所有创造性过程都离不开先验知识和新认识的融合，但还必须具备第三个非常重要的组成部分，即理清优先次序、确定重要事项以及关注突显性内容的能力。这时就轮到额叶出场了。额叶，更确切地说是前额叶皮质，在各种大脑结构中"鹤立鸡群"，其作用相当于管弦乐队的指挥或大公司的首席执行官。

前额叶皮质负责产生行为的目标和计划，无论你是在做决策、做预测，还是在确定多个竞争性目标的优先次序，或在批判性地评价一个人的行为后果。它还负责冲动控制和心理灵活性。这就是为什么额叶的功能通常会被称为"执行功能"的原因。前额叶皮质在生物进化过程中出现得很晚，而人类的前额叶皮质特别发达。它需要最长的时间才能发育成熟，这种成熟时间表似乎与人类被社会视为成年人的年龄相对应——拥有成年人的所有权利，也要承担成年人的所有义务。这个系列的第三本书《决策大脑》讲述了大脑在特别依赖额叶的情况下如何进行复杂决策。在很大程度上，这本书要归功于我自己长期以来对额叶和执行功能的兴趣，以及我和同事们多年以来进行的研究。

今天，我们越来越多地听说人工智能。就其起源而言，人工智能的概念当然完全受生物大脑的启发，但其发展却逐渐跳出了神经生物学框架。神经科学还有可能为人工智能的发展提供有益见解吗，还是已然"江郎才尽"？在《决策大脑》中，我探讨了如何将生物大脑的某些特性引入人工智能架构的设计中。大脑研究和人工智能的协同效应是21世纪一个特别庞大的课题，或许值得写一本新书。展望未来，这样一本书很可能出自一名中国科学家的笔下。

直到最近，北美和西欧还几乎垄断着神经心理学研究。但在过去的几十年里，一个巨大的变化开始出现，并一直持续至今：中国正在加速崛起为顶尖神经科学的发源地。今天，中国的神经科学家在大脑研究科学成果的质量和数量上，无疑都处于世界领先地位，按照这样的趋势，中国很可能成为领跑者。从尖端大脑研究领域的"小白"到"高手"，中国神经科学的发展速度之快令人震惊。对我来说，这意味着有机会和中国同行建立联系、交流想法，并最终展开科学合作，这一点尤其让我激动。

也希望我的这三本书会让普通读者感兴趣。中国是一个融合了古老智慧和现代创造力的国家。总的来说，这两个特点决定了中国的过去和现在。随着中国重获世界文化、科学和学术中心的历史地位，它们也将决定中国的未来。我非常期待通过这本书与这个迷人而又充满活力的社会展开互动。

艾克纳恩·戈德堡
2019 年于纽约

序 言

————

　　创造力是属于年轻人和勇敢者的，一个上了年纪的神经心理学家写一本关于创造力的书意欲何为？我一直都在试图理解大脑如何处理新奇事物，以及如何进行复杂的决策，这项研究逐渐变成了对创造力的兴趣，但这并不完全是我自己的决定。多年来，每当人们谈论认知新奇事物的话题时，总会问我关于创造力的问题——同事们经常问，受过普通教育的公众则问得更多。那时我没有太多的话要说，除了表达我一般性的怀疑——创造力是否能被理解为一种单一的特征？是否可以与一组狭窄的神经结构联系起来？是否可以用严格的生物学术语来解释？我表示怀疑。偶尔，我也分享我的认识。我有时被要求参与这类测验，但我对在实验室中进行的创造力测验普遍不感兴趣。我发现，至少从某个主题的角度来看，这些测验的设计痕迹很重，其是否与真实生活中需要的一系列创造力有关也难说。我还认为，只要创造力和智力两者中的任何一个概念缺乏有意义的定义，关于它们之间关系的永无休止的讨论就不会有结果。但我可以理解关于新奇事物的话语是如何自然而然地演变成关于创造力的话语的。基于我当时对创造力研究的非常有限的了解，我也知道，与认知新奇事物有关的大脑结构——我对此进行了广泛研究，还写了不少论文——前额叶皮质和右半脑，经常被科学文献和小报与创造力联系在一起。很明显，创新能力只是关于创造力的故事的一部分，另一部分是文化背景、社会相关性和突显性。这需要神经科学与人文／社会科学视角的融合——这种融合在知识性上和气质上总是吸引着我。这种融合还将创造性过程的两个方面之间的关系纳入了其话语中，这两个方面是：富有创造力的个人或团队的创作，以及消费者即普通大众的接受（或拒绝）。这与埃里克·坎德尔在讨论视觉艺术时提到的"旁观者的分享"理论类似。

关于创造力研究的主流方法的研究范围似乎是由两个极端来定义的：一种是米哈里·契克森米哈赖在其著作中雄辩地表明的文化／人文主义的观点；另一种是神经科学研究，其中，受试者在发散性思维任务中的表现与各种神经影像学、生物化学和遗传学技术结合在一起。但遗憾的是，这两种研究平行推进，而不是结合在一起。很明显，这两种观点——神经科学的和文化的——必须被整合成一个连贯的故事，才能帮助我们理解创新和创造性过程。虽然这种整合听起来很难，令人望而生畏，但这是一个值得提出的挑战，至少值得我们去迎接。

另外，还必须满足一种美学上的对称感。创造力和智慧通常被认为是支撑一个"拱形建筑"的两个"支柱"，这个"拱形建筑"就是：一个高产的头脑的有意义的人生。我之前写的《智慧大脑》一书从神经科学的角度审视了这两个"支柱"中的一个；因为没有研究另一个，这个项目似乎是不完整的。写一本关于认知新奇事物的书，这一想法由来已久，随着对本书的想法的发展，创造力这一主题也越来越明晰。您即将阅读的内容就是这一发展的产物，其中新奇事物和创造力主题紧密交织在一起。在写作本书的过程中，我认真学习了一些与创造力研究有关的文献，但也有意与它们保持一定的距离，而主要以我对大脑怎样工作和不会怎样工作的理解来进行写作，希望这种平衡可以形成原创性的见解。

和我以前的书一样，本书也是一个特洛伊木马（马是我最喜欢的动物之一，仅次于狗），它提供了一种工具，让我们能够超越更具体的对新奇事物和创造力的关切，去理解与大脑和心智有关的更广泛的主题。写作本书时，我的目标是让我的科学家和临床医生同行以及受过教育的大众都感兴趣，这导致了一般性叙述和技术性叙述不可避免地交织在一起。但愿我合理地平衡了二者。

我写这篇序言的时候，本书的其余部分已经完成了。对我来说，完成一本书通常充满了情感上的矛盾。这是一种满足，也是一种失落；这是一段极其个人化的旅程的结束。至少这是我之前写书时的感受，但是本书与众不同，因为它开始激发我对自己未来工作方向的理解。也许是因为通过融合生物学和文化观点来理解创造力和创新是一项相对较新的事业，具有新的可能性、新的想法和撩人的假设，所以我能够在没人尝试过的方向上推动原创性和创新的研究。您即将阅读的内容概述了一些这样的想法和新的方向。除了旨在阐明人类（不仅仅是人类）创造力的本质之外，这些想法还旨在促进我们对知识在大脑中的表征形式的理解，对语言的进化根源的理解，对时髦而尚未被充分理解的"工作记忆"的理解，对人类和其他物种的两个半脑是如何不同而又协同工作的理解，以及对人类智慧本质的理解。它们也旨在提炼甚至改变我们对某些神经疾病的理解，证明对创造力和更普遍的认知神经科学的研究必须在不同文化背景下进行，而不仅仅是西方社会，甚至引入一些可能对人工智能设计有用的想法。虽然其中一些想法可能被证明是错误的或顽固的（所有渴望创新的人都必须准备好冒这个险），但其他的则不会。我希望本书的读者中的普通大众会觉得这些想法很有趣，而科学家会觉得它们在未来的工作中值得被探讨。这样的科学家肯定会包括我。

艾克纳恩·戈德堡

2017 年于纽约

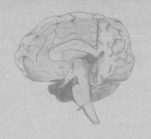

新奇时代

从古埃及的吉萨大金字塔时代到拉美西斯大帝时代大约有1 300年，这期间，人类的生活并没有太大变化。从罗马帝国衰落、欧洲走向黑暗的中世纪，到出现工业革命的曙光，大致也是1 300年，但这是一个巨变的时期。到了今天，10年前在研究生院学到的许多知识就已经过时了。如果雷·库兹韦尔的加速回报定律是可信的，那么信息技术的增长速度以及总体上知识积累的速度就是指数式增长的（见图1.1）。[1]与此类似，摩尔定律和其他预测都认为，科学和技术将以越来越快的速度发展。[2]无论是个人还是社会，我们遭遇新奇事物的速度都在不断加快。量的积累导致了深刻的质变。在两代人之前，青少年时期获得的认知技能就够一辈子用了。但是如今，如果一位八旬老奶奶能灵活操作苹果手机或三星平板电脑，那么她显然靠的不是年轻时学到的东西。这种社会范式的变化是普遍现象，我们常常注意不到它，但它是事实。

　　在这种情况下，了解人类大脑如何处理新奇事物成为一个至关重要的问题。诚然，大多数人并不是生来就对科学和技术感兴趣，但即使作为技术的消费者，我们也会生活在一个明天与今天极度不同的世界中，我们的喜好会不断受到新奇事物的挑战，无论我们愿意与否。

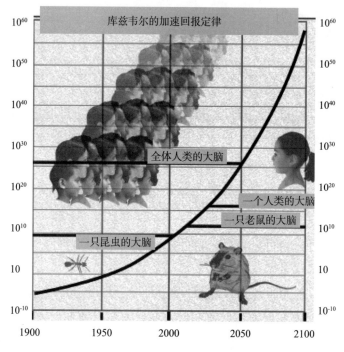

图1.1　库兹韦尔的加速回报定律

注：横轴代表年份，纵轴代表每1 000美元每秒可以支持的计算次数。

在一个信息停滞的社会，变化就像冰河形成那样慢，很少有人参与创造性过程；绝大多数人的生活是由习惯驱动的，这些习惯一旦形成，在整个生命周期中就不会有太大变化。但是，在一个知识和技能甚至来不及常规化就已经过时的社会，几乎每个社会成员都会成为创造性过程的一部分，一个人就算不能产生独特的想法，也要迅速掌握新的想法、概念和技能，并把它们融入生活中。在一个由新奇事物驱动的社会中，这种趋势是否会促使社会成员重新分配脑力，重新分配神经资源？

随着年龄的增长，这种趋势会影响我们大脑的变化方式吗？也许答案是肯定的。

历史上的间断平衡

我们的文明史以信息、思想和技术的积累为特征。但是这个过程既不简单也不直接。根据奈尔斯·埃尔德雷奇和斯蒂芬·古尔德的"间断平衡"进化论，生物进化不是一个平滑或渐进的过程，而是相对停滞期和变化爆发期不规律地交替进行的，其中变化爆发期是驱动力量。[3] 历史学家菲利普·詹金斯在《伟大而神圣的战争》(*The Great and Holy War*)一书中提出，文化的发展也是如此。[4] 的确，3 万年前，在生物进化、文化产生过程中的某一时刻，神秘的艺术符号开始大量出现；从那时开始，知识和观念的积累就不断进行着。在古埃及，公元前 2700 至公元前 2500 年是一个大动荡时代——这是历史上第一位伟大的博学者伊姆霍特普的时代，也是大金字塔的时代。其后是由传统和模仿主导的文化相对停滞期，持续了好几百年。古代美索不达米亚被许多人视为西方文明的摇篮，公元前 3000 年左右是古代美索不达米亚文明的酝酿期，之后是一系列由模仿主导的社会。在古希腊，公元前 2000 年的米诺斯文明和后来的迈锡尼文明之后是黑暗的时代，经历了长期的相对停滞后，公元前 8 世纪，西方文明再次复兴，最终在公元前 5 世纪的雅典黄金时代创造了辉煌。在公元第一个千年初期，罗马皇帝奥古斯都统治下的和平孕育了先进的文化。其后则是欧洲的黑暗时代，一直持续到中世纪的全盛时期。最后文艺复兴为欧洲大陆注入一股新的创造性能量。18 世纪和 19 世纪之交的工业革命是根本性创新的又一爆发期。这些文化高峰的累积效应形成了空前的知识积累。有个流行词叫作"文艺复兴人"，意为全才。但实际上与字面意思相反，文艺复兴时期的人可能是历史上最早的不能掌握其所处时代的全部甚至大部分基本知识的人。信息积累和知识扩展的速度令人眩晕，这虽然振奋人心，但也是有代价的。这种代价就是知识的碎片化，其极端情况有时被称为"巴尔干化"（Balkanization）。在维基百科中，巴尔干化被描述为"一个地缘政治术语，最初用于描述一个地区或国家分裂为更小的地区或国家的过程，在此过程中，这些地区或国家彼此敌对或不合作……该术语也用于描述其他形式的崩解……它被某些人认为是贬义词"——这里的"某些人"就包括我。我认为这个问题困扰着很多学科，肯定对我从事的神经心理学和神经科学没有好处。在本书后面，我将举几个碎片化阻碍神经心理学和神经科学发展的例子，以及科学家为克服其不良影响所做的尝试。

各种革命

在那部广为流行的力作《人类简史》中，历史学家尤瓦尔·赫拉利提出了人类获得优势地位的几个转折点。[5] 第一个转折点是大约 7 万年前的认知革命，其标志是出现了语言，人类自此能够表达推测性主张。第二个转折点是大约 3 万年前的农业革命，其标志是人类脱离狩猎采集生活方式，开始种植植物、驯化动物，以及出现永久性定居点，这也是"文化革命"的时代。第三个转折点是科学革命，发生在大约500年前。经验知识的系统化积累、海上扩张、欧洲人发现美洲大陆以及资本主义的兴起成为其标志。这个转折点迎来了人类时代精神中缺乏的东西：承认无知。根据赫拉利的说法，直到科学革命之前，人类社会运作的隐含假设都是：所有值得了解的事物都已经被发现，通过查阅一些较旧的经典书籍就可以弥补个体的无知——在信息停滞的社会中，人类向过去寻求对未来的指导。大约500年前，这个基本前提才被改变，人们承认了社会整体的无知，也愿意不断寻求新知识。第四个转折点是200年前发生的工业革命，市场经济的兴起和机器的出现是它的标志。

标示这些转折点的具体年代是近似的，并不精确。然而，即使有这样的问题，关注它们的时间间隔也是非常有益的：认知革命与农业革命的间隔是4万年，农业革命和科学革命之间也许不到3万年，科学革命和工业革命之间是300年，工业革命和数字革命之间是200年（见图1.2）。

变化的速度不仅加快了，而且加快了几个数量级，变化的时间间隔由数万年压缩至数百年。如果我们以此推断未来，这种时间间隔可能会进一步被压缩。总而言之，我们正处在又一场伟大的创造性文化大爆发的开端，这是由数字革命，由物理世界和虚拟世界、生物和人工几乎全面融合的前景（"融合革命"）所推动的。

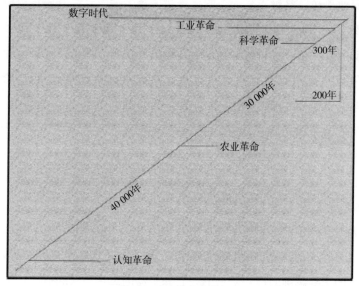

图1.2　文明史上的转折点

注：基于尤瓦尔·赫拉利的理论，历史上人类社会发展的速度。

在以这种变化速度为特征的环境中，任何个体的大脑都可能需要重新分配神经资源，这是人类大脑处理信息的方式的重大变化。基本的认知习惯，甚至是在相对停滞的环境中运行的潜在的大脑机制，可能与在不断变化的环境中所需要的习惯有很大不同。如果这是真的，那么这种变化对社会的影响是深远的。

文化和认知风格

随着我对生活中非常不同的"区划"的观察，我越来越意识到认知风格对文化的依赖。我在典型的工作日中，通常需要做完全不同的几件事，如早上写书，下午做临床工作，或者反过来。交替进行各种活动——临床、研究、教学、行业咨询和写作——往往好坏参半，因为它们可能会互相妨碍。但总体上，我多年来都很喜欢这种生活，我觉得各种活动的相互补益超过了互相妨碍。我的临床工作本身就是一个多元化的研究：纽约市就是现代的巴别塔，我可以接触来自世界各个角落的各个社会阶层的患者。在写作本书的过程中，我在较短的时间里诊断了来自亚洲和非洲不同的发展中国家的几位患者。他们都是单纯的老年人，没有受过正规教育，完全是传统的"老乡"社会的产物，虽然住在美国，但与更大的世界几乎没有联系。根据这些病例的性质，如果患者被确诊为真正的认知障碍，就可以得到一些好处——经济补助或者各种住所，我被要求对他们进行神经心理学评估以评价他们的认知能力。在这种情况下，"装病"或"症状放大"总会是个问题，部分神经心理学评估就包括确定这种不良情况是否会发生。甚至还有专门的测验，可以用来确定患者是否在装病，或未能付出足够的"善意努力"，以执行其认知任务。我并非这些测验的拥趸，甚至公开称其为"虚假的神经心理学"，但在被要求这么做时，我也会使用这类方法。

无一例外，参加这些测验的所有患者在神经心理学测验中都表现糟糕——包括在"装病"测验中，他们的表现与他们被送诊时已知或怀疑患有的疾病大不相符，这无法用疾病来解释。然而，他们既不是因痴呆、沮丧或焦虑而无法好好表现，也不反对或抵制测验。他们是善良的老年人，尽其所能满足我的要求……但他们没做好我想要他们做的事。在这种情况下，神经心理学家被期望得出一个明显刻板的结论，即患者由于装病或未能进行必要的努力而破坏了评估；但作为一位有40多年临床经验的老医生，我深信他们既不是在装病，也不是在搞破坏。与此同时，很明显，尽管我提出了许多警告，他们还是没能运用必要的精神力量来完成我给他们的小小的、具有一定挑战性的任务。我很确定这些任务完全在他们的认知能力范围内，但他们需要一点精神上的努力。我越来越觉得，障碍不在于病人不想在精神上努力，而是他们根本不知道如何努力——他们没有在精神上努力的习惯。对他们来说，付出精神努力的整个命题似乎很陌生，就像做侧手翻这件事对我来说很陌生一样。当我与菲律宾著名科学家和教育家比恩韦尼多·内布雷斯分享这一观察结果时，他描述了发生在菲律宾一些地方的类似现象："在没有传统的学校教育的地方，父母不明白他们的孩子为什么每天要去上学。"这样的观察带来了一个有趣的结果：认知技能和认知习惯的区分。不同的文化环境不仅产生了不同的认知技能，还产生了不同的认知习惯。

几十年来，人们一直在研究认知的文化差异。很大程度上，由于我的导师亚历山大·卢里亚所做的贡献，人们知道了，有读写能力的现代社会成员和传统社会的文盲完成假设的逻辑和概念任务（三段论、分类等）的方式非常不同。[6]但是在这里，我觉得我偶然发现了一些更基本和更深刻的东西："精神努力"这一概念，甚至更广泛的所谓"认知习惯"，可能在一般意义上依赖于文化。一个没有精神努力经验的人突然被要求这么做，就像一个在无重力环境中长大的人突然到了有重力环境中一样，他不知道必须拿着物体，才能使它们不掉在地上。虽然这个想法可能很牵强，但我的朋友迈克尔·科尔——加州大学圣迭戈分校杰出的跨文化心理学家——并没有对此感到惊讶。当我向他分享患者的经历甚至我自己的惊讶时，他立即评论说，抽象思维与实际行动的分离是一种文化现象。

如果认知努力的习惯以及其他基本认知习惯是由社会对信息的需求带来的，那么在快速变化的环境中，这些需求的增加可能会对大脑本身产生深远的影响。知识积累速度的变化将改变其对神经的需求，不仅对创造文化的人是这样，对那些消费它的人也是这样，也就是说，每个人都包括在内。这意味着与文化停滞期相比，文化爆发期对大脑的需求可能会有很大的不同。

在文化酝酿的早期，各种变化激增，重要的技术变革、社会变革和政治变革相互交织。今天，我们通常以无法预料的方式目睹这种现象出现。比如几年前在整个北非和中东地区发生的"阿拉伯之春"，如果没有互联网和社交媒体，它就不可能发生；那样的话，ISIS（伊斯兰国）也不可能在全世界招募到对现实不满者。就在西方大国轰炸ISIS并且没有取得明显效果时，被称为"匿名者"的黑客团体通过一位蒙面的发言人在社交媒体上对ISIS宣战。谁能想到，在一个能够通过互联网和社交媒体建立一个非传统组织的世界里，在网络空间中对ISIS进行攻击，可能比采取传统战争手段更有效。与此同时，唐纳德·特朗普对推特的无节制但可能有效的使用也许对他在2016

年意外获选美国总统发挥了作用。生活比未来主义的小说更奇特!

现实如何融合

在由技术驱动的社会变革中,我发现了一种特别有趣并且可能很深刻的变革:物理现实和虚拟现实的融合。在曼哈顿的人行道上,行人有时会撞到一起,他们显然认为手机屏幕上的虚拟活动优先于周围街道上的物理活动。这种现象已经司空见惯,以至于我们通常并不认为它预示着地震般的社会变革;我们可以肯定,跌跌撞撞的行人知道真实与虚拟的差异,尽管当他们暂时从手机上把自己抽离出来,以便短暂而不情愿地接触传统的物理世界时,往往看起来晕头转向。这令人担忧。在各种旨在提高教育、医学,特别是军队的现实技能的培训方案中,人们越来越故意并且理性地模糊物理现实和虚拟现实的界限。但是,也出现了很多意想不到的后果。在《纽约时报》刊登的一篇题为《推特连》("A Band of Tweeters")的社论中,美国陆军少校、西点军校教师约翰·斯宾塞比较了他在 2003 年和 2008 年对伊拉克战场的观察结果。在 2003 年,与敌人交战后,士兵们会聚在一起谈论发生的事情;但在 2008 年,每个人都"静静地坐在电脑屏幕前,在聚友网和脸书上发布他们一天的生活"。2003 年,同一部门的士兵之间形成了强大的聚凝聚力;但到了 2008 年,似乎每个人都更多地沉浸在自己的虚拟世界中,而不是他们共同的物理世界中。[7]

更引人注目的是几年前发生在韩国的一件事，一对父母眼睁睁看着他们的亲生孩子被饿死，原因是他们都沉浸在抚养虚拟孩子的电子游戏中。在这对韩国夫妇心中，物理现实和虚拟现实之间的界限可能已经模糊了。我确信，在接下来的几代人，甚至可能是一代人中，这种模糊化将会接近完成。虽然这种预言听起来很奇怪，但我坚持我的观点，特别是因为就算到时候预言没有实现，人们可能也找不到我算账了。有人认为，技术进步带来的影响在道德上是不可知的。作为对这种观点的反思，我们发现这种融合的早期迹象是这个时代最丑陋的现象之一——ISIS 的崛起，这被著名记者法里德·扎卡利亚称为邪恶的"消息传送机"。一个本来想成为 ISIS 新兵的十几岁的孩子在一封悔过信中写道："通过被吸收到互联网的世界而不是现实世界中，我开始专注于虚拟的斗争，同时脱离真实的东西——我的家庭、生活和未来。"[8] 我相信，对一个十几岁的孩子来说，在他意识到发生了什么之前，他可能已经跨越了充满"英雄"姿态的虚拟世界与充满难以言表的残酷的物理世界之间的界限。将物理和虚拟元素融合到一个"合成世界"中的巨大后果，对像我这样植根于物理现实的老派的人来说是不可想象的，但它将会发生——很可能在一代人的时间内就会发生，他们就是"融合的一代"。

这种融合不仅会改变我们不那么遥远的后代将生活于其中的世界，而且合成世界将成为他们的世界。在人类文明史上，没有任何其他时代更适合"崭新的"这个词。想象一下即将降临在这些"融合者"周围的需要他们消化的新事物！这种未来主义的变化可能会比移民到另一个星球更深刻。然而，这种变化以奇怪的方式验证了伊曼努尔·康德在18世纪进行的哲学思考，以及一个世纪后赫尔曼·赫尔姆霍茨和恩斯特·马赫的回应——同样的想法在大约15年以前，也就是21世纪初，也闪过了我的头脑，使我感到无比快乐。康德在《纯粹理性批判》中指出，我们所体验到的是感官传达的"现象界"，而这些体验的实际物质来源——充满"物自体"的"本体界"，我们从来无法直接接触，它最终也无法影响我们。对康德时代以及我们这个时代的人来说，这种立场可能显得违反直觉甚至奇怪，但对"融合"和"后融合"世代的人来说，却很可能是不言自明的真理。[9]然而，"合成世界"的出现无疑将是人类这个物种的文化历史中最深刻和最基本的变化——"范式转变"这种陈腐的表达不能描述它，远远不能。随着这种巨变，我们的大脑在完全不同的条件下发挥作用的方式可能会发生生物学变化，其确切后果不可预测，但肯定是深刻的。英国著名神经科学家、我的好朋友苏珊·格林在她的小说《2121》中预言了其中一些变化。正如这部小说的书名所暗示的，其主角是生活在完全融合的"合成世界"中的"后融合者"。[10]

新时代的人类大脑

数字革命不仅会改变正常大脑的运作方式，还会改变大脑疾病的表现方式。颞叶癫痫（TLE）可能是一个恰当的例子。颞叶癫痫是最令人着迷的神经疾病之一，与人们普遍持有的观点相反，它不会"时而发作，时而停息"，不存在癫痫发作间隙的完全正常状态。患者通常在癫痫发作间隙也会一直受到这种疾病的影响。我们知道，颞叶癫痫会导致患者出现深刻的人格变化。在这些变化中，"笃信宗教"现象特别引人入胜。一个以前漠视宗教、实践世俗生活方式的人在患上颞叶癫痫后，可能会对宗教产生浓厚的，有时甚至是极端的兴趣，并开始热切地进行宗教活动。很多重要的宗教和准宗教人士已知或被怀疑患有癫痫（尽管我们无法确定是什么类型的癫痫）——包括穆罕默德、马丁·路德、圣女贞德和教皇庇护九世。[11] 但是，颞叶癫痫必然与笃信宗教有关的观点受到了以下事实的挑战：一些已知或被怀疑患有癫痫的历史人物与宗教的唯一关系是冒犯或亵渎神明。马其顿的亚历山大宣称自己是神；尤利乌斯·恺撒认为自己世袭到的大祭司（Pontifex Maximus）职位没有前途，遂立即放弃，成了一位世俗的独裁者——恺撒大帝；还有俄罗斯的彼得大帝，他在统治初期最喜欢的消遣是削去神职人员的胡须，让他们穿上古怪的服装，以此侮辱他们。

颞叶癫痫患者变得笃信宗教的神经学机制是什么？它与神经解剖学中一个特别的功能障碍部位——颞叶——有关联，这甚至使得有人猜测，人类的宗教信仰倾向是由大脑天然地决定的。这确实是街边小报式文章所热衷的话题。但我相信颞叶癫痫患者笃信宗教是一种文化现象。听到奇怪的声音，令人痛苦的影响内脏的预感，以及或恐惧或兴奋的情绪波动，在颞叶癫痫发作的过程中都是常见的遭遇。确实，在一个充满宗教主题的社会中（甚至在最发达的社会中，在上一代人以前，都还充满了宗教的主题；在今天的很多社会中仍然如此），还能期望人们怎样解释这些呢？在这样一个社会中，最有可能的是宗教性的解释和随后"追寻宗教"的行为。但我推测，除非找到明确的治疗方法，否则"合成世界"中患有颞叶癫痫的未来一代"融合者"更可能用虚拟现实术语而不是宗教术语来解释此类经验。

通过迫使我们每一个人在前所未有的程度上成为创新的消费者，加速增长的"新奇性曲线"将对我们的思想和大脑产生深远的影响。持续面对新奇事物将对消费者的大脑产生什么样的影响？理解这一影响，是神经科学面临的挑战。但是，持续面对新奇事物也带来了创新。新颖的想法是如何产生的？在创新时代，很多原因使得理解人类大脑如何处理新奇事物成了一个至关重要的问题。身处一个社会中，我们有双重动机去努力揭示面向新奇事物的大脑机制：理解新奇事物是如何被消费的，以及它们是如何被创造出来的。这种双重动机正是我写作本书的动力。

新奇事物与创造力密不可分，它们推动人类进步，是人类大脑最宝贵也最神秘的天赋。理解面向新奇事物的大脑机制是理解人类创造力的关键一步。我们将研究人类大脑中新奇内容的产生和创造力之间的关系，并且将对不同的认知功能和大脑结构如何结合在一起，从而产生创造性行为提出新的解释。我们将思索耶鲁大学神经科学家最近发现的动态网络连接（dynamic network connectivity）是如何推动这一过程的；我们会发现，当动态网络连接持续时间较短时，我们称之为"定向漫游"的一种过程将会发挥作用，产生妙不可言的创造性时刻。

　　大脑中不存在负责寻求新奇事物的专门结构，更不用说负责创造力的结构了。相反，这些复杂的功能来自许多大脑结构之间的相互作用。这些结构中的一些与新奇内容的产生和创造的关系比其他结构更直接，更显而易见；但最终，所有这些结构都发挥了作用。在下面的章节中，我们将研究大脑中众多的活动部分及其在创新和创造力的复杂机制中起到的互补作用。

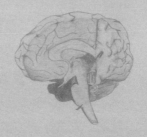

创造力的神经学神话

从"神经孤儿"到"神经时尚"

要理解复杂的认知，第一步就是解开处理新奇事物的大脑机制之谜。作为一名认知神经科学家，我认为这是最基本的。但这种问题不太可能激发公众想象力。当我决定写一本关于认知新奇事物的书，并提出书名应该以"新奇"这个词为基础时，本书的编辑拒绝了——他无疑在捕捉读者兴趣方面比我更有经验。"有多少人希望自己是新奇的？"他反问道，隐含的答案是"几乎没有"。相反，"创造力"非常吸引人。据推测，每个人都想有创造力，或者至少想被视为有创造力的人。（也许后者更重要？）而且，"创造力"本身没有精确的定义，你可以随意解释它。在过去的几十年里，关于创造力的大脑机制引起了认知科学家和普通人极大的兴趣，而神经科学和大众科学对这个话题的叙述有时并无明显不同。与创造力相关的大脑结构是前额叶皮质和右半脑。

我将通过本书的大部分内容来论证，这两种结构确实与创造力以及对新奇事物的处理密切相关。但我坚持认为，它们中的任何一个——其他大脑结构也一样——都不能被视为创造力的唯一"所在地"。像创造力这样的复杂功能怎么能与区区几个大脑区域联系在一起呢？整个想法都错了，太天真了。我还认为，尽管这个观点可能不那么让人兴奋，但要想理解创造力，研究处理新奇事物的大脑机制可能会富有成效，甚至可能是至关重要的一步。这种研究本身可能就是重要的（甚至可能更重要）。

神经科学家阿尔内·迪特里希对有关创造力的文献进行了最详尽的评论。迪特里希出生于德国，在美国接受教育，现在在黎巴嫩的贝鲁特美国大学工作。这一职业轨迹可以说比较非正统，显示了他不倦的探索精神和好奇心。迪特里希关于创造力的研究值得密切关注。他用一种严格的选择算法精心挑选和检验了 60 多篇研究论文，发现它们令人吃惊地缺乏一致性。同样，在额叶和左右半脑在创造性过程中的作用问题上，研究结论之间也缺乏一致性。是的，在研究创造性过程的一些神经影像学实验中，额叶被激活，但是在另一些研究中，它们又没有被激活（我们将在本书后面的部分中解释这种双峰现象）。是的，右半脑在一些研究中特别活跃，但在别的研究中，特别活跃的又是左半脑（下面的章节将会展示，如果我们考虑到两个半脑在认知新奇事物和认知常规事物方面的作用，这个发现就很有意义）。[1]

所以看起来，额叶和右半脑在创造性过程中都发挥了作用，不过其他大脑区域，包括左半脑，也发挥了作用。在接下来的章节中，我将试着弄清楚这些结构在创造性过程中发挥了什么作用。我研究的众多主题将包括创造力与追求新奇性的关系——后者是创造力的必要条件，但远不是充分条件。我们会论证，尽管"只有额叶和右半脑在创造性过程中起作用"这种说法过于简单，但它们在处理新奇事物方面确实有独到的作用。我们将看到，这两个相关但不相同的概念（创造力和新奇性）如何孕育了"额叶和右半脑富有创造力"这一神经科学神话。

"坏的"和"无用的"

讽刺的是，神经科学家经常提到的处理新奇事物的两种大脑结构，也是大众科学所认为的创造性过程的核心，在心理学和神经科学中长期无人问津，直到最近，这种情况才有所改观。前额叶皮质和右半脑对于处理新奇事物至关重要，尽管它们不只与新奇性有关，也与创造力相关。然而多年来，额叶被认为是"无用的"，右半脑则被认为是"坏的"。

生活中有公主和灰姑娘之别，科学中也是。正如人类大多数的追求一样，科学追求中也有很多错误的开始和错误的观念。额叶就是一个"孤儿"——神经学中的灰姑娘。多年来，人们一直认为，额叶没什么用，只能支持一些我们知之甚少的、无足轻重的功能。人们甚至认为可以通过切断额叶和大脑其他部位之间的连接来"治愈"各种脑部疾病。臭名远扬的额叶切除手术就是基于这个现在已被公认为不可信的理论而被发明的，其发明者，葡萄牙神经学家安东尼奥·埃加斯·莫尼兹于1935年首次使用了该方法，还在1949年获得了诺贝尔生理学或医学奖，这可以说是该奖历史上最大的错误。

在患者颅骨上钻出一个孔，将一种名为"脑白质切断器"

的类似小刀的器械插入，切断额叶与大脑其他部位之间的连接。因为现代神经影像学技术（如计算机断层扫描，即 CT，或磁共振成像，即 MRI）在几十年后才被发明出来，所以在当时，病变部位真的是"在黑暗中"被切掉的。直到 20 世纪 60 年代，这个极端野蛮的方法才开始式微。当时无数被这样治疗过的病人已经变得像僵尸一样，精神疾病的症状是没了，但大多数精神活动也一起被消除了。①

　　受到这种"创新"的启发，精神病学家沃尔特·弗里曼于 1936 年开始在美国以工业化的规模开展额叶切除手术。他简化了这种手术，不需要在颅骨上打洞，而是将一个类似冰锥的装置通过眼窝插入大脑。在其鼎盛时期，这种事实上很可怕的手术被漫不经心地称为"冰锥"额叶切除手术，实施者不需要接受神经外科培训。在美国各地，许多精神病医院的精神科医生都可以操作。带着某种快乐和轻浮的情绪，弗里曼医生称之为"我的瞬间额叶切除术"，并把它作为一种门诊手术。他在华盛顿特区的私人诊所中安装了一把牙科手术椅，病人就坐在上面接受治疗。他还特别定制了一辆小面包车，名字很可爱——"切除小车"，他开着这辆面包车在美国旅行，在各地的精神病医院慷慨、随意地进行额叶切除手术。结果通常是灾难性的——许多患者出现脑出血，甚至有些人死亡。直到 20 世纪

---

① 后来，一位妄想症患者开枪射中了莫尼兹，使他余生只能坐在轮椅上。某些人认为这是如诗意一般的公正，是一次壮举。但讽刺的是，进行攻击的患者并没有接受过前额叶切开术；如果他接受过，就没有足以进行这次攻击的精神能力了。

80年代，还有从他的手术中幸存下来的患者漫无目的、心不在焉地在精神病医院的走廊里徘徊（我在一家精神病医院提供咨询时就看到过）。他们在二三十年前接受了手术，从那以后再也没能恢复正常人类的样子。[2]

如果额叶是神经病学的灰姑娘，那么右半脑就是另一个灰姑娘。如果几十年来前额叶皮质被认为是"无用的"，那么右半脑则被视为"次要的"，并且也没什么用。本着这种精神，老派的神经外科医生的一个信条是，必须小心地处理左半脑（它对语言控制具有首要作用，这清楚确立了其重要性），而对右半脑则可以相对随意地进行操作，不用担心有什么严重的副作用。同样，针对抑郁症的电休克疗法（ECT，也称"休克疗法"）以其副作用而闻名，医生在把它应用于右半脑时很少犹豫，但在用于左半脑时则非常慎重。一些老派的神经外科医生非常顽固地认为右半脑无关紧要。几年前，美国东海岸一所著名医学院的一位年轻神经外科医生邀请我到她所在的院系发表演讲（也就是参加普通医学术语中的"大圆桌会议"），以对抗比她资深的老同事的观念——他们认为右半脑可有可无，可以随意对其进行操作。

老派的神经科学家在这一点上需要学习。最近的研究显示，右半脑和额叶实际上非常重要。因为患有严重癫痫，有些患者在童年时期就被切掉了一半大脑。对这些病例的研究显示，被切掉左半脑的儿童成年后比被切掉右半脑的人智商高。从某种意义上说，右半脑比左半脑更"聪明"。[3]额叶严重受损的人则灾难般地缺乏条理性，虽然他们的特定认知技能——阅读、写作等——不受影响。[4]

为什么神经科学家花了这么长时间才完全了解这些结构在认知中的作用？因为传统的神经心理学和认知科学关注孤立的、通常是"透明"的精神技能，这些技能与我们日常语言中既有的分类法相对应，因此让人错误地认为它们是不言自明的：运动、知觉、语言甚至记忆。事实证明，额叶和右半脑对整个精神功能的贡献主要在其他方面。在历史上的许多个世纪里，"现在"基本上是由"过去"塑造的，因为新知识积累的曲线，即"新奇性曲线"的进展相对较慢。在这种环境下，把左半脑称为"主导半脑"并非不合理。但在勇于创新的时代，神经的优先事项发生了变化，该是这两个被冷落的结构——额叶和右半脑——共同发挥主导作用的时候了。

解构创新和创造力

创新和创造力是复杂的和需要从多个层面进行考虑的概念，其包含认知的、生物的和社会的因素，尚无明确的定义。要理解创造力和它的神经学基础，应该先区分它的各个部分，并研究每个部分。一个心理过程越是由多个部分组成的，并且共同支持它的活动部分越多，将这一过程定位到大脑特定部位的想法就越不可行。

以下是这些活动部分中的一些，每个部分都涉及特定的神经网络，有时还互相冲突。（可能还有其他的，这里没有提到。）

突显性：提出中心问题和重要问题的能力。创造力不仅需要心理上的技巧，还意味着相关性。阿尔伯特·爱因斯坦具有非同寻常的视觉想象力，如果他将这一能力用于终身追求完善游园景观艺术这样的事业，他将在专业景观设计这一狭小的领域内被人们记住，但不会获得"历史上最伟大的人物之一"这样的评价。

新奇性：对以前没有解决过的问题感兴趣，并且能够找到解决方案。这是不言自明的。一个对利用已有知识或践行已经完全成熟的艺术形式非常满意的人，不可能投身于创造性追求。对新奇事物感兴趣是创造力的先决条件。智力上的不墨守成规也是如此，它是一种使自己与既定的科学理论和概念，或成熟的艺术形式保持距离的能力。

将旧知识与新问题联系起来的能力：与上面一点相反，这是在看似新颖独特的问题中识别熟悉模式的能力。艾萨克·牛顿在给一位同事的信中承认："如果我看得更远，那是因为我站在巨人的肩膀上。"我的一位朋友，悉尼大学教授艾伦·斯奈德总是说："任何全新的东西都可能是错误的。"这个随意而令人泄气的说法包含了某种真理。许多高度创新的科学概念和艺术形式实际上只是从既有概念和形式中演变而来的。巴塞罗那哥特区有一座毕加索博物馆，在那里，毕加索这位伟大画家的作品被按时间顺序精心排列展出。参观者可能会惊奇地发现，被称为立体主义创始人的毕加索最初是一位遵循现实主义传统的成功画家。连续发展的概念与不连续性交织在一起，这在科学中也很常见。

生成能力和心理灵活性：针对同一个问题想出多种解决方

法的能力对科学的创新性过程至关重要。对一个科学家来说，一下子就解决一个令人生畏的问题，这只是非常幸运的少数情况。通常，他们必须从多个不同的角度来解决问题。以多种形式进行实验的能力也是艺术创作过程的核心。毕加索既是画家，也是雕塑家、陶瓷家、印刷制造商和舞台设计师，这些多元化的艺术形式相得益彰。

动力和顽强性：从某种意义上说，与之前的几条相反，这是一种持续努力，直到问题被解决的能力。这说的是"灵感"和"汗水"的关系。虽然存在"懒惰的天才"（克劳德·德彪西有时就被称为"懒惰的天才"），但大多数伟大的科学发现或艺术创作都是多年辛勤工作的结果。除了非常幸运的少数人之外，持续努力的能力、对所选主题的执着以及对失败的适应能力是大多数成功的创造性事业的必要条件。

精神漫游：一种神秘能力，使人富有创造力，能够看似毫不费力地获得自己想要的创意。人类活动的各个领域（从科学到音乐）都有这样极富创造力的人，他们自述道：自己似乎在毫不费力的心理状态下，突然想到了问题的解决方法或音乐旋律的轮廓，这些灵感仿佛凭空出现。这种现象的神经学机制是什么？它与其他心理过程有什么关系？如果想提高效率，"精神漫游"是否必须在有意识的、系统的、有针对性的精神努力之前进行，并穿插其中？第7章将对此主题进行更多讨论。

精神聚焦：与精神漫游相反，这是系统地追求逻辑思维的能力。虽然它在创造性过程中不那么神秘，但它是所有科学发现过程都不可缺少的一部分，与"精神漫游"协同工作。

反传统思维：这是不言自明的。要走在社会前列，一个富有创造力的人必须受到对知识、科学或艺术现状的不满情绪的驱使。有创造力的个体必须具备即使遭到拒绝和反对，也能坚持下去的品格和信念。在被社会接受之前，凡·高的绘画和伊戈尔·斯特拉文斯基的音乐都曾被批评家否定。这也是许多其他伟大的艺术家和科学家的命运。

与主流的社会和文化主题的共鸣：与上一种品质相反，这听起来可能违反直觉。一个富有创造力的人当然是一个天才，他领先于社会，但其工作必须是被社会认为对生存很重要和有效的东西，否则就会被历史和文化抛弃。这个概念包含了一个悖论：为了得到承认，一个有创造力的人必须领先于社会，但又不能领先太多。假使通过一些令人难以置信的因缘际会，微分方程由一位天才的克鲁马农人发明出来——他们被称为欧洲的"山顶洞人"，它肯定也会被社会无视和遗忘。有些先驱的想法远远超越了同时代人，以至于其思想无法产生影响，这种事令人心酸，因此我决定将本书献给他们。

社交风度：某些具有超凡创造力的人因其社交礼仪和适应能力而闻名遐迩，另外一些天才却因为缺乏这种风度而臭名昭著。列奥纳多·达·芬奇属于前者，卡拉瓦乔属于后者。虽然可能与创造性过程本身无关，但一个具备创造力的人的社会属性对其获取创造性过程所需资源或其创意产品本身的命运有着重要的甚至是决定性的影响。在某些情况下，这一属性甚至可以使有些人不朽，使另一些人被遗忘。

有利的文化环境：从历史上看，某些社会和时代比其他社会和时代有更多新发现和新发明。"黄金时代"的雅典和文艺复兴时期的佛罗伦萨通常被认为是这样的社会，还有其他社会。有创造力的个体与他所处的社会和文化环境的关系值得仔细研究。

多元创造力

根据前文内容，我们应该已经清楚，创造力是一个非常复杂的概念，由许多活动的、往往是相互冲突的部分组成。还应该清楚的是，创造力的许多先决条件和部分不可能具有很强的相关性。这意味着想找出单一的关键元素可能是徒劳无功的，通往创造力的路有很多条，不同的"具有创造力的个体"的履历可能非常不同。这甚至意味着这些多种多样的特质、履历和先决条件包含某些矛盾。

我们经常这样谈论创造力：好像它是一种单一的属性，一个人可能有也可能没有；或者它好像可以被度量——某人创造力很强，创造力一般，或根本不具备创造力。但这种方法在逻辑上是极端的，它意味着一位极富创造力的数学家也能成为一位富有创造力的编舞者，一位富有创造力的小说家也能成为一位极富创造力的建筑师。真的是这样吗？的确，某些类型的天赋似乎高度相关：优秀的数学家通常也是优秀的业余音乐家。但更多的时候，特定领域的天赋之间根本就没有关联。

任何特定的创造性过程都不是抽象的事业，它发生在人类为之努力的特定领域，建立在该领域特有的知识、经验和技能的基础上。考虑到这一点，将创造力视为单一的天赋有多少合理性呢？就像存在并不总是强相关的"多元智能"一样，几乎可以肯定，也存在"多元创造力"，它们基于不同的神经元组合。如果是这样，那么创造力问题的提出方式可能从根本上就错了。这个问题的提出方式假设创造力是一种整体特征，但这个假设几乎可以肯定是错误的。在对伟大数学家的生活和工作风格进行研究之后，我们清楚地看到，即使在一个领域，也有许多种差异很大的创造性途径。

数学有时被称为"科学的皇后"。数学不仅是数字操作，特别是所谓的纯粹数学（即理论数学，其与应用数学截然不同），需要一种特殊的想象力，去想象高度抽象的"物体"，它们与任何经验上的物理现实都没有明确的相似之处。有人认为，开创性的数学家的心理过程以最纯粹的形式代表了创造力。让我们来看一看有史以来最伟大和最有创造力的两位数学家：埃瓦里斯特·伽罗瓦（1811—1832）和卡尔·弗里德里希·高斯（1777—1855）。他们都对多个数学领域做出了开创性的贡献，包括代数、几何、数论、群论等。然而，他们的个性和工作风格天差地别。

伽罗瓦是一个典型的反叛者，他深深卷入了法国后拿破仑时期的政治动荡中，他短暂而动荡的人生充满了政治和身体上的抗争。20岁时他和人决斗，因腹部中枪而死，但在短暂的一生中，他在多个数学领域都有重大发现：代数、群论和多项式方程。我们对他的许多数学见解的了解来自一封信，这封信是他在决斗的前一天晚上写给奥古斯特·谢瓦利埃的，信中他匆忙地总结了自己的想法。[5]相比之下，高斯在政治上很保守，他是 6 个孩子的父亲，过着有序的生活，高寿而终，以细致而审慎地修改自己的发现而闻名——他的数学见解发表的时候，已经写成了几年，也许是几十年。他的工作风格非常谨慎，以至于有人认为他把发表重要成果的时间不必要地推迟了几十年。[6]

我们是否认为，这两位伟大的数学家的创造性过程是以相似的方式进行的，它们遵循同样的轨迹？不太可能，特别是考虑到他们的个性和环境之间的显著差异：伽罗瓦是一个年轻的革命家，人生短暂而动荡不定，而高斯有序、平静的生活则延续到老年。我在受教育的过程中开始相信，了解一个创意的提出者的个性和生活环境，就能更好地把握这个创意的实质。所有试图重建一个创意的创造性过程都必须如此。高斯和伽罗瓦具有完全相反的个性，他们不可能走同一条通往数学殿堂的创造性之路。

在另一个创意表达领域——音乐中，也有类似的对比。莫扎特（1756—1791）和贝多芬（1770—1827）的对比就是如此。莫扎特在几周内写下了他的最后三部交响曲——第三十九、第四十和第四十一交响曲。[7]相反，贝多芬慢慢地工作——他花了 6 年的时间谱写第九交响曲，有人认为这是他最好的作品。[8]尽管贝多芬的人生长得多，但他的作品比莫扎特少很多。可以想象，这两位伟大作曲家的创作过程非常不同。我的从音乐学家转为律师的朋友哈里·巴兰指出，贝多芬的交响曲是"建筑式的"，以计划为指导；而莫扎特的交响曲是"自发的"，创意可能不是由计划驱动的。这说明二者的创作过程非常不同。

很明显，不同的创造性过程在不同的时间长度中展开，对广义的人类行为来说，这可能也是真的。所以在不同的创造性追求之间和它们的内部，都有令人惊讶的个体差异。我们因此否定"创造力是一个统一而同质化的过程"这一观点。我们不可避免地得出这一结论：表面上，创造性工作都差不多，但实际上，不同的人可能调用了不同的认知工具和过程，并且依赖不同的神经结构。

现实生活中创造性过程所隐含的时间尺度，与通常用于研究创造力的实验室测验的时间尺度之间没有共同之处，后者包括托兰斯创造性思维测验、发散性思维测验以及想在实验室中测量创造力的其他类似技术。[9]这也是为什么我要质疑这些测量技术与现实生活中的相应创造力之间的关系。不同的时间尺度不可能仅仅是彼此的延伸或压缩的版本，它们可能有非常不同的认知构成。

鉴于创造性过程中的认知、元认知和社会成分的多样性，以及它们的多重形式和相互矛盾，期望在大脑中找到一个神奇的创造力中心有多大可能？不太可能！相反，往往是多个大脑区域和结构以高度关联或相互矛盾的方式协调运作，一起支持着创造性过程。此外，即使富有创造力的不同个体在相同的广泛领域内进行创造性工作，他们的大脑结构协作（或矛盾）的形式也可能非常不同，并且涉及不同的大脑结构组合。

在接下来的章节中，我们将探究协同支持整个创造性过程的各种认知过程，以及与它们相对应的神经机制。

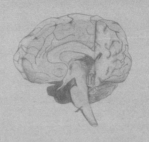

保守的大脑

我们的知识是怎么来的

在上一章中，我们谈到了老派的神经心理学家不太重视额叶和右半脑，因为他们认为它们无关紧要。那么，他们感兴趣的是哪些区域呢？真的非常少——只包括左半脑的某些部分。不过，即使在这个问题上，老派的科学家也错了，至少不是完全正确。诚然，成年人都知道，左半脑支持语言功能——我们在很多年前就知道了这一点，但左半脑的功能远多于此。为了理解语言是如何由左半脑负责的，必须首先认识和分析左半脑的其他一些更基本的功能。

大脑不会凭空产生新的知识或创意。我们所做的一些乃至大部分工作，在一定程度上都是由以前所获得的信息形成的，包括最具突破性的创新和最具创造力的成就也是如此。新事物与旧事物的关系灵活而密切。追求创新的动力通常来自这样一种感觉，即现有的知识或理论不能为当前的问题提供解决方案，或者现有的美学和艺术形式不能与世人的感受能力或自我表达的需求产生共鸣。此外，创新不一定是对以前积累的知识、想法和信仰的全面拒绝。通常情况下，旧的东西会以微妙而灵活的方式变成新的东西。

创新和创造力的大脑机制也是如此。大脑是一个大网络，尽管存在专门用于特定任务的不同子网络，但它们并不完全分离，而是紧密相连并且重叠的。为了理解创新和创造力的大脑机制，我们还必须理解表征既有知识的大脑机制——既有知识是所有创造性过程的出发点。在本章中，我们将研究知识是如何在大脑中被表征的。

知识在大脑中是如何被表征的？在解决宏大的问题之前，让我们先来讨论这个看似平庸的问题，因为它们潜在的大脑机制基本上是相同的。试想一下：我们在周围环境中，经常遇到严格说来是新的而且是独一无二的事物，但我们处理起来好像很熟悉一样，没有任何困难。比如，在一个充满异域风情的国家度假时，你穿过市场，看到一件由你从未见过的布料制成的颜色奇特的夹克或一盏奇形怪状的灯。从技术上讲，你从未见过这些物体，但你马上就知道它们是什么。你甚至可以使用不熟悉的货币（虽然不熟悉，但你仍然知道那是货币）购买它们。顺便说一句，你有没有想过在异国他乡度假时，在一个充满异国情调的餐厅里，你为什么马上就会使用奇形怪状的刀子、勺子和叉子，尽管你事实上从未见过那些器具？

在人生中的每一天、每个小时，我们甚至不需要费多大力气就可以完成这种看似矛盾的壮举。我们在街上碰到陌生人，就知道他们是人类而不是狗，而且我们知道陌生人遛的是一条陌生的狗，而不是人。你有没有停下来想想这是怎样发生的——遇到一个完全陌生的事物，很快知道它是什么？这类过程如此普遍，你如此轻松自然——就像吃饭喝水一样，但你从来不会停下来欣赏它们。

使我们能够完成这一壮举的过程就是"模式识别"，左半脑最擅长这个。当我们遇到独特但相似的东西时，我们的大脑就会形成一种心理表征，它会捕捉到这些东西的基本共性，忽视多余的特性。一支笔的心理表征会捕捉到它必不可少的细长的形状，尖头或圆头，但会忽略其颜色。一个盘子的心理表征会捕捉到圆形、相对平坦和中间有凹陷的造型，但会忽视边缘的装饰设计。这些都是模式。当我们遇到一个属于熟悉的范畴的新东西时，我们能认识它，是因为它与之前存储在我们大脑中的某种模式产生了共鸣，激活了这种记忆。

大脑中的模式是如何表征的？从神经生物学上讲，一种模式就是由相互连接的神经元组成的网络。当网络的一部分被感觉输入激活时——比如说，你所处的环境中的某个物体的视觉图像，网络的其余部分也会被激活。整个网络的激活，就其本身而言，就是模式识别的机制，大脑通过该机制将新物体识别为熟悉的范畴的一员：桌子、椅子或其他东西。

复杂的想法在大脑中被表征的方式也基本与此相似。正如我们通过熟悉的模式这一透镜来体验日常的物质世界一样，科学家、艺术家、企业家、政治家或企业领导者也通过运用自己熟悉的概念、艺术形式或习俗来面对他们遇到的挑战。数学家看到一个方程式，判断它是一个线性方程而不是二次方程，这一判断过程就是通过激活其大脑中表征线性方程基本共性的神经网络来实现的。艺术评论家看到一幅画，认为它属于弗拉芒画派而不是荷兰画派的作品，是因为这幅画激活了含有弗拉芒画派经典之作的共性的神经网络中大量的神经元。医生检查患者的身体并很快诊断出疾病，是因为以前的经验已经在医生的大脑里形成了表征疾病基本特性的神经网络。表征相似物体（这里我们在广义上使用"物体"一词）所属的整个范畴的基本属性的神经网络有时被称为"吸引子"，因为它们中的每一个都"吸引"了大量的特定输入。这一术语是从数学中借用来的，但现在它被广泛用于计算神经科学。神经的"吸引力"就是主观认知经验的机制。左半脑尤其擅长存放各种各样的吸引子，无论是语言的还是非语言的。[1]

现在假设，患者出现了一系列前所未有的症状；物理学家遇到了一个无法用已知类型的方程描述的过程；艺术家有一个想法，一种创造性的灵感，不适合通过既定的艺术传统来表达；或者更普遍地讲，一个简单的物体，和我们熟悉的所有东西都不相像。在这些情况下，识别行为就不能发生，因为手头的事物对大脑的影响未能激活先前形成的任何吸引子网络。

现在，大脑遇到了新的挑战。我们面对的是新奇事物。出现这种主观感受主要是由于输入大脑的信息不能与先前形成的任何吸引子网络产生共鸣，因而左半脑不能找到解决方案。接下来大脑中发生的事情是第6章和第7章的主题。但我们目前为止所知道的重要一点是，通常，在现有解决方案不能解决手头问题后，我们才会着手寻找新的解决方案。

大脑如何映射世界

失认症与左半脑

尽管我们将模式识别视为理所当然，但在遭遇某些形式的脑损伤后，这种机能可能会遭到破坏。这类脑损伤会导致一种名为"联想性失认症"的疾病——患者丧失了识别有意义物体的能力，也可能导致"失用症"——患者丧失了先前良好的运动能力。从某种意义上说，这些患者就像从未见过这种物体的人。古埃及人或古罗马人看到手机，应该能够描述其特征——平坦的、矩形的、光滑的表面，以及某种颜色，但他们不知道它是什么，不是因为脑损伤，而是因为他们脑海中没有形成一种适用的心理表征、模式。出于类似的原因，他们也不知道怎样给手表上发条，怎样操纵方向盘或骑自行车。

有趣的是，有几种形式的联想性失认症和失用症。它们可能由各种疾病引起——中风、痴呆或脑外伤，但它们都具有相同的神经解剖学特性：左半脑一定有损伤，因此不能将特定的事物识别为一般范畴的一分子。[2] 由此得出的结论是，在存储和维护模式（表征熟悉的物体和行为的范畴的模式）方面，左半脑一定发挥了重要的作用。显然，这些模式对我们驾驭和管理环境的能力至关重要。如果它们在大脑中消失或退化，我们就不得不重新学习每个特定物体的含义，以及操纵它们的必要动作。生活将变得难以控制，难以应付。但是，在疾病的影响下，某些患者的左半脑就是这样。

假设我向一位这样的患者展示一支笔（在短信时代，这是一个古怪的例子）并请他来形容它。"这是一个很长的东西，有一个尖头。它圆润而有光泽。"他回答道，还正确描述了笔的颜色。到目前为止都很好，但是当我让患者说出这个物体的名称时，他说："这是一把刀。"患者是忘记了单词的含义吗？不，当我要求病人描述刀的功能并用动作演示时，他说"切割食物"，并比画了切割的动作。尽管他正确识别了物体的所有视觉特征，但看起来他真的将钢笔认作了刀。

我们刚刚说的这种情况叫视觉物体失认症，是一种联想性失认症。虽然纯粹的视觉物体失认症相对罕见，但一些神经学家和神经心理学家已经研究过这种病症。亚历山大·卢里亚提到的一位患者在看到一副眼镜的图片后，猜测道："……一个圆圈，然后是另一个圆圈，还有横梁之类的东西……它可能是一辆自行车。"亨利·埃康和马丁·阿尔伯特提到的一位患者则形容一支笔和一支雪茄是"圆柱形物体或不同的棍子"，形容一辆自行车是"一根杆子，带着两个轮子，一个在前面，一个在后面"，同时又不能识别它们。[3] 视觉物体失认症为何如此令人印象深刻？这是因为病人可以正确识别物体或图片的视觉属性，甚至能够正确地画出来，但不知道它们是什么。这种病也不是命名能力上的缺陷，因为患者对物体的命名与他描述的内容或用动作演示的功能是一致的。患者就像从未见过这种物体一样，尽管他确实见过。这就好像患者的大脑中能够将特定对象识别为某些范畴的一分子（钢笔是钢笔，自行车是自行车）的心理表征被删除了，或者至少严重退化了。事实也确实如此。汉斯－卢卡斯·托伊贝尔说，这些患者的知觉"失去了其意义"。

但出乎意料的情况出现了。我让患者把物体拿在手里，触摸检查，结果他马上认出这是笔。或者当我按压笔头上的按钮，使笔芯不停地缩回、露出，发出"嗒嗒"的声音时，这种特有的声音也能让患者认出这是笔。现在我们知道，患者关于"笔"这一范畴的心理表征并没有被抹去，只是其视觉方面受了损伤，因为一旦其他感觉方式——本体感受或听觉——开始发挥作用，患者就可以很容易地识别该物体。导致视觉物体失认症的大脑损伤就发生在左半脑，更具体地说，在它的枕颞区域。

如果我们在左半脑的皮质上前后移动，就会遇到顶叶中的一个区域，这个区域有损伤时可能会导致类似的症状，不过影响的是通过触觉识别物体的能力以及本体感受通路。这种疾病被称为纯粹立体觉失认症。如果我们让一位患者闭上眼睛，将一支笔放在他手中，他可能会说："这是一个又细又长的东西，圆柱形，表面光滑……是棒子之类的东西。"然而，当患者睁开眼睛看到该物体时，他就确切地知道是什么了，并能够说出"笔"。在上面两个例子中，患者能够很好地说明笔的形状、表面特征，但无法将这些感觉细节整合成连贯的知觉，就好像他从未见过这种物体一样——现在这个例子是类似的，只是在这种情况下，认知缺陷只影响触觉和本体感觉。

左半脑颞叶中的一个区域有损伤时会导致类似的症状，但它影响的是听觉。一位患有联想性听觉失认症的病人很难识别其所处环境中各种声音的来源。他会听到笔的"嗒嗒"声，却意识不到那是什么声音。他会听到外面倾盆大雨的声音，但出去的时候还是不带雨伞，除非他透过窗户看到了外面在下雨。或者恰恰相反，他可能听到外面一支行进中的乐队的鼓声，就带着雨伞出门，以为外面在下大雨。在一项典型的联想性听觉失认症测验中，患者会听到各种环境声音的录音，并被要求指出与这些声音相关的物体或生物的照片。患者在这项任务中会显得特别迷茫，在听到狗叫时指着汽车的照片，在听到汽车发动机的声音时又指着狗的照片。

此外还有失用症，这是在行动规划和进行熟悉的运动方面的缺陷。失用症有几种不同的类型，代表不同的失用方式。观念性失用症指的是，患者不能运用熟知的运动技能做出类似的动作（例如，以握牙刷的方式拿着笔，或反之）。观念运动性失用症指的是，患者可以自动执行熟知的运动任务，但在没有相关物体的情况下（例如，在没有梳子的情况下假装梳头，或在没有牙刷的情况下假装刷牙），又无法假装执行该任务。在运动性失用症中，受到损害的是复杂的熟练动作（例如系领带或鞋带）的各个分解动作之间的平稳过渡。

这些奇怪的失调症都可能是由双侧大脑受损引起的，但如果是单侧大脑受损，则很可能是左半脑。[4] 这表明，这些模式使我们能够识别和操控特定的范例，就像我们很熟悉它们一样，从而不需要每遇到一个物体，就从零开始重新学习——大脑中的这些模式主要"居住"在左半脑。

大脑设计的问题

左半脑如何表征这类模式？想象你是一名人工大脑设计师（我不会擅自使用"创造者"一词，因为它有许多非我本意的含义），正在试图想出如何表征外部世界。你可能会考虑两个截然不同的设计原则。第一个原则，物体的所有属性——大小、形状、颜色、声音和散发的气味——都被"捆绑"在一个简洁的大脑区域中。第二个原则，表征是分散的，物体的不同属性被放在大脑的不同部位。由于现实生活中的大脑是进化的产物，不是某种基于灵感的"智能设计"，而"进化的智慧"又是一个相当脆弱的概念，所以我们不会讨论这种"设计"的相对优缺点。

联想性失认症的神经解剖学为我们提供了一个窗口，使我们可以从中看到物理世界在健康的大脑中被表征的方式。看起来占上风的是第二个原则。为什么？因为在这么多联想性失认症中，没有一种是物体的整体信息被抹去或消除，都是只有一部分信息出了问题——与特定意义相关的部分，如视觉的、触觉的或听觉的。在左半脑的皮质中，不同联想性失认症涉及的区域相当分散。因此，人们可以得出结论：许多正常过程（一旦受损，就会导致各种失认症）在大脑中也是极其分散的（见图 3.1）。大多数事物具有多种属性——视觉的、听觉的、触觉的，并且这些属性被编码在左半脑的不同部位，这导致其心理表征极其分散。

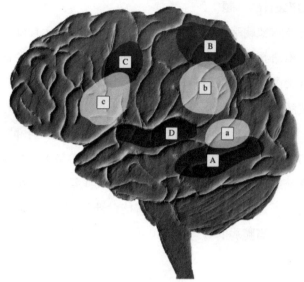

图3.1　联想性失认症、失用症、命名障碍的大脑皮质位置图

注：（A）视觉物体失认症，（B）纯粹立体觉失认症，（C）失用症，（D）联想性听觉失认症。（a）名词和颜色词命名障碍，（b）关系词命名障碍，（c）动词命名障碍。

因此，基于对大脑损伤影响的研究，我们可以说，基本上左半脑是我们长期积累的生活经验的储存库。它以一种通用的方式捕捉这种体验，作为我们用以解读输入的新信息的模式。

失认症和右半脑

通过研究大脑损伤的影响，我们也可以了解右半脑的功能。这时出现了一幅截然不同的画面。右半脑受损可能会导致患者在不断变化的环境中丧失识别物体或生物的能力，这是统觉性失认症。[4] 想象一下，你在很多不同场合都看到一个东西——一件家具或一件衣服，在你的头脑中，毫无疑问，它是同一个东西。尽管实际的感觉输入不完全相同：你不会在完全相同的距离、角度或光线下观察同一个物体，你也不总是用完全相同的力量和相同的姿势来触碰那个物体（更别说你的手有时会出汗这一令人不快的事实——希望你的手不是永远在出汗）。出于类似的原因，每次你和某人说话时，关于其面部和声音的感觉输入也并不完全一样。尽管事实上每一事物每次给你的大脑的感觉印象不完全相同，但大脑还是能够去除感觉的"噪声"，将事物识别为其本身。这种能力，有时被称为知觉恒常性，似乎与右半脑紧密相关，因为右半脑的损伤最有可能破坏它。

统觉性失认症可能有几种形式。对于像我们这样的社会性物种来说，在涉及面部识别时，在不断变化的感觉条件下识别独特物体的能力特别重要——要知道安妮就是安妮，不是玛丽，也不仅仅是一位中年白人女性。面部识别能力丧失是一种非常戏剧性的统觉性失认症，它被称为面容失认症（prosopagnosia，这是由希腊语翻译而来的，大致意思是"缺乏关于面部的知识"），也就是脸盲症。它通常是由大脑右侧枕颞区的梭形皮质受损导致的。如果给患者看从不同角度拍摄的同一个人的几张照片，患者会很难确定照片表示的是同一张脸，而不是不同的脸。在更严重的情况下，即使面对实际的人脸，患者也无法确定。想象一下你走进办公室或教室，被以前认识的人所包围，你却认不出他们，也不知道谁是谁。这至少是一种不便！已故的神经病学家和作家奥利弗·萨克斯在他著名的《错把妻子当帽子》一书中就描述了患有轻度统觉性失认症的人。[5]

"你不是你！"

还有一种相关的特殊疾病，叫"卡普格拉综合征"（以发现此病的法国精神病学家约瑟夫·卡普格拉的名字命名），有时被称为"冒充者综合征"或"替身综合征"。[6]卡普格拉综合征患者能识别熟悉的面部，但会拒绝接受它们。他会看着一个熟悉的人说："是的，你当然看起来像我的邻居约翰，但你实际上不是约翰，你是约翰的替身。"对卡普格拉综合征的解释通常会假设，对一个人的知觉与和他的面部有关的情感体验是分开的。这种解释可能是准确的，但更简洁的解释是，卡普格拉综合征是知觉恒常性受损的表现。从技术上讲，对观察者来说，一个人永远不会看起来完全一样；如果知觉恒常性机制被削弱，那么这种某人看上去不太一样的经验将会被放大。这就看你怎么想了，你可以将卡普格拉综合征视为面部识别缺陷的一种形式，即面容失认症；或者相反，把它视为发现人脸之间微小差异能力的增强。无论如何，面部识别能力显然受到了影响，并且出现这种特殊的障碍时，右半脑必然受了损伤。

总而言之，这些临床观察告诉我们，左右半脑分工明确。左半脑主要负责将事物识别为已知的广泛范畴的一分子（如识别各种东西是什么）。相反，右半脑主要负责将事物识别为独特的事物本身（如不同的人脸）。对于驾驭复杂而不断变化的世界，两种认知技能都至关重要，它们中的任何一个失效了，都会造成知觉混乱，但它们的运作方式非常不同。

语言是如何在大脑中生根的

词语与模式

如果你是一位认真的读者——你无疑是这样，你可能会感到疑惑，本章的内容与许多书籍和文章中的"左半脑占优势"这种典型理论相似之处太少了。语言在哪里？左半脑在模式识别中的作用与其在语言中的作用有什么关系？这两种不同的理论之间有什么联系？不用担心，语言在我们的研究中非常重要，而且很可能它与左半脑的联系，甚至它的存在都归功于本章前面描述的模式识别机制。为什么？

语言是一种极其强大的认知工具，因为它有多种属性。它是沟通的工具。它能生成几乎无限多的陈述（第4章有更多关于这一点的讨论）。语言也是描述我们周围世界的工具。这是语言的一个基本方面，没有这个方面，我们就没有东西可用于交流，任何内容也都无法产生。是的，我强烈和毫无保留地赞同语言学家诺姆·乔姆斯基的观点，生成性和语法结构可能是语言独有的特征（关于这一点的更多内容在第4章）。但如果没有表征性的内容，生成性就只是空洞的形式。[7]

我们用词语来表示周围的世界，以及我们的意图、计划和假设。词语代表着各种物体、行为、关系以及抽象概念。通常，我们会区分具体词语（一张桌子、一把椅子、坐下、走路）和抽象词语（独立、智慧、含糊其辞、推论）。每个词语不仅仅是一种表达方式，还代表一个概念，甚至最具体的单词也是高度抽象的概念。我们不会为每把椅子或每张桌子发明一个单独的词语，对每一次行走或坐着也是如此。我们用同一个词"椅子"来表示大量独立的特定椅子，这一事实本身就反映出这个平凡的词语蕴含着高度的抽象性。尽管我们用这样的词语来指代特定对象，但这些词语实际上是指抽象的东西。在人类诞生之初，在语言出现的早期阶段，为了让词汇表，也就是语言的构建模块的集合得到发展，我们遥远的祖先一定已经拥有了这种能力：从不断变化、令人困惑的世界中抽象出各种模式，使同一个词能够与一些特定的对象有关。如果没有从环境中提取模式的能力，早期的人类词汇表就不可能成为一种有效的认知工具。因为如果每个特定的对象都必须用不同的词来表示，那么令人类祖先迷茫的世界只会更混乱而不是更有条理。

事实上，一些进化心理学家已经指出，抽象能力是"原型语言"中形成最早的词语的必要条件。任何有学习能力的生物，都不同程度地具备从周围环境中提取大量特定物体的共性的能力，猿类的这种能力已经相当强了。根据进化心理学家理查德·伯恩的说法，大约在1 600万年前，大猩猩和人类的共同祖先发展出了这种能力，这是"原始人后来的语言发展的重要条件"。[8]（奇怪的是，在现代世界的儿童的个体发展中，知觉与语言的关系往往是颠倒的；在习得语言能力的过程中，儿童学会了如何组织和模式化周围的物理世界，从而通过内化由语言编纂的前人积累的知识，缩短了个体的认知发展过程。）

　　语言如何与左半脑有关？请初学者考虑这个悖论。语言是一种全新的认知资产，它将我们与其他物种，甚至是最接近我们的物种区分开来，如黑猩猩或倭黑猩猩。但是语言的出现，并没有伴随着一种独立的、全新的神经结构的出现；并不是说人类大脑中出现了一个新的脑叶，这个东西在其他灵长类动物中不存在。诚然，人类的大脑在很多方面与其他灵长类动物不同，但基本的宏观结构是非常相似的。语言以某种方式依赖其他灵长类动物都有的神经结构。但是，为什么会这样呢？

　　有许多理论旨在解释语言与左半脑之间的联系。诺曼·贾许温德——他可以说是他那一代人中最重要的行为神经学家——和他的同事提供了一种可能的解释。他们发现左半脑的颞平面区域比右半脑的大；此后不久，有人又发现左半脑另一个区域——岛盖部（也叫额下回岛盖部）也比右半脑的大；邻近的额下回三角部也是如此。[9]

　　这些区域对语言的识别和产生至关重要，假设"越大越好"，这就可以解释为什么左半脑更擅长支持语言功能。可是这些区域在大猩猩的左半脑中也不小。虽然我们承认大猩猩具有相当的认知能力，但是它们没有语言，至少不是传统的狭义的语言。这反过来意味着，语言与左半脑比较大的颞平面和岛盖部之间可能存在的联系，是大脑结构某些特征的功能性"再利用"的产物，这些结构的最初发育是对非常不同的进化压力的反应，甚至可能是随机过程的产物。进化过程中新功能的出现，是一个既无序又不简洁的过程。它通常是多种独立的适应性反应的"大杂烩"，许多旧结构被选中支持新的功能，而这些新功能的实现方式对智能设计师来说就很奇怪了。这反过来又意味着，进化适应是许多过程共同起作用的产物。如果谷歌雇用一位智能设计师来设计人工大脑，我们可以合理地预期其设计会很简洁，但如果我们想掌握断断续续的进化过程，这样的预期就不合适。加上其他因素（如颞平面和岛盖部的不对称），负责模式识别的皮质组织在塑造语言的皮质表征方面一定发挥了作用。正如模式识别很可能对语言的出现起到了促进作用一样，模式识别的神经解剖学特点一定也在塑造语言的神经解剖学特点方面发挥了作用。

关于大脑设计再说几句

让我们再次想象自己是一个设计师。对于词汇表（词语的含义和用法），可能有两种完全不同的设计：将它们"捆绑"在一起，放在大脑的一个特定部位；使其分散在整个大脑中。对失认症的研究向我们表明，进化如何解决了知觉的这种困境；同样，对语言障碍即失语症的研究也揭示了对词汇表的皮质表征是如何被组织的。

第二种设计又赢了。对词汇表的皮质表征是分散的，并且这种方式与对物理世界的皮质表征类似。对一位成年的母语使用者来说，当左半脑上相距甚远的不同区域受损时，其理解和正确使用物体词（名词）、动作词（动词）以及表示空间关系和其他关系的词（介词）的能力会分别受损。如果位于左半脑枕叶边缘的颞叶后部区域受损，会损害人们使用和理解物体词的能力。相反，左半脑后额叶中一个区域受损，则会破坏人们对动作词的使用和理解。这两类损伤都可能导致一种被称为错语症的症状，患者会用错误的词语或新造词语来代替其实际上想用的词语。新造词语听起来像词语，但实际上不是词语［新造词语不是神经病患者所独有的，通常所有人都用的许多词语，比如"瞎猜"（guesstimate）和"友敌"（frenemies）都起源于新造词语，后来被普遍接受，成为真正的词语］。但由前面讨论过的两种局部损伤引起的错语症的类型是不同的，并且对比非常明显：如果损伤影响的是左半脑的颞叶后部区域，当想不起来一个名词时，患者通常会使用完整的动作词来代替：用"用来看的东西"来代替"眼镜"，或者用"用来写的东西"来代替"笔"。如果损伤影响的是左半脑后额叶区域，则可能会发生相反的情况：当被问起眼镜有什么用时，患者可能会说"眼镜"而不是"看"。[10]

　　神经影像学研究与这些早期的临床观察结果一致。在一个使用正电子发射型计算机断层显像（PET）的很棒的实验中，亚历克斯·马丁和他的同事要求一些神经健康的受试者看一些动物和工具的图片，并说出它们的名称。在这两种情况下，大脑中的"语言区域"都亮了，但也有不同之处：受试者说出动物的名称激活了左枕叶视觉皮质，关于动物的视觉外观的信息被存储在这里；受试者说出工具的名称则激活了左前运动区皮质，这一大脑区域也参与实际的动作执行。[11]重复经颅磁刺激（rTMS）研究的结果也指向了相同的方向：抑制左半脑前额中回（大脑的这个位置负责控制动作），会干扰动词而不是名词的使用。[12]

弄清损伤和神经影像学研究表明了什么和没有表明什么很重要。它们表明，某些皮质区域对表征物理世界的各个方面很重要，而其他皮质区域对表征词汇表的各个部分很重要。它们没有表明，特定类型的物体或词语的表征仅位于特定的、狭隘的皮质区域。相反，这些表征广泛分布在皮质中，其精确的皮质分布可能会有相当大的变化，这反映了个体经验的差异。但是，某些区域比其他区域更多地参与了这些分散的表征。

接下来的观察对于理解语言如何与左半脑相关至关重要。事实证明，两种分散的表征——对物理世界的表征和对描述物理世界的语言的表征——是紧密相连的：表征名词的皮质区域在对物理世界进行视觉表征的皮质区域旁边（有趣的是，像我们一样，灵长类动物是视觉模块占主导地位）；表征动词的皮质区域在负责控制动作的运动皮质区域的旁边；表征介词的皮质区域在我们通过触觉和本体感觉通路对物理世界的属性进行表征的皮质区域旁边（见图3.1）。

谁先谁后？

两种皮质表征——对物理世界的和对语言的——像髋关节处连在一起的一对"双胞胎"一样，既是分开的，又彼此相连。知觉与语言之间的这种类似双胞胎的安排像经过计算一样，不可能是巧合。语言"居住"在左半脑的可能性更大，因为对物理世界的通用表征已经在左半脑建立了。语言是在进化过程中产生的新的认知资产，要为它"搜寻"安身之所，最经济、最节省皮质空间的分配方案就是，将其放在与表征物理世界的皮质区域相邻甚至可能重叠的区域。毕竟，词汇表是以通用术语的方式表征世界，分布在大脑各处的各种模式也是如此，后者受损时会导致联想性失认症。

现在我们遇到了一个有趣的"鸡生蛋还是蛋生鸡"的问题：是模式识别的皮质映射决定了词汇表的皮质映射，还是词汇表的皮质映射决定了模式识别的皮质映射？事实上，许多认知科学家已经接受了后一种可能性，并命名它为感知语言的"雪球效应"。根据这一观点，范畴知觉最终落到了左半脑，因为它是由语言及其与左半脑的联系所驱动的。[13]这种观点比较吸引人，并且具有一定的意义，因为语言是左半脑最重要的功能，这个观点根深蒂固。这个观点既有好处，也有坏处。好处是，这个理论是可证伪的，不像其他心理学理论。坏处是，它可能是错的。

让我们从可证伪的部分开始，从逻辑上思考这个问题。假设模式识别"居住"在左半脑是因为语言"居住"在左半脑，这意味着，我们前面谈到的两个半脑之间的分工——与左半脑相关的范畴知觉和与右半脑相关的独特性知觉——必须仅存在于人类身上，因为只有人类有语言。相反，如果发现其他物种身上也存在这种半脑之间的分工，那么至少意味着模式识别的出现早于语言在进化中出现的时间。这又意味着，语言也"居住"在左半脑这一事实，要么与左半脑负责模式识别只是个巧合，要么——而且更可能——前者是后者的结果。此外，以半脑之间的这种分工（左半脑负责范畴知觉，右半脑负责独特性知觉）为特征的物种越多，这些物种在进化过程中离人类就越远，某种神秘的"原型语言"在塑造这种分工方面发挥了作用的论点就越落于下风。

有大量证据表明，左右半脑的分工［左半脑在通用模式（范畴）识别方面更胜一筹，而右半脑善于识别独特性］在不同物种中普遍存在，不限于灵长类动物甚至哺乳动物。[14] 以鸽子为例，当鸽子被训练识别人类的照片时，如果它右眼看到照片（因为视觉通路是交叉的，所以图片信息会到达其左半脑），就会以范畴识别的方式在脑中处理照片信息的刺激；如果左眼看到照片（图片信息会到达右半脑），就会以识别独特性的方式处理相关刺激。[15] 在学习通用模式时，鸽子的右眼比左眼好用（对其大脑来说，左半脑比右半脑好用）。它们的右半脑在"自下而上"（由感觉输入驱动）的信息处理上具有偏侧优势，而左半脑则在"自上而下"（由先前形成的模式驱动）的信息处理上具有明显的偏侧优势。[16]

一些哺乳动物（猴子、狗、海狮、小鼠和沙鼠）的左半脑能更好地识别本物种成员的某些呼叫，这些呼叫传达某些信息给其他成员，并被所有成员识别。这是一个明确的分类过程，即使是非语言的。相比之下，在识别本物种的独特成员发出的声音时，绵羊[17]和恒河猴的右半脑优于左半脑。我们最好的朋友——狗——主要运用右半脑来识别独特的人脸。[18] 同样，若猴子某一侧的大脑受损，结果会与本章前面描述的人类的失认症非常相似。例如，日本猕猴和恒河猴的右耳能够更好地识别本物种成员特有的发声，并且猴子左侧而不是右侧颞叶的损伤对这种能力具有严重的破坏作用。[19] 这些观察结果意味着，其他物种已具备模式识别能力，也具备了范畴识别和独特性识别之间的分工。模式识别的能力及其与左半脑的从属关系是众多物种的大脑组织的普遍特征，早于语言数百万年出现。

出于以上原因，我们可以并不牵强地得出如下结论：模式识别的皮质组织在塑造语言的皮质组织，特别是词汇表的皮质组织方面起到了重要作用，并将语言和词汇表引向了左半脑。我们现在可以解决"鸡生蛋还是蛋生鸡"的难题，并将两种叙述整合在一起了——一种将左半脑与模式识别联系起来，另一种将左半脑与语言联系起来。这样一来，我提出了一个关于语言如何与左半脑相关的新理论：在进化过程中，左半脑与语言的联系晚出现于并且在很大程度上是由左半脑与知觉的通用模式识别的联系带来的。（你看，我们可以在不拒绝旧观点的情况下引入新观点，这是一个关于新事物与旧事物的关系灵活而密切的好例子。）

对其他物种的半脑分工的研究有着相对较长的历史。很长时间以来人们就知道，灵长类动物的知觉已经偏侧化了，因此大脑的偏侧化一定独立于语言。[20]最新的研究证实，不同的灵长类物种之间，知觉组织的方式基本相似。[21]（第8章有这个主题的更多内容。）那么，对大多数认知神经科学家和神经心理学家来说，为什么今天这些知识没有改变他们对半脑分工问题的思考？是因为他们根深蒂固地认为人类和其他物种不同，还是由于巴尔干化（前面提到的知识领域的碎片化）的破坏作用，还是两者兼而有之？

"同构梯度"

脑损伤的后果给我们的广泛教训是，知觉和语义范畴在皮质中被表征的方式并不是模块化的——它们不是"祖母细胞"甚至是"祖母区域"的集合，而是在某种程度上是连续的和分散的。20世纪60年代，我在莫斯科大学读本科，我那时倾向于这一结论，而学校里教的是大脑模块化、功能定位的观点，我的观点可能是对这种教育的逆反。为了表达这个想法，我提出了"认知梯度"的概念，认知梯度是认知空间到新皮质空间的连续映射。我还写了一篇论文，标题充满了年轻人的雄心壮志——"新皮质功能组织的梯度方法"，文中我甚至提出了"神经解剖学 - 功能同构论"。这个想法与当时主流的模块化教条格格不入，因此论文要发表是非常困难的。影响最大的几个期刊都拒绝了我，20年后，我终于将其发表在一本期刊上（然后又作为一本书的一章发表），可以想见，其影响相当小。[22]

我对功能性皮质组织的梯度性和"神经解剖学 - 功能同构论"的早期直觉虽然有点价值，但它是基于对脑损伤影响的低技术观察，这些观察结果本质上是粗糙的，缺乏神经解剖学或认知科学方面的准确性。在接下来的20年里，它得到了证实，并且有人用一种功能性神经影像学方法——"表征相似性分析"——对它进行了详细阐述。加州大学伯克利分校海伦·威尔斯神经科学研究所的一组神经科学家在亚历山大·胡思的带领下完成了这项重要研究。[23]

研究人员通过功能性磁共振成像（fMRI）记录了健康的

受试者在观看电影时的大脑活动。为什么要让他们看电影？因为电影包含各种各样的代表人类日常体验的物体和活动。研究人员从中提取了对应于 1 705 个特定物体和动作范畴的皮质激活模式，并且将这些皮质激活模式之间的关系与相应语义范畴之间的关系进行了比较。这些语义范畴来自英语数据库WordNet，其创始人乔治·阿米蒂奇·米勒是美国最重要的心理学家之一，也是认知心理学的学科创始人之一。[24] 通过这项研究，他们发现，语义范畴是以"平滑的梯度"映射到皮质空间的。这种映射说明，语义空间和皮质空间具有一种事实上的同构关系，他们在 5 名受试者身上都观察到了相似的现象。在一项后续的功能性磁共振成像研究中，加州大学伯克利分校的神经科学家根据受试者听长篇叙述性故事时大脑皮质的激活模式，构建了语义系统的皮质图谱。同样，实验结果表明，映射到大脑皮质的语义范畴遵从一种梯度变化的模式。[25]

带有一线希望的痴呆症？

无论从哪个角度看，痴呆症都是不好的，它有多种形式。大多数公众都听说过阿尔茨海默病和与之相关的记忆障碍。但是阿尔茨海默病远不是痴呆症唯一的形式，记忆不是唯一可能受到影响的认知功能。额颞叶痴呆症（以前被称为皮克氏病）针对的是额叶（特别是其眶额亚区）和颞叶（特别是其前部），取决于这两个区域中哪一个受影响大。额颞叶痴呆症会导致判断力受损、冲动控制能力差以及丧失社交抑制力，或有语言障碍，或两者兼而有之。额颞叶痴呆症患者的年龄通常小于阿尔茨海默病的患者，前者的身体状况往往急速变差，并且当额叶受到影响时，患者常常伴有"疾病感失认症"，即不知道自己患病。当你听说一个老年人开始表现出冲动、精神失常、社交不适应和异于其性格的举动时，必须考虑患有额颞叶痴呆症的可能性。在我的早期著作《决策大脑》中，我谈到了一位外科医生。他在实施了一场技术高超的手术之后，居然在患者的腹部刻上了自己的名字。他后来解释说，他的手术是一个"杰作"，必须署上名字。后来这位医生当然受到了指控，他的律师辩护说他患有皮克氏病，于是他成功脱罪。前一段时间，我的一位女患者坚持要在我的办公室与我的（更年轻的）临床助理一起跳舞。她最终被诊断为患有额颞叶痴呆症。

但有时额颞叶痴呆症会带来一线奇特的希望。据报道，尽管这种痴呆症通常具有破坏性的影响，但患者偶尔会表现出疾病发作前不具有的艺术创造力。布鲁斯·米勒及其同事研究了在额颞叶痴呆症早期成为视觉艺术家的 5 名患者。其中 4 名患者的语言和社交技能严重受损，但视觉空间技能得以幸免。神经病理学或单光子发射型计算机断层成像（SPECT）结果显示，他们的背外侧前额叶皮质没事，但是前颞叶受损。这种损伤最可能影响左半脑。[26]

这种晚年才到来的、令人喜忧参半的天赋的机制是怎样的？澳大利亚神经科学家艾伦·斯奈德的实验可能给出了答案。艾伦提出，"居住"在左半脑的各种模式具有普遍的有用性，但这是有代价的。是的，模式使我们能够以范畴性的术语来理解世界，并带来本章前面所讨论的所有适应性好处，但它们也迫使我们以某种先入为主的、可预见的方式来认识世界。这种现象有点类似于 20 世纪早期德国心理学家库尔特·考夫卡、沃尔夫冈·柯勒、马克斯·韦特海默和库尔特·勒温首次描述的格式塔现象，它使我们感知外部世界预设的样子，而不是世界本来的样子。通过将知觉从以前形成的模式中"解放"出来，可能会使其更加精确、对细微差别更敏感，并且向新的可能性敞开。艾伦通过将低频经颅磁刺激（TMS）施加到健康受试者的左颞叶皮质区域，以暂时抑制储存各种模式的大脑部位。此外，由于两个半脑在很大程度上是通过胼胝体和连合互相抑制的，所以对左半脑进行抑制可能会增强右半脑的活跃度。实验的结果是，实验对象画画的精确性和精细度有了显著提高。根据这些发现，艾伦声称，我们所有人的身体中都隐藏着一位艺术"天才"，它"居住"在右半脑，可以通过消除左半脑的限制性影响而得到"解放"。[27]

但是，我们不必去关注天才。相反，我们将研究这些令人着迷的发现如何帮助我们理解某些额颞叶痴呆症患者在晚年获得的创造力。有证据表明，额颞叶痴呆症引起的脑萎缩是不对称的：左半脑的眶额叶和颞叶结构比右半脑眶额叶和颞叶结构受到的影响更大。这种不对称的原因尚不清楚，但它们可能反映了新皮质中基因的表达不对称。[28]如果这是真的，那么，由艾伦用低频经颅磁刺激暂时抑制神经系统完整的受试者的左半脑的某些区域而引起的创造力增强效应，可能和额颞叶痴呆症患者脑萎缩的偏侧模式非常相似——但后者脑中的这种变化是不可逆转的，其代价过于高昂。

　　对 3 名语义性痴呆患者的研究表明了类似的作用。这是一种影响语言并与额颞叶痴呆症密切相关的病症。在疾病发展的某个阶段，患者开始展现出新获得的优秀的语言创造力：创作诗歌，参与创新性的文字游戏，甚至撰写生活方式指南。皮质萎缩在语言优势半脑（通常是左半脑）的颞叶内侧结构中尤为突出，3 个人都是如此。[29]

　　显然，额颞叶痴呆症患者由病情而产生的创造力，迟早会被疾病的灾难性影响带走。但是，额颞叶痴呆症从左半脑的保守影响中被"解放"出来所带来的可疑的一线希望，可能为我们理解右半脑在创造性过程中的作用提供了一个有趣的窗口。关于这个问题的更多内容将在第 6 章和第 7 章中提及。

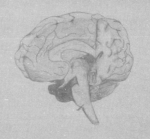

美人鱼和乐高大师

新想法是怎样产生的

今天的认知神经科学研究主要关注工作记忆、镜像神经元等主题，这些主题有的非常值得研究，有的比较值得研究，有的并不太值得研究。研究者对人如何在不同想法间做出选择的问题产生了相当大的兴趣。然而，在选择之前，必须先产生想法，否则就没的选。奇怪的是，研究者很少直接提出"新想法是怎样产生的"这样的问题。现在是我们这样做的时候了。为了有针对性地解决这个问题，我们不仅要讨论大脑，还要讨论文化和知识结构。

新问题的解决方案和新奇内容不是凭空产生的。新知识建立在旧知识的基础上，但它是新的。新知识是如何从旧知识中衍生出来的？即使在历史上最保守的时期，社会也会发生变化，尽管比较缓慢。科学思想不断演变，艺术形式也在发展。诚然，它们植根于过去，但它们又是新的。创造性过程中的新旧关系是怎样的？新奇事物如何既从过去中产生，又不单纯是过去的复制品？

大多数有创造力的巨人都"站在巨人的肩膀上"。事实上毫无例外，在有创造力的个体做出进一步贡献前，他们已经掌握了各自领域中已有的成果。这反映在"10 年定律"中——平均而言（但有很多例外），一个有创造力的专业人士或科学家在自己的领域内做出真正的创新之前，需要 10 年的练习（至少这是迄今为止的情况；现在知识积累的速度非常快，"10 年定律"是否仍然有效有待观察）。[1]有人认为一个什么都不懂的人更有可能做出"不知从何而来"的天才壮举，这种想法可能比较浪漫，但这不是现实世界中发生的事情。同样诱人的例子是，一些博学之士做出了出类拔萃的艺术或数学创新，但大多数公认的对人类文化做了真正重要贡献的人并不是博学之士。

正如我们在第 2 章中谈到的那样，去巴塞罗那哥特区的毕加索博物馆参观的人会发现，毕加索这位立体主义的创始人，开始是一位在现实主义传统中成就卓越的画家。文化史专家会指出画家埃尔·格列柯和弗朗西斯科·戈雅对毕加索画作的影响。同样，科学史专家会告诉你，达尔文的自然选择理论受到马尔萨斯关于人口增长的思考的影响，而爱因斯坦的狭义相对论则受到普朗克量子力学的影响。著名的 $E = mc^2$ 公式虽然具有革命性，但在那之前就已经存在质量和能量的概念。甚至连公认的具有开创性的 20 世纪画家萨尔瓦多·达利的艺术，都与 15 世纪希罗尼穆斯·博斯的绘画形成了遥远的共鸣，博斯作品中异想天开的奇幻图像启发了超现实主义。所有的创造性行为都只能在它出现的文化背景中被理解，米哈里·契克森米哈赖在其具有里程碑意义的著作《创造力：发现和发明的心理学》（Creativity：The Psychology of Discovery and Invention）中雄辩地提出了这一点。[2]

与流行的说法相反，虽然有创造力的人通常在气质上是孤独的，并且他们主观地认为这是一种孤独的努力，但他们的创造性过程并不是孤立的过程。创造性活动植根于它产生于其中的文化环境，并被这种文化环境所推动。然而，这种努力不仅仅是对过去的复制。毕加索、达尔文和爱因斯坦的伟大之处在于他们具有创造性的天赋，而不是仅仅掌握了各自领域的旧知识。

憧憬未来

大脑如何从过去中创新出未来？尽管这是一项涉及多个大脑结构的全脑工程，但在这个过程中起重要作用的大脑结构是背外侧和额极前额叶皮质，这也是著名的"无用的"大脑部分。我们在第 2 章所说的额叶切除手术，切除的就是这个部分与其余部分的连接。

前额叶皮质在进化过程中出现得相当晚，它的出现可能是对有机体日益复杂的认知需求压力的回应，它可以使认知变得有条理和有组织。虽然皮质的其他部位大都有相对特定的功能，但前额叶皮质负责的是"元认知"，是一个统领。它逐步将特定功能组织和协调为复杂、有意义且有目的的行为。它对制定目标和制订计划、做决定、预测自己和他人行为的结果，以及控制冲动都很重要。在执行这些任务时，前额叶皮质似乎可以访问存储在大脑其他部位的特定信息，特别是后联合皮质（顶叶、颞叶和枕叶）。我早年写过两本书，《决策大脑》（*The Executive Brain*）和《决策大脑》（升级版），其中我将进化后期出现的前额叶皮质与搜索引擎（即"数字额叶"）的发展进行类比。"生物额叶"和"数字额叶"都是在系统复杂性增加的情况下，为了克服潜在的生物信息混乱或"数字无政府状态"而出现的。额叶和搜索引擎都"能够在任何具体的目标指导下限制系统的自由度，同时在原则上保留这种自由度"。[3]

前额叶皮质的不同部位对这些复杂的"元认知"过程做出了不同的贡献。虽然它们的作用有重叠，但是眶额皮质能判断哪些因素对生物体的健康是"突显的"：外侧前额叶皮质负责组织指向外部世界的行为，额极皮质负责整合前两个区域的功能（见图4.1）。尽管在进化过程中，前额叶皮质是大脑中最年轻的部位，但它在人类身上的发育程度远远超过其他物种，包括巨猿。同样，前额叶皮质也是在生命周期中最晚成熟的大脑部位——它在人30岁出头到35岁左右才完全发育成熟。

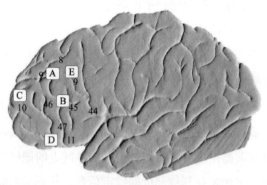

图4.1 主要的前额叶皮质分区

（A）背外侧皮质，（B）腹外侧皮质，（C）额极皮质，（D）腹内侧/眶额皮质，（E）前扣带回皮质。图中的数字表示的是布洛德曼分区（皮质区域的一种标准分区）。

对大脑的操控（但不是你想象的那种）

具体来说，外侧前额叶皮质可以操控存储在大脑中的像乐高颗粒一样的心理表征：通过审慎的、目标驱动的过程将它们组装成新的形态。实际的"乐高颗粒"（由前额叶皮质操控的信息）可能存储在大脑的其他部位，很大程度上存储在顶叶、颞叶和枕叶中——而前额叶皮质就像一个乐高玩家一样，根据自己设计的心理蓝图，从各个部位挑选出"乐高颗粒"来用。

这个过程使我们能够从以前形成的旧的碎片中形成新的心理表征，并且这些新的心理表征不必与迄今为止（或将来）在现实生活中经历过的事物相对应。生成性，也就是将旧元素排列成新的形态的能力，对人类的许多活动和功能都很重要。如果有什么东西可以区分人类大脑和其他物种的大脑，那可能就是以前额叶皮质为依托的生成性。从某种意义上讲，这些新组装的心理表征是一种预测；它们是未来的样本——是我们的期望，或者是我们打算做的事情。这种诗意的表述是由华金·富斯特提出的。[4]

另一位杰出的神经科学家大卫·英瓦尔创造了一个夸张的短语——"未来的记忆"，用来指代这些对未来事物进行预测的神经模型。[5]人们说——无论正确还是错误——是前额叶皮质使我们成为人类，这个大脑结构负责用"过去的记忆"的碎片组装出"未来的记忆"。对于所有的人类例外论、人类中心主义，我都不是拥趸，我倾向于认为进化的特征发展是渐进的。因为我不是灵长类动物学家，所以我必须用我养的动物——狗——来进行我并不严谨的观察。我已故的獒犬布里特发展出了一种简单的未来模型，虽然仅延伸到未来几分钟。每次布里特看到我带着牵引绳准备带它散步的时候，它就会赶到公寓的角落，吞下它的食物，因为它知道要与食物分开了。但它只是到中年时才开始表现出这种行为：发展出这种基本的"未来的记忆"，它花了八九年时间。我写这篇文章时，我新养的11个月大的英国藏獒——布鲁图斯——仍然没有表现出这种预测性行为。似乎在犬类中，即使是简单的"未来的回忆"，其形成的速度也很慢，而且缺乏延伸到未来的能力。

语言生成性与额叶

我的渐进主义假设只在一个领域不好用，那就是语言。已经有许多人提出语言发展需要进化先决条件的理论，但是他们常常忘记了诺姆·乔姆斯基的告诫，即真正的语言与其他通信系统的区别在于它的生成性。[6] 人类语言可以产生几乎无限多的语句，但它们不一定都反映经验现实，它们也可以表达那些不存在甚至不可能存在的事物——比如，"那些负年龄的紫色三头独角兽，正乘坐太阳能燃料驱动的魔毯从火星飞向土星，魔毯以毛毛虫的速度回到从前"（这是我刚刚编出来的）。这种生成能力是前额叶皮质的独特属性，它在进化后期出现，使发展出真正的语言——"终极乐高"——成为可能。人类语言也具有递归的能力，这使得生成一层套一层的语言结构成为可能，在这种语言结构中，完整的陈述被嵌入更大的陈述中，像俄罗斯套娃一样："那些期待与正年龄的斑纹无头多角兽会面的负年龄的紫色三头独角兽，正乘坐太阳能燃料驱动的魔毯从火星飞向土星，这些由月球上的有翼乳齿象精心制作的魔毯以毛毛虫的速度回到从前。"构建一个递归，特别是多重递归（又是递归，我们摆脱不了它们！），本质上是一个分层的过程，而组装认知层次的任务也在前额叶皮质的控制之下。令人怀疑的是，没有强大的前额叶皮质的生物体是否能够产生递归语言结构。[7] 乔姆斯基认为，递归——分层组织的能力——是所有语言的普遍特征。尽管这种假设的绝对形式一直受到挑战，但这些挑战本身也受到了挑战（另一种递归！），递归无疑是大多数语言的一种属性。[8]

用旧东西组装出新东西

将旧想法的元素组合成新结构的能力对于产生新想法和新概念是必不可少的，而这些新想法和新概念又是创造力的关键。人类想象中的美人鱼（童话和传奇故事中半人半鱼的角色）和独角兽的形象就是这样诞生的，许多重要的科学思想、技术发明和艺术创作也是这样诞生的。正如我们所知道的那样，新的想法、解决方案和艺术形式不是凭空产生的。在很大程度上，它们是以前形成的想法、解决方案和艺术形式的元素的重新配置。前额叶皮质是独特的装备，能以新颖的方式配置和组装以前获得的知识和想法。形象是以经验为基础的，所以人们不需要通过前额叶皮质来唤起关于人或鱼的心理形象。但人类想象力的基础不是经验，所以人们需要通过前额叶皮质来构建美人鱼或独角兽的心理图像。这听起来有些绕，但你可以将人类想象出的美人鱼和独角兽替换成科学观点和艺术概念。

尤瓦尔·赫拉利在他的著作《人类简史》中思考了大概在7万年前发生的认知革命的性质，这场革命像雪崩一样，带来了一连串的发明：船只，油灯，弓箭，针头——最终真正标志着"现代人"的出现。[9] 这场革命的根源是什么？赫拉利和其他许多人认为，其根源是一种影响智人大脑的突变，它赋予智人这个物种统治地位（并非总是仁慈的统治），相对的是整个动物王国，甚至相对的是当时居住在欧亚大陆各地的所有原始人物种——尼安德特人、丹尼索瓦人、直立人等。假设的突变究竟是如何改变人脑的？我们并不确定，所有试图回答这个问题的猜测都只是猜测，但著名的狮头（大概是当时居住在欧洲的洞穴狮子）人身的"狮人"或"女狮人"象牙雕像为这个问题提供了一个合理答案，赫拉利的书里有提到（见图4.2）。

作为史前表现艺术的最早例子之一，这个"狮人"是在德国的一个名为霍伦斯坦－施塔德尔（Hohlenstein-Stadel）的洞穴中被发现的，雕塑在3万~4万年前被完成。要创造这个"美人鱼"的远祖，正如乔姆斯基意义上的语言的发展那样，很可能需要一个相当发达的前额叶皮质，因为两者都需要类似乐高那样的生成性。正如我们已经说过的那样，人们不需要用这种能力来唤起人、鱼或狮子的形象，因为这些表征是根植于现实的，因此也是根植于人的实际经历的。但是，"美人鱼"的形象并非基于实际经验，"狮人"的形象也不是，因为它们在物理世界中并不存在。要创建这些形象，必须将旧元素组合成一种与以前遇到的任何东西都不相符的新东西。无论这种神

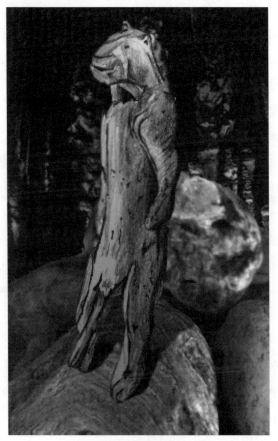

图4.2 洞穴狮人

秘的突变可能赋予了人类大脑什么样的属性，其对额叶的影响都必须成为故事的一部分——甚至可能是整个故事。一些古人类学家认为，尼安德特人无法适应变化的环境，因此他们的灭绝是注定的。千百年来，许多代尼安德特人都有相同的饮食习惯，并采用相同的狩猎方法。他们缺乏改变的能力，也就是由发达的额叶赋予的心理灵活性。[10] 另一种古老的人类——直立人，即北京猿人，在东亚居住了近 200 万年，根据赫拉利的说法，他们也在这么长的时间内持续使用相同类型的工具，没有太多变化。

赫拉利提出，认知革命的深远影响是催生了智人创造虚构故事（"社会建构"或"想象的现实"）的能力，这种故事并不直接对应于任何物理的、直接经历的现实。在他们的最高表达中，"法律"、"国家"、"公司"和"宗教"等概念就是这种故事的例子。从感觉的角度来看，这些概念既复杂又无形，但它们都是从"狮人"或"美人鱼"开始的，人类的想象力只是从有形的物理世界向外迈出了一步。然后，个体之间与代际共享的这一过程在越来越抽象的水平上迭代，并与有形的物理现实渐行渐远。①

因此，如果是一种影响大脑的重要突变使古老的智人转变为现代智人，那么这种突变很可能涉及前额叶皮质。前额叶皮质使现代智人具有了像乐高大师一样的高超技艺，可以使他们按照自己的想法将心理表征的各个组成部分组合在一起，并

---

① 宗教信仰的文化演变可以说明这一点。最早的超自然概念是万物有灵论，它在事实上模仿了自然：每个物体都有一个单独的神（或者"灵"，或者别的名词）—— 一棵树，一条小溪，一块石头。在反复迭代之后，渐渐产生了离具体物理现实越来越远的抽象概念，最后演化成一神论之类的观念（但还是有着很多先知、圣人、使徒，以及背景中潜伏着的天使，他们是从前的概念的遗留）。迭代的、有层级的"社会建构"的进化，与语言的生成性本质非常相似（虽然这两种过程是在非常不同的时间跨度中发生的），而高度发达的前额叶皮质对二者都是必要的。

逐渐摆脱物理现实的束缚。以不可思议的方式，这颠倒了因果关系的方向。如果更多有限的认知被限制在反映物理世界的心理表征上，那么在由前额叶皮质和相关的大脑组织支持的认知中，随意组合的心理表征或由"想象的现实"驱动的行为，最终将根据这些虚构的故事来改变物理现实。

无论是仅仅造成很小影响的个体的创新行为，还是"社会建构"的形成及其给社会造成的地震般的影响，都取决于将旧元素组合成新结构的能力，而这又需要高度发达的前额叶皮质。虽然其他哺乳类动物可能具有相对发达的前额叶皮质，但智人的前额叶皮质尤其发达，这使认知革命和现代语言的产生成为可能。

宏观视角：隐喻背后的运行机制

当然，把额叶比作乐高大师，把创造性过程的生成性比作重新组装乐高颗粒的过程，这仅仅是一个隐喻。它向我们表明了新解决方案是从旧经验中来的这一一般观念，但没有表明这个过程实际上是如何在大脑中发生的。我们准备好超越这个隐喻，一窥创新的神经机制了吗？我们要试一下。现在我们对这种机制有全面的了解吗？不，至少现在还没有，但我们开始提出探索性问题了。这些问题可以在不同层面被提出，在整个大脑结构及其相互作用的宏观层面，以及在复杂神经回路的微观层面。

"规范"网络

在完成复杂的认知任务时，前额叶皮质与其他大脑结构如何相互作用？就其性质而言，这种相互作用不能通过观察单独的大脑结构来理解，我们需要观察网络。从研究单独的大脑区域的功能转变为研究一系列交互式大脑结构（即网络）的功能已经成为过去几十年来认知神经科学的主要发展之一。今天，大脑研究常聚焦于三个网络：中央执行网络（CEN）、默认模式网络（DMN）和突显网络（SN）。这些网络如图 4.3 所示。

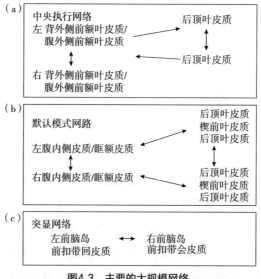

图4.3　主要的大规模网络

（a）中央执行网络，包括背外侧前额叶皮质和腹外侧前额叶皮质，以及后顶叶皮质；（b）默认模式网络，涉及腹内侧/眶额皮质、后顶叶皮质、楔前叶，以及后扣带回皮质；（c）突显网络，涉及前脑岛和前扣带回皮质。

中央执行网络和默认模式网络已经得到了广泛的研究，并且研究者通常假设它们之间有明显的非连续性。它们是"反相关"的——当一个活跃时，另一个就不活跃。每个网络由数量相对较少的宏观"枢纽"（即已知与大量大脑结构和区域有着双边联系的大脑区域）组成。[11]

一个聪明的、对神经生物学一无所知的人，比如一位工程师或者数学家，可能会被当今认知神经科学中经常出现的以下倾向所困扰：用两个网络（中央执行网络和默认模式网络）来解释过于广泛的认知过程。他还可能会质疑以下两点。第一，大脑中有丰富的髓鞘化神经通路，它们形成复杂的矩阵，能够产生大量的相互作用，那么将这么多可能性简化为几个网络之间的相互作用是否现实？第二，假设所有网络中两个最主要的网络不能并行运作，这又是否现实？事实上，有些研究已经引入了一些额外的、经常重叠的网络，包括注意力网络、语言网络和额顶网络（FPN）。后两者被认为是人类特有的，尤其是额顶网络，它反映了皮质的进化扩张模式，在额叶区域和顶叶区域表现得尤为突出。[12]

在我们意识到这一点之前，旧的诱惑又在新的幌子下重新出现：渴望一个有限的（并且最好不是太长的）被清晰定义的模块清单。20世纪70年代和80年代，神经心理学家痴迷于"皮质是模块的集合"这一观点，这些模块是具有清晰边界和固定功能的互相分离的实体。这是认知科学与神经科学在基本没关系的特殊状态下的最后一次"欢呼"。20世纪末，两个学科发生了融合（在很大程度上是由于功能性神经影像学的出现），

"皮质模块"的概念随之被抛弃，人们对皮质组织有了更灵活的理解。今天，虽然新的模块被定义为"网络"而不再是大脑区域，但这种理论的扩散与几十年前老派的模块理论的鼎盛时期有着惊人的相似，代表了同样的认识论美学（这种美学从未吸引过我）。随着研究者提出的网络数量的增加，它们开始越来越像经典的功能系统，为了满足新的认知需求而临时被组装起来，被功能性神经影像学工具"重新发现"。[13] 而且，在不同的研究中，每一个网络的神经解剖学特征常常略有不同，这表明，试图将所有观察结果纳入少数"规范"网络中这一尝试是有问题的，其结果不能从字面上理解。与独特的"规范"网络不同，从"网络范畴"的角度来思考可能更具启发性，同时我们应该意识到，网络的数量可能与大脑中可容纳的长通路拓扑结构的数量一样多。不会让人特别惊讶的是，这个新版的模块理论和旧版的模块理论的发展轨迹非常相似，并且像大脑区域的模块化一样，大脑网络的模块化将在适当的时候被抛弃，被更细致的解释所取代。[14]

对神经科学当前状态的许多方面来说，宏观网络的分类标准虽然可能过于粗糙，但又是"真实的"，并且具有一定的解释力。将这些网络视为可适应各种"交通"模式和特定子系统的主要"公路"系统是有益的。本书接下来将详细讨论这三个通常被援引的网络。

中央执行网络

中央执行网络也被称为认知控制网络（CCN），它是一个复杂的大脑区域集合，当我们有意识地、持续地努力完成一个具有挑战性的认知任务时，它们就一起工作。这就是这个网络通常被称为"任务正激活"网络的原因。不同的研究对中央执行网络的组成部分的确切描述有所不同，这可能反映了相关的特定认知任务的差异，而外侧前额叶皮质（我们通常将其背侧和腹侧亚区合在一起，统称为"背外侧前额叶皮质"）和后顶叶皮质始终是其主要成分。[14]

中央执行网络内的时序动态揭示了前额叶皮质和后联合皮质的关系，复杂的知识在具有认知挑战性的任务中被表征。当科学家研究网络中不同组成部分的激活顺序时，很明显网络内的激活是由前额叶皮质驱动的。[15]前额叶皮质首先被激活，然后其他组成部分被激活，包括顶叶区域，有时也包括颞叶的部分区域。

中央执行网络可能并非人类所独有。华金·富斯特和他的同事使用近红外光谱（NIRS）和表面场电位（SFP）技术，描绘了一种与中央执行网络非常相似的网络，它在解剖学上非常类似于恒河猴在执行工作记忆任务时的大脑网络。这个网络涉及外侧前额叶和后顶叶区域，其特点是在时间、频率和大脑空间方面具有复杂的同步化和去同步化特征。这突出表明了，识别"公路"只是理解神经"交通"模式的第一步，下文将对这些模式进行更详细的分析。[16]

默认模式网络

默认模式网络是一个这样的网络，当没有外部强加的任务驱动人的认知过程时，它就会被激活，大脑可以自行决定做什么工作。它有时被称为"任务负激活"网络，但这个词语实际上并不恰当，因为大脑并不是闲置了。相反，它不是被外部强加的任务驱动，而是从事内部选择和由内部指导的工作。[17]

第5章将会介绍更多有关默认模式网络的内容，在这里我们只是比较两个网络——中央执行网络和默认模式网络——的神经解剖学方面。两个网络都围绕着两个宏观枢纽：前额叶皮质和后顶叶皮质。这两个区域是所谓的多模态联合皮质（heteromodal association cortices），很久以前，人们就认识到它们在最复杂的认知中的独特作用、广泛的连通性以及协同工作的倾向。[18]从这个角度看，所谓发现了这两个大型网络，其实只是用功能性神经影像技术对功能性皮质组织的一种广为人知的基本特性进行的再确认和详细阐述而已。

不过，尽管中央执行网络和默认模式网络都包含前额叶皮质和后多模态联合皮质，但是它们涉及的是不同的部分；这正是让它们的被发现特别有趣的原因。在前额叶皮质中，中央执行网络和默认模式网络之间的差异最明显。在中央执行网络中，额叶的背侧和腹侧部分是活跃的，而在默认模式网络中，眶侧和腹内侧部分是活跃的。

中央执行网络和默认模式网络的后部似乎重叠，但又有些不同。两者都涉及后外侧顶叶的多模态联合皮质，但这种皮质在中央执行网络中比在默认模式网络中更广泛。相反，默认模式网络包含后扣带回皮质和楔前叶（后顶叶中部的一个区域），而中央执行网络则与这些区域没有关系。

根据我们对这些大脑结构的了解，中央执行网络似乎倾向于处理外部世界的信息，而默认模式网络则转向了内部生成的信息。请注意，在中央执行网络中，右半脑的外侧前额叶皮质比左半脑的稍大；相反，在默认模式网络中，左半脑的眶额皮质和扣带回皮质比右半脑的稍大。[19]因为"越大越好"（在研究大脑结构和功能之间的关系时，这是一句粗糙但惊人有效的箴言），这种不对称可能暗示了两个半脑在中央执行网络和默认模式网络中的相对作用。

突显网络

突显网络为中央执行网络与默认模式网络提供了一个接口。近些年，有研究者描述过它，但还没有进行过太多研究。突显网络由前脑岛和前扣带回皮质组成，当在默认模式网络和中央执行网络之间切换时，它似乎就被激活了，尤其是右脑岛部分。在研究者发现这一网络的那些实验中，他们设置的是单向切换，由默认模式网络切换到中央执行网络而不是相反，而且切换的触发因素是突然改变的感觉输入——包括音乐乐章（主题）的转换，或突然出现的（"古怪的"）刺激。由于切换是单向的，所以可以认为切换是由真正意义上的新奇性而不是"突显性"引发的（在第 5 章，我将详细讨论"突显性"这个术语的多种用途，以及可能由此带来的混淆）。正如我们将在第 6 章中看到的那样，右半脑对处理新奇事情至关重要，这有助于理解在切换过程中不对称的脑岛参与程度（右脑岛的参与程度高于左脑岛）。[20]

切换过程的另一个值得注意的特点是，它不仅需要激活中央执行网络，而且需要同时抑制默认模式网络（请记住，两个网络是"反相关"的——当一个网络处于激活状态时，另一个网络处于非激活状态）。这意味着两个网络之间存在抑制关系。这是如何发生的？有趣的是，在不同的环境中，驱动两个网络的两个前额叶区域表现出相反的功能特性。背外侧损伤会导致与抑郁症相似的症状——正是由于这一点，背外侧前额叶综合征在旧的神经学文献中被称为"假性抑郁症"。相比之下，眶额皮质损伤带来的一种轻微欣快感和诙谐感被称为"自娱式玩笑癖"（Witzelsucht）。同样，在抑郁症患者身上，大脑背外侧皮质的活跃度往往极低，而眶额皮质则过度活跃。[21] 总之，这些数据表明，这两个前额叶区域之间存在相互抑制关系。

在相互抑制机制下运行的中枢神经系统蓬勃发展。那么有没有这种可能：中央执行网络和默认模式网络之间的反相关关系正是由驱动它们的两个前额叶区域之间的相互抑制关系造成的？事实上，外侧（腹侧和背侧）前额叶皮质和内侧前额叶皮质也以相反的方式工作：当一个处于激活状态时，另一个处于非激活状态。另外，有人认为，这两个大型网络之间有效的相互抑制、反相关关系并不需要存在明显的抑制性长神经通路，而可能是全局网络动态的结果。[22] 这样一来，问题仍然没有被解决。

无论哪种观点是对的，突显网络都可能是有效的相互抑制的中转站。事实上，前脑岛与巨大的皮质区域相连，特别是与前额叶皮质的多个区域相连，包括眶额和腹外侧区域。这使它成为中央执行网络和默认模式网络的驱动器——分别是外侧前额叶和眶额区域——之间相互抑制关系的可能中转站。在这种情况下，突显网络更像是一个"开关"而不是"打开开关的手"：一旦右半脑发现了新奇事物，外向的外侧前额叶皮质就抑制了内向的腹内侧／眶额皮质。结果，中央执行网络被激活，默认模式网络被抑制。

假设外侧前额叶和内侧／眶额皮质之间存在反相关的相互抑制关系，我们就会得出另一个有趣的结论：这两个前额叶区域都倾向于相对极端的，而且是相反的激活状态，而少有中间状态：在任何时间点，其中一个总处于高激活状态，而另一个处于低激活状态。没有中等激活状态，只有相对极端的激活状态，这种倾向使"双稳态"这一概念成为外侧前额叶皮质和内侧前额叶皮质运行的主要特征。关于这一点，更多的论述在第7章。

工作记忆的难题

一切的开端

这些大型网络提供了一份鸟瞰图，让我们可以研究前额叶皮质与大脑其他部位的相互作用。但我们仍然处于隐喻的领域，关键问题仍未得到解答。前额叶皮质与后顶叶皮质和其他表征知识的皮质结构建立了密切联系，这意味着什么？它是否伸出了一只中性的"神经手"，移动了神经回路？可能没有。那么到底发生了什么？我们仍然没有这些问题的答案，不过已经取得了重大进展——在很大程度上是由于四位杰出的神经科学家的工作：C.F.雅各布森、华金·富斯特、帕特里夏·戈德曼-拉基奇和埃米·昂斯顿。

20世纪30年代，C. F. 雅各布森在耶鲁大学工作，他首先证明了，实验性的额叶双侧损伤导致猴子在测验延迟反应和延迟交替反应的任务中表现失常。有两个放食物的位置，猴子必须"记住"之前食物放在哪一个位置了，然后去相同或相反的位置。雅各布森将这个实验中猴子大脑受损后的失常表现描述为"眼不见，心不想"。他是第一个将额叶与某种记忆联系起来的人。[23]华金·富斯特的工作证实并进一步阐明了额叶在延迟反应中的作用。他证明，用低温抑制额叶（也就是冷冻它）会干扰延迟反应，他还找出了猕猴额叶中的一些神经元，这些神经元在提示演示和应答之间的延迟期内放电增强。[24]这项工作发现了一种特殊的记忆形式，它与额叶相关联。在当代文献中，这种记忆形式被称为"工作记忆"。[25]许多年后，工作记忆研究的先驱之一帕特里夏·戈德曼-拉基奇还是非常喜欢"眼不见，心不想"这个短语，它既能表明额叶损伤效应的本质，还是一种在社交场合中跟熟人打趣的方式。

额叶受损的猴子真的丧失记忆了吗？还是失去了将记忆视为重要或相关东西的能力？换句话说，猴子是否不再认为记忆是"突显"的？这个问题没有答案，至少我不清楚。毕竟，猴子不关心科学家的研究，它只关心食物。虽然"眼不见，心不想"的行为通常被解释为遗忘的一种形式，但是我们也可以选择"失去突显性"这一解释，这种解释值得进一步被研究。这

两种可能性之间的差异远不止是语义上的；将突显性带入叙述
中可能会使我们对工作记忆的理解有所改变。神经递质多巴
胺，在支持额叶功能和将信息标记为突显方面都起着关键作用
（在雅各布森的时代，人们还不知道这些），这一事实支持了后
一种可能性（在第 5 章，我将详细讲解这部分内容）。

工作记忆和长期记忆

帕特里夏·戈德曼 – 拉基奇在雅各布森的工作基础上更
进一步，最早提出前额叶皮质的独特属性是它能够"用心理表
征事物"，即使这些东西不再存在于该动物所处的物理环境中。
他也最早提出，背外侧前额叶皮质第三层（构成人类大脑皮质
的六个神经元层之一）的锥体细胞（也就是神经元）是这些过
程的中心。

戈德曼 – 拉基奇证明，在猴子的大脑中，颞叶区域负责加
工物体的本体信息（表征"什么"的神经通路的一部分），而
顶叶区域负责加工物体的位置信息（表征"哪里"的神经通路
的一部分），这两个区域向背外侧前额叶皮质的不同区域发出
单独的信号，因此它们在背外侧前额叶皮质中被表征；她还证
明，额叶中还存在对听觉信息及其位置的类似表征。通过这些
发现，她为我们理解大脑的运作机制打下了基础。此外，她还
证明，额叶区域与顶叶和颞叶区域之间的投射是双向的，这使
额叶和后皮质之间可以来回通信，而且这是一种遗传的、先天
性的功能。[26] 戈德曼 – 拉基奇对大脑神经通路的描述既清晰又
有很高的精度，为关于工作记忆的经典动物模型的建立做出了

很大的贡献。更广泛地说，根据手头任务的具体特征，各种后皮质和皮质下区域都可能参与这种与前额叶皮质的通信。[27]

但许多问题仍未得到解答。如果我们像今天大多数神经科学家所做的那样，假设戈德曼－拉基奇在猴子额叶中发现的对"什么"和"哪里"的表征是额叶与顶叶、颞叶之间的联合皮质的一般关系的一个特例，并且人脑中也存在类似的关系，这些问题就非常有趣了。

其中一些问题必须要解释说明一个重要的差别：在对动物工作记忆的研究中常用的范式，以及人类和其他先进物种在现实生活中使用工作记忆的方式。在一项典型的实验中，猴子要保持最近被表征过的感觉信息（也就是食物的位置信息）"在线"；这个任务不需要访问长期记忆内容。相比之下，人类在实际使用工作记忆时，常常需要访问长期记忆内容。比如此刻我正在写这一章，我在同时考虑几个主题，并决定如何组织它们：乐高和美人鱼的隐喻，发现工作记忆的历史，第三层锥体神经元的性质，回想一下前几章的内容以免重复，计划一下后续章节以免事先说完，古人类学，等等。我正在紧张地以一致和有逻辑的方式组织这些主题（你是我成功或失败的判断者），并且一直要想着这些事情。这个过程严重影响我的工作记忆；当我在电脑上敲出这些单词时，我几乎可以本能地感觉到它们。但是与雅各布森的猴子实验不同，我工作用的所有信息都不是来自最近的感觉输入。它们来自我的长期记忆库，包含了我很久以前获得的知识，在我正在老去的大脑的不同皮质区域被表征着，其中大部分可能在我的前额叶皮质中。

不仅在现实生活中使用工作记忆时要用到长期记忆，在用于研究人类工作记忆的实验中也要用到它。以 N-back 任务为例。这种练习是韦恩·基什内尔在半个多世纪前首次提出的，最近又成了研究工作记忆的重要工具（见图4.4）。[28]

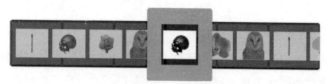

图4.4　N-back任务

面前窗口中的图像与n次以前出现的图像一样吗？

N-back 任务背后的想法既简单又优雅。想象一下，观察者面前有一面墙，墙后有一个传送带，上面有各种物品。这面墙上有一个洞，透过这个洞，在任何给定时间，观察者只能看到一个物品。现在要求观察者说出窗口中的物品是否与前一步（N＝1）、前两步（N＝2）、前三步（N＝3）等出现的物品一样。这个任务要求观察者不断试着将两个物品进行比较，而不只是被动地将某些信息保存在记忆中。如果这些物品是观察者从未见过的毫无意义的曲线，那么这个实验就有点类似于研究动物工作记忆的实验，因为它是由最新的感觉输入驱动的。但是，如果这些物品是字母、文字或普通物品的图片，那么相应主题的长期记忆的内容将被带入该过程。

以长期记忆而不是最近的短期感觉输入来指导自己的行为，这并非只有人类才能做到。虽然我的狗充其量也只有有限的形成"未来的记忆"的能力，但它们使用长期记忆的能力却更加可观——这个有趣的区别很可能与这个过程中额叶的参与程度有关。我已故的獒犬布里特挑食，当我把食物放在家里"它的"角落之后，它几个小时都不会吃——直到它看到我伸手拿牵引绳，因为那意味着我们即将出去，它即将离开它的财产，那一刻，它才会跑到"它的"角落，吞下它的食物，喝下它的水，然后走向我，让我给它系上牵引绳。正如我前文提到的那样，表现出这种预测性行为需要数年的时间，布里特快到生命尽头时才表现出这种行为（它活了12岁，我仍然想念它），但这个行为还有另一个组成部分——长期记忆。最有可能的是，布里特的行为是以它的食物和水碗的位置这一知识为指导的，这些地方多年来一直保持不变，储存在它的长期记忆中，指导它的不是我在那里放置了食物的近期记忆，它通常甚至没有看到我放食物（当然，因为它是一只狗，它的行为是由嗅觉引导的，也可能它是通过鼻子嗅到了食物的位置）。我的新英国藏獒布鲁图斯则表现出更明确的行为。当我外出两周回来，把它从寄养的宠物店带回家时，它会立即跑到通常放食物和水的角落去，尽管那里什么也没有——我离开家之前，那里已经被清空，被彻底清洁和除臭。它表现出良好的工作记忆，但这个工作记忆受长期记忆的指导，而不是最近或当前的感觉输入。11个月大的时候，布鲁图斯的行为揭示了一个相当戏剧性的矛盾：一方面，它几乎完全没有预测性的、面向未来的行为；另一方面，它又具有相当成熟的能力，能够利用表征过去的长期记忆。这可能是狗的额叶发育的一个反映——有限但不可忽略，就其占全部皮质的比例而言，几乎可与恒河猴相媲美。[29]

长期知识和额叶

因此，理解前额叶皮质与长期知识库（我们推测后者分布在整个新皮质上）之间相互作用的本质非常重要。如果不理解这一点，"使信息在线"和"心理缓存"这样的常用表达方式就只能是启发式的隐喻——有用、令人回味，但缺乏精确的意义或清晰性。

布里特和布鲁图斯的脑袋只关心食盆这种简单的物体及其空间位置。显然，相比之下，一个普通人的大脑考虑的问题比这复杂得多，更不用说一个雄心勃勃的知识分子的大脑了。假设一个当代思想家正"站在巨人的肩膀上"，深思某种新想法；如果其心理机制取决于两个高度进化的皮质区域，即前额叶皮质和后多模态联合皮质（据推测，我们大部分的一般知识都存储在这两个区域，并且它们是"任务正激活"网络中央执行网络和"任务负激活"网络默认模式网络的主要组成部分）之间的相互作用，那么这两个区域之间在交换什么样的信息？如何交换？如果发生了某种程度的信息压缩，那么它的本质是什么？信息是如何被传送的？如果所有信息一直被从初始存储区域——后皮质无压缩地复制到前额叶皮质中，就可能会造成进化上的浪费，这是一种耗费资源的冗余，最后会导致适应不良。此外，这可能是一种计算上的矛盾，因为一个永久的精确副本可能需要源头（后皮质的广大区域）的信息容量超过接受者（外侧前额叶皮质）的信息容量。这将违背哥德尔的不完备定理和塔斯基的不可定义定理，这两个20世纪最重要的数学定理都规定一个系统不能完全代表它自己，或另一个同样或更复杂的系统。[30]

  长期记忆存储在大脑各处，并且在很大程度上涉及新的后皮质。要澄清前额叶皮质和长期记忆存储之间的关系，以下问题必须被解决。

- 在完成一项关于工作记忆任务的过程中，前额叶皮质和后皮质之间存在可重入的双向信息交流，[31] 但是它们究竟在交换什么信息？

- 在完成一项认知任务的过程中，前额叶皮质能使长期记忆保持"在线"，这部分信息的状态如何？它们是完全留在后皮质中此前被存储的位置，但处于激活状态，还是以某种方式暂时被复制到了前额叶皮质中？

- 如果是后者，那么后皮质中包含的所有与任务有关的信息是被完全复制到了额叶中，还是存在一定程度的数据压缩？

- 如果存在压缩，那么这种压缩的本质是什么？如果使用数据压缩技术的术语来表达，那么它是无损的（没有显著的信息丢失），还是有损的（存在某种程度的信息丢失）？

- 如果是有损的，那么丢失的是什么信息，保留下来的又是什么信息？

- 无论从后联合皮质传递到前额叶皮质的信息是什么，协调该过程的神经机制是什么？

微观视角：大脑中的"幽灵"

动态网络连接

所有这些问题的答案仍然神秘莫测，至少现在是这样，但一些较新的发现可能提供了重要的线索。耶鲁大学的埃米·昂斯顿和她的同事在神经网络中发现了一种未知的相互作用类型，这种相互作用是前额叶皮质和动态网络连接之间所独有的。动态网络连接会改变神经回路内的连通性，但不改变网络的结构体系。这种变化是快速的、短暂的和可逆的，它们发生在分子水平而不是突触水平（这就是网络的结构没有改变的原因）。这种变化使动态网络连接与更广泛地被研究的长期信息存储有很大的不同，后者要慢几个数量级，并且涉及新突触的产生，这些突触以一种稳定的、在结构上很坚固的方式改变网络内的连接。[32]

据埃米·昂斯顿及其同事介绍，动态网络连接主要涉及背外侧前额叶皮质中第三层锥体细胞。这些锥体细胞的名字源于其形状是三角形的。一个多世纪以前，伟大的西班牙神经解剖学家圣地亚哥·拉蒙－卡哈尔发现了它们，并把它们与复杂的认知联系在一起。锥体细胞有非常长的轴突和尖端树突，还有很多个基底树突，特别适合用于整合来自多个源头的信息并形成复杂的网络。锥体细胞存在于大脑的许多部位，但它们在前额叶皮质中尤其突出，在那里，它们的连通性非常好。前额叶锥体神经元整合各种复杂信息的能力非常强，这反映在其分支的复杂性和密度上。对第三层锥体细胞来说尤其如此，它是负责将前额叶皮质与大脑其余部位连接在一起的"外部"层。在人类大脑中，前额叶皮质第三层锥体细胞的树突棘（与其他神经元接触的微小突起）是视觉皮质锥体细胞的树突棘的 23 倍。前额叶皮质锥体细胞连接的密度和丰富程度在整个灵长类动物进化过程中稳步增加，在人脑中达到峰值。人类前额叶皮质锥体细胞中树突棘的数量几乎是猕猴的两倍，是狨猴的四倍。[33]

这些结构特征已经发育成熟了，它们的功能性结果使我们能够以许多新的、有趣的方式将神经网络与复杂的认知联系起来。下面我会讨论其中一部分。正因如此，我相信埃米·昂斯顿和她的耶鲁大学神经科学家团队对动态网络连接的发现是神经科学领域最重要的新进展之一，它可能是破解这个领域的一些难以解决的核心难题的关键。接下来是一组相互关联的假设，也是一段猜测性的叙述，你应该把它视为猜测，同时请记住，一个假设在被事实证实或证伪之前，只能是假设；不过，大多数最重要的突破也都始于假设和猜测。

介绍"额叶幽灵"

我们至少可以假想这样一种机制：当一个稳定的、表征长期记忆中某些知识的突触介导网络在后联合皮质中被激活时，通过我们还没搞懂的某种机制，该特定网络（或多个网络）的临时"副本"以动态网络连接的形式在额叶中被复制出来。我们将这个过程称为"额叶共振"，并将假想的临时"副本"称为"额叶幽灵"。因为在任何给定的时间内，只有一小部分存在于后皮质的神经网络以"额叶幽灵"的形式被存储到额叶，前文提及的信息容量的难题才能迎刃而解。我们再假设，为了产生额叶共振，前额叶皮质（特别是背外侧前额叶皮质）必须处于"任务正激活"的激活状态。额叶被激活的这种状态有时被称为"额叶超活化"，第7章将对此进行更详细的讨论。

我们的假设没有具体说明各种"额叶幽灵"的详细程度，它们捕获的是后皮质网络中被复制内容的全部还是部分信息，是精确的副本还是"精简版"。如果是"精简版"，那么严格来说，前额叶皮质中的表征就并非广阔的后皮质网络中的信息的副本；但只要前额叶皮质中的"精简版"表征以动态网络连接介导的形式存在，它就可能有助于保持原始的后皮质神经网络的活跃。

对一个严谨、保守的神经科学家来说，额叶共振的"幽灵化"可能是一种牵强附会的假想，不过我们应该认识到，这种假想其实与被广泛接受的一种假想类似，也就是研究人员在动物实验中对保持工作记忆"在线"的机制的描述。二者的不同之处在于，前者的规模比后者大许多个数量级。"额叶幽灵"不是关于有限内容的简单感觉信息，而是更复杂、更多样化的信息，这些信息被包含在长期记忆库中，经过了数年甚至数十年的积累。但是这种经过修改的假想需要一种机制来表征前额叶皮质中的这种更复杂、更多样化和不断变化的信息，虽然只是暂时的。动态网络连接介导这种表征的能力是好的组合特性造成的，而这又是锥体神经元的极好的连通性造成的。动态网络连接在进化过程中的出现赋予了工作记忆一种特殊能力，可以使其操纵长期记忆的复杂内容，而不仅仅是相对简单的感觉信息。

埃米·昂斯顿是帕特里夏·戈德曼－拉里奇的学生和亲密的助理，他们的工作有很强的连续性。（我自己是伟大的科学家——亚历山大·卢里亚的学生和亲密伙伴，因此我知道出身学术名门既是一种荣誉，也是一种负担。）动态网络连接的被发现提供了一种向工作记忆注入机械论内容的方法，富斯特和戈德曼－拉里奇对如何理解工作记忆贡献很大，尽管如此，工作记忆对我们来说仍然令人沮丧地难以捉摸。如前所述，"心理缓存"和"使信息在线"的隐喻经常被引用来强调工作记忆的本质，因而造成了我们理解上的一种错觉。这些隐喻虽然有启发性，但并没有提供对人类工作记忆涉及的实际大脑过程的机械论理解。埃米·昂斯顿及其同事发现了动态网络连接，这可能是朝这一理解迈出的重要一步。

再次打开意识的潘多拉魔盒

假设基于动态网络连接的"额叶共振"和"额叶幽灵"是真实的神经现象，而不是我瞎想出来的，那么它们与意识体验这一现象的关系是怎样的呢？

我通常会试图避开意识这一潘多拉魔盒，所以现在我几乎背叛了自己的判断，被诱惑了。首先，我一直认为意识的重要性被高估了，因为我们绝大多数的认知过程都是自动的，而不是有意识的，由"心理自动导航仪"引导。此外，我认为神经科学家和公众对意识问题的迷恋是一种认识论上的逃避，是不愿放弃笛卡儿式二元论的结果。意识是由灵魂伪装的，而且"就像许多最近的皈依者一样，我们继续秘密地尊敬旧的神灵——以意识为伪装的灵魂之神"。[34] 关于意识体验本身，我的立场一直比较简单：它不过是一个足够大的新皮质网络，被以足够的强度激活了足够长的时间。以这种方式理解意识后，意识研究的真正职责就应该是描述三个关键参数：网络的大小、激活持续的时间长短以及使神经事件扩大为有意识的体验所必需的激活强度。一个相关的现象，即模糊的、不清晰的短暂想法，我们有时称之为直觉，也可以以参数的方式进行研究，因为在这个框架中，它可以被理解为一个更小的，或者在短时间内或在较低强度下被激活的网络。

但是我也知道，许多人认为这种对意识的最低限度的理解是不够的，甚至可能对这个问题感兴趣的大多数人都这样认为。直觉上，意识意味着有机体的自我指涉能力：能够形成对自己的表征，也就是对自身的内部状态的表征。自我表征能力一直被心灵哲学家视为发达神经系统的基本属性，[35] 但对这种情况是如何实际发生的，他们却缺少机械论的理解。我先不情愿地承认，刚才描述的那种对意识概念的简单理解也不能解释意识是如何产生的。

"额叶幽灵"——假设它们实际存在的话——填补了这种概念上的空白，因为"额叶幽灵"基本上是自我表征的，并且正因如此，它们可以被视为意识体验的机械论基础。根据我们□□□□ 自我表征的"额叶幽灵"过程发生在前额叶皮质中，□□□□就被置于关于意识的理论的核心，回应了之前□□□中的作用的一些判断，以及关于进化过程中额叶发育与意识之间的关系的一些判断。[36]在任何给定的时间内，被复制到前额叶皮质中的"幽灵网络"的范围是有限的，并且它们可能迅速被其他范围同样有限的"幽灵网络"所取代，这与人们的主观经验相吻合：在任何给定的时间内，个体意识的关注点都是有限的。相反，可复制到前额叶皮质中的神经表征的范围非常广泛，这也与人的主观经验相吻合：个体在任何给定时间内，意识到和可能意识到的东西之间差别很大——前者非常狭窄，后者非常广泛。近年来，"全局工作空间"（global workplace）这一概念得以确立，它是瞬息万变的意识关注点的一个隐喻。[37]这个隐喻具有实用性，具有快速的、万花筒般流动的"额叶幽灵"的外侧前额叶皮质就是"全局工作空间"。

美人鱼的产生

动态网络连接的被发现也有益于阐明本书的核心主题：如何创造美人鱼、洞穴"狮人"、乔姆斯基式的不可能陈述且非常伟大的科学想法。要创造这些，就必须将几个神经网络（每个神经网络表征某些旧信息、图像或概念）的元素组合成一个新元素。在大多数情况下，这些不同的表征可能没有共同之处，表征它们的神经网络可能很少或没有重叠。这是一个难题。如果没有精灵的魔力之手，怎么让这些不重叠的神经网络聚到一起呢？据推测，这种能力是前叶额皮质的独特功

了说明这一点，让我们考虑一个常用的神经心理

流畅性测验。在词语流畅性测验中，受

的时间内（通常为几分钟）尽可能多地生成特定种类的单词。这项任务可能有两种截然不同的形式，用于探测皮质不同部位的功能完整性。在一种形式中，受试者要尽可能多地生成特定类别的单词——例如服装或动物的名称；在另一种形式中，受试者被要求尽可能多地生成以某个字母开头的单词。表面上看，这两项任务很相似：都需要访问大脑中的词汇表并从中提取某些项目。然而，许多神经心理学家认为，尽管有明显的相似性，但这两项任务对神经的要求是不同的：后者需要额叶的参与，而前者不需要。为什么会这样？因为词汇是基于语义层次被组织在大脑中的，而不是基于语音或词形。这意味着在第一种测验中，受试者的任务是生成属于同一范畴的项目的名称，受试者访问的是被存储在彼此靠近的皮质中的神经表征，并且这些表征的底层神经网络有非常多的重叠。但在第二种测验中，受试者要生成以特定字母开头的单词，则大脑必须对语言的皮质表征的自然度量"实施暴力"，访问彼此相距很远、重叠程度非常有限的不同网络。将相去甚远的想法、概念或事实以不同寻常、意想不到的方式并置在一起，也是创新和创造力的核心，它们背后的神经机制可能与这里描述的简单的神经心理学测验的驱动力基本相似。

这在大脑中是如何发生的？如何将神经解剖学上完全不同的神经网络的元素整合到新网络中？接下来的内容甚至可能不符合科学假设。我把它称为"科学幻想"，放纵自己在这里冒一下险。也许我的学者同行会嘲笑它是陈词滥调或疯狂的说法，但我只为使它有可能变成预言。最起码，它适用于有趣的计算神经网络模型，这也是确认或反驳该想法的可行性的一种方式。

让我们考虑两个互不排斥的假想以解释这个过程。其中一种情况涉及"额叶幽灵"共振，另一种情况不涉及；但二者都基于动态网络连接涉及的第三层锥体细胞所固有的、极好的连通性。

假想1——"额叶幽灵"和"双重共振"。假设几个强壮的、突触编码的神经网络，它们在彼此远离、互不重叠的后联合皮质区域（顶叶、颞叶或枕叶皮质），并且通过动态网络连接介导的前额叶共振机制被同时或几乎同时复制到前额叶皮质。这些"神经副本"现在发现自己处于一个更有限的皮质区域，这是一个有限的工作空间，尽管时间短暂，但它们真实地重叠在一起。这对我们在这里形成新的想法至关重要。在后皮质空间中相距甚远的神经回路的"幽灵副本"，现在在前额皮质中重叠了。这有助于在各组成部分之间形成连接，在以前这是不可能的，或者至少是不太可能的。在某种程度上，这就像是混合不同的音轨，从而得到新的曲调（见图4.5）。

神经网络"居住"在不同的皮质区域，并且互不重叠，它们一起暂时被复制到有限的皮质空间（额叶）中，只要它们被激活的时间接近即可。组合起来的临时神经网络可能会产生全新的激活模式，连接以前从未组合过的元素。尽管这些激活模式中的大多数并不能为主人面临的问题提出任何有价值的新解决方案，但一小部分可以。正如两次获得诺贝尔奖的莱纳斯·鲍林所说："想出一个好主意的最好方法是想出很多主意。"

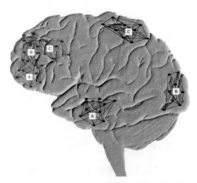

图4.5 重叠的"额叶幽灵"

注：在后皮质中彼此远离、互不重叠的网络，现在被复制到前额叶皮质中，并且重叠了。

这些网络中以前不相关的部分，现在有了各种组合的可能。现在，假设这种重叠的一些新产物被大脑判断为可以完成手头的认知任务。我们尚未发现这种判断过程是如何发生的，但几乎可以肯定，前额叶皮质参与了这一过程，并且新网络在前额叶皮质中形成的事实将促进该过程。如此选择出的神经网络被复制回后皮质，在那里它们将被加工，加工的方式类似于来自外部世界的印象被加工的方式。在适当的时候，它们可能会获得一种强大的、结构性的、突触介导的形式，并成为长期记忆的一部分，也可能会被遗忘。我们把这种在前额叶区域和新皮质其余部分之间来回复制的过程称为"双重共振"。介导这种共振可能是中央执行网络（任务正激活网络）的主要职能之一。

在什么样的情况下，神经网络在前额叶区域和新皮质其余部分之间被来回复制？每时每刻，在我们的大脑中都有强大的、结构性地进行表征的神经网络被激活。当我在街上遇到一位朋友并说出"你好，鲍勃"时，就激活了一个网络，这个网络包含相关知识，即这个人叫鲍勃，还将这个名字与他的形象联系了起来。根据我们前面提出的假想，这个网络是否会被自动复制到前额叶皮质？几乎不会，因为这样随意复制缺乏选择性，会使前额叶皮质充满神经"噪声"，让它变成真正的信息垃圾桶，并且会破坏有用的决策过程，而不是促进它们。但是我们已经限制了假想（它太简略，所以还不能被称为"模型"），假设为了将结构性网络通过动态网络连接机制复制到前额叶皮质中来，大脑必须处于"任务正激活"的额叶超活化状态。类似的控制机制可能控制了这种双重共振：为了这种情况的发生，前额叶皮质和后联合皮质必须处于"任务正激活"的最佳唤醒状态。

显然，这是一个非常简略的假想，说明了从旧知识元素中是如何产生新思想的，这仅仅是第一次绘制出的蓝图，漏洞比实质性的东西还多。比如这些漏洞：不知道在双重共振过程中保留了什么信息、丢失了什么信息，也不了解它的神经机制。尽管如此，它仍有可能是一个开始，为未来的研究和计算模型的制作提供了一个有效而富有启发性的出发点，使发现动态网络连接成为可能。这一假想的核心是这样一个命题，即当以结构性方式连接的神经回路被激活时，它们在某些尚不明确的情况下，会以动态网络连接形式被复制到前额叶皮质中；几个这样的"副本"同时在前额叶皮质有限的区域内重叠，这使得把旧网络的碎片组合成新的网络成为可能。

假想2——超级网络。前额叶皮质第三层锥体细胞具有丰富的树突，因此它们与整个新皮质的巨大神经网络相连。每个这样的神经元都接收来自一个庞大网络的输入信息，并且（特别是）也向这个网络输出信息。现在假设通过动态网络连接机制，若干同时被激活的前额叶锥体神经元组成了一个网络。由于每个神经元都通过具有许多分支的轴突与大量神经元相连，这将导致新皮质中其他地方的几个巨大网络同时被激活，而这些神经网络通常不重叠，或者只有极少重叠。它们将一起形成一个临时的超级网络，使皮质表征之间产生相互作用，而平时这些表征之间不会有相互作用。结果，旧表征元素的新并置成为可能，这将导致新的图像、概念和想法的形成（见图4.6）。[38]

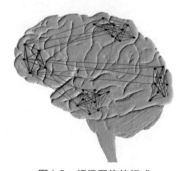

图4.6　超级网络的组成

注：前额叶皮质中暂时形成的网络同时激活了后皮质中的网络，这些网络本来并无相互作用。

这些假想或其组合，代表了一个慎重、有意识、由目标驱动的问题的解决过程的基本组成部分。尽管目前两个假想都具有很强的推测性，但它们的属性可以在计算模型上被研究，也可以在实验中被研究。这两种假想提供了一个假设的机制框架，可以用来思考大脑中如何产生新奇事物，以及前额叶皮质在创造性过程中所发挥的作用。

　　我们试图在这里简要描绘的目标导向的前额叶皮质的系统机制，往往在很大程度上将创造性过程推向了成熟。它经常会成功，但并非总是成功，也并非每一部分都成功。当这些机制失败时，可能需要引入其他大脑机制，以补充由前额叶皮质驱动的过程。我们将在第 6 章和第 7 章中详细讨论这些问题。即使由前额叶皮质指导的对解决方案的目标导向搜索无法成功，在大多数情况下，它也是必要的，可以为俗语所说的"创造性火花"奠定基础。

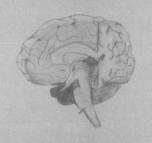

都是突显性的问题

05

突显性回路

自由意志是选择问题。选择正确的战斗与赢得战斗一样重要。追求新奇性这一选择与其结果同样重要。与心理学家使用的大学测验或认知测验不同，现实生活中的大多数难题都并非被精确表述的问题。什么是突显性，什么应该是科学或艺术追求的中心主题，这是由人来决定的。突显性是一个含糊的术语，这种含糊性反映在其定义中。在《剑桥在线词典》(*The Cambridge Dictionaries Online*) 中，突显性被定义为"对正在发生或正在被讨论的事物很重要或与之相关的事实"。在《牛津高阶词典》(*The Oxford Advanced Learner's Dictionary*) 中，它被定义为"最明显或重要的事物"。[1]

因此，突显性可能意味着重要性或明显性。突显性已经成为一个流行词语，因此它被不同的学科和不同的作者用来指示不同的事物。因为这个词语经常被神经科学家使用，本书也将特别频繁地使用它，所以我们需要首先解释本书是如何使用它的。一些作者用突显性来表示感觉上很突出：非常大的声音或非常明亮的光线通常被心理学家称为"突显的"——但这不是我使用该术语的方式。突显性有时被用来表示意想不到的事情，代表仓促的变化或新奇性——这也不是我使用它的方式。

最后，突显性可能意味着相当重要或相关的东西——这是我在本书中使用这个术语的方式。有些作者（但不是我）可能会将"突显性"与"新奇性"互换使用，但是这种措辞上的差异并不一定意味着意图上的矛盾。

是什么迫使阿尔伯特·爱因斯坦专注于时空之间的关系，而不是物理变量之间的其他可能的关系的？是什么迫使列夫·托尔斯泰写了一部关于拿破仑入侵俄罗斯的文学杰作，而不是关于其他主题的？（顺便说一句，托尔斯泰拒绝称这部作品为"小说"，而《战争与和平》可能是错误的翻译；《战争与社会》可能更真实地反映了作者的意图，尽管在俄语中这个标题很可能是故意的、创造性地模棱两可的。）

在较低的层面上，想象一群学生在听课时记笔记。这种群体行为是高度不同步的。不同的学生会在听课过程中的不同时间点记笔记，因为他们对教授提出的各种事实或想法的相对重要性的判定——哪些更突显，哪些不太突显——会有所不同。这是由突显性驱动的行为，是在主观判断的指导下进行的，即对什么是重要的做出自己的判断，而不是基于明确的、外部强加的指导。

为了理解判定突显性的大脑机制，我们需要考虑前额叶皮质和相关的结构。这些结构的适当功能对于确保创造性过程的核心前提是必不可少的：它致力于某些社会后果，而不是琐碎、无关紧要和边缘化的事情。如果没有这种能力，一个人可能会很有天赋并且很有动力，但他在工作中将会"无事生非"，从而在对创造力的第一次考验中失败，最终一事无成。在本章，我们研究的是大脑在决定什么是重要的、什么是不重要的这一问题上的核心参与者——额叶、左半脑和多巴胺——的作用。

现实生活中的大多数情况是不明确的，没有外在规定的"行军命令"。在某些限制条件下，总是由个人决定采取何种行动，需要关注什么问题，或者如何确定自己使用时间和资源的优先次序。面对同样的情况，不同的人常常做出不同的选择，一系列选择不一定能在一些客观的绝对意义上比另一系列选择更好。比如在大学毕业后，简决定去医学院，而约翰决定去法学院，谁能说一个选择是正确的，而另一个选择在绝对意义上是错误的？突显性判定本质上是主观的。

这是一个悖论和挑战。传统上，科学家用于研究健康受试者的前额叶皮质功能的大多数研究范式都是基于特定的任务，有精确的指令，以找到"正确的"答案或"最佳的"解决方案，其中"正确的"或"最佳的"内置于任务中。即使在旨在了解关于突显性的大脑机制的实验中，研究人员也会提前告知受试者该任务中需要注意的"突显性"方面是什么："当出现红圈时按下按钮""如果刺激与之前相同，则按下按钮"等。大多数旨在诊断创伤性脑损伤、痴呆症或其他疾病中的额叶功能障碍的神经心理学测验也是如此。这些范式在研究额叶所支持的许多功能（如规划、心理灵活性、冲动控制）方面已经可以相当有效地提供有用的信息，但是它们极少带给我们关于真实生活中突显性判定的大脑机制的知识。冒着重复的风险，我要重申，在现实生活中的大多数情况下，没有心理"警察"来指导我们的认知"交通"：我们要自己决定什么是突显的，什么是多余的。

因此，额叶功能的一个非常重要的方面与可用于研究它的研究工具和临床工具之间存在真正的不匹配。这就好像我们试图用温度计测量血压一样。未能区分个体判定的突显性和实验者施加的突显性，这导致神经科学文献中出现大量混乱。在我们即将进行的讨论中，这一区分是非常重要的，所以为了避免进一步的混乱，我将个体判定的突显性称为"内部突显性"，将实验者施加的突显性称为"外部突显性"。请记住：由于很多研究者在研究文献中非常宽泛地使用"突显性"一词，文献中还可能存在更大的混乱。当一种刺激非常强烈（响亮或明亮）或意想不到时，它通常会被称为"突显的"，而这些特征可能带有"重要性"意义上的"突显性"，但不一定总是这样。当我走在曼哈顿市中心的街道上时，我会注意到新的餐厅，因为我倾向于外出用餐；但我不会去关注新开的银行分行，因为我是同一家银行的同一个分行的忠实客户，所以没有理由对其他分行感兴趣。内部突显性推动了注意力分配的这种选择性。但是，如果一个外地来的客人住在我家，问我去最近的自助取款机的路线，那么我下一次上街时就会关注银行分行。这时，我的注意力分配的选择性会受到外部突显性的驱动。认知科学家进行的大多数实验都属于第二类。

矛盾的是，通常用于研究动物认知的范式比用于研究人类的范式更接近人类认知活动的一些重要方面。与人类研究不同，你不能"指导"一只猴子或一只老鼠做你想要它做的事情。相反，你可以做的是设置你的实验，以便动物必须从自己的角度发现你想研究的变量是重要的，这当然是与奖励相关的变量。你可能认为你正在研究老鼠的空间记忆，但就老鼠而言，它正在寻找获得食物的方法。基于动物自身的需求，环境中什么东西是突显的，是由动物来决定的。所以，实际上，你正在研究的不仅仅是老鼠的空间记忆，还是它选择迷宫中的路线（而不是实验者的衣服颜色或房间里的光线强度），找出能带来奖励的突显性因素的能力。有时大鼠无法通过测验，可能并不是因为其空间记忆受损（与海马体有关），而是因为其做出突显性判定的能力受损（比如大鼠的额叶受损）。

长期以来，人们对主观突显性的判定及其神经机制都缺乏兴趣，这导致认知神经科学领域出现了大量混乱，这种状况直到最近才有所好转。在涉及工作记忆这个时髦而模糊的构想时尤其如此。正如我在前一本书《决策大脑》中，以及在本书第4章中所论述的，为了澄清这个构想并理解额叶损伤导致的工作记忆受损，可能有必要考虑突显性。直到过去几十年，对人类额叶的研究才开始关注由主观突显性驱动的"以施动者为中心"的决策过程。[2]

正如我们已经知道的那样，前额叶皮质和一些与它紧密相连的结构对一个人在含混不清、未被明确定义的情况下做出突显性判定尤为重要，这时，这个人会自行决定在多个选项中选择哪个。事实证明，在前额叶皮质的各种亚区中，眶额皮质（有时被称为腹侧皮质）和与其紧密连接的前扣带回皮质对由突显性驱动的决策尤为重要；[3]这些区域的功能障碍与几种以突显性判定受损为特征的疾病有关，如精神分裂症和额颞叶痴呆。[4] 我们还发现，左半脑的这两个区域比右半脑的大（见图 5.1）。[5]

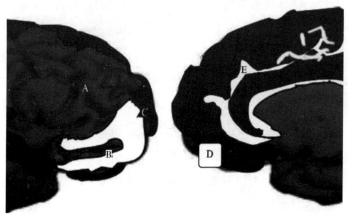

图5.1　额叶中的区域不对称

注：深黑色区域在左半脑中更大，白色区域在右半脑中更大。（A）背外侧皮质，（B）腹外侧皮质，（C）额极皮质，（D）腹内侧/眶额皮质，（E）前扣带回皮质。

　　这些现象引导我们做出如下推论：突显性判定与左半脑的前额叶皮质密切相关，还可能与整个左半脑密切相关。这个推论的前提是假设"越大越好"，它可能听起来过于简单，尤其是在解释人类大脑这么高级的东西时。但是，越来越多的形态学神经成像学研究已经证明，虽然这个假设听起来很简单，但神经结构的大小与其功能之间确实有关系。至少对我来说，这是有道理的，因为毕竟大脑是一个神经网络，而计算机模拟已经表明，神经网络的计算能力在某种程度上与其大小相关。

突显默认

通过研究第 4 章提到过的大脑中的默认模式网络，我们能更多地了解内部突显性驱动认知的大脑机制。对默认模式网络的兴趣近些年才出现，它是认知神经科学中两种主要范式转变的结果。第一种范式转变是，认识到复杂的心理功能不是来自孤立的大脑区域，而是来自多个相互连接的分散的区域网络之间的相互作用。第二种范式转变很大程度上是由圣路易斯华盛顿大学的马库斯·赖希勒及其同事的工作带来的，他们意识到，人在休息时大脑中的激活模式与大脑参与外部强加的认知任务时的激活模式一样有趣。[6]这些范式转变促使我们对大脑"休息"的含义进行深刻反思。真正闲置的大脑可能会产生相对随机的激活模式，但这并不是神经科学家发现的。事实证明，这时大脑中出现了一种独特的激活模式，涉及眶额皮质、腹内侧皮质、后扣带回皮质，以及顶叶和颞叶的某些部分。这种功能相互关联的大脑区域的网络被称为"默认模式网络"，我们在第 4 章中已经提到过（见图 4.3）。[7]

默认模式网络有时也被称为"任务负激活"网络，但这有点不恰当，因为其未能区分外部突显性和内部突显性。当大脑没有受到外部施加的任务的挑战时，默认模式网络处于激活状态。但是此时，它不会陷入闲散或随意的状态，而是可以自由选择自己想进行的认知活动。它的活动现在由内部突显性驱动。值得注意的是，默认模式网络在被称为精神漫游的心理状态中是活跃的，当从外部强加的任务中解放出来时，大脑可以去关注人自身内部产生的优先性考虑：考虑未来、过去，考虑自己的问题和与他人的关系。人们可以认为，正是在这些状态中，人遭遇最重要的甚至是存在主义的困境，并且做出各种决定。[8]

由于这些原因，默认模式网络可以被合理地称为"内部突显网络"，虽然在神经科学文献中，"突显性"一词通常被用于命名一个极其不同的网络，即"突显网络"，[9]我们已经简要地在第4章中讨论过它。我认为这也是由于模糊地使用"突显性"一词而产生的混乱。我还认为，将通常称为"突显网络"的网络描述为"新颖性探测网络"或"变化探测网络"更恰当。默认模式网络远非随机的网络，这一点从以下事实可以看出来：左半脑中的默认模式网络比右半脑中的更明显，也更偏侧化，[10]并且左额叶中的默认模式网络的组织形式比右额叶中的更有效。[11]在我们的讨论中，这些发现特别有趣，因为它们再次指出了左前额叶结构在内部突显性驱动的认知中的关键作用。

两种大脑状态之间的动态变化特别有意思——一个由外部任务需求驱动（"任务正激活"的外部突显网络），另一个由生物体的内在状态驱动（"任务负激活"的内部突显网络）。宾夕法尼亚大学的约翰·梅达利亚和他的同事使用一种新颖的动态图形方法证明，人类正常发育的特征是大脑在这两种状态中花费的时间越来越长，并且在它们之间切换的灵活性越来越高。他们推测，这些神经的发育与从儿童期到青春期再到青年期的发育过程中决策功能的发育相一致。[12]

突显性、多巴胺与额叶的唤醒或沉睡

突显性的信号

大脑机制中还有一个生物化学参与者，那就是多巴胺。在科学文献中，多巴胺通常被缩写为 DA，它是一种神经调质。几种生物化学系统在大脑中运作，并对神经元之间的通信起着重要作用。在这些生物化学系统中，通常有快速起作用的神经递质和缓慢起作用的神经调质之分（虽然两者通常都被称为神经递质）。多巴胺属于第二类。多巴胺是引起大众关注的唯一一种神经递质，几乎成为小报内容的常客。如果有一种时髦的神经递质，那就非多巴胺莫属。它与成瘾、注意力缺陷多动症（ADHD）以及许多其他疾病有关。它的确切功能（和功能障碍）一直是一个备受关注的问题，既是科学的又是流行的。它被称为"快乐发射器"和"奖励发射器"——多样的名称更容易使人产生误解，而不是真正的理解。

但多巴胺仅仅是一种化学物质，本身不会进行任何神经计算。它的功能是促进各种大脑结构之间的通信，并促进这些结构中发生的计算。为了了解其功能（和功能障碍），重要的是研究多巴胺通路的解剖结构与多巴胺促进其通信的结构之间的关系。我们在第 4 章已经讨论过帕特里夏·戈德曼 – 拉里奇的工作，她首先认识到了多巴胺能通路在以下情形中的作用：当前额叶皮质功能正常时，以及当多巴胺传输被中断，前额叶皮质出现功能障碍时。

一个重要的多巴胺枢纽是所谓的腹侧被盖区（VTA）。这一区域的神经元将多巴胺投射到多个大脑结构中，包括前额叶皮质、海马体、杏仁核和伏隔核。如果这个区域受损，会干扰通常与前额叶皮质相关的决策和记忆。以腹侧被盖区为起点的投射已经引起研究者的广泛关注，它们在决策功能和长期记忆中的作用也是我本人之前研究的课题。[13] 对腹侧被盖区及其与前额叶皮质之间的双向投射的损伤，其临床结果与直接额叶损伤的临床状况几乎没有区别。很大的可能是，如果这些通路受到轻微损伤，会导致轻微创伤性脑损伤，并由此带来奇怪的行为和情感后果，而这些变化常常被误认为"人格改变"。这些轻微的损伤用常用的影像学方法很难看到。除其他事项外，如果能提高检测这种损伤的能力，就有可能帮助我们区分两种情况，这两种情况现在在临床诊断中常常被混为一谈：一种是外伤性脑损伤（TBI），其中很可能存在对这类通路的损伤；一种是创伤后应激障碍（PTSD），其中不存在对这些通路的损伤。我和我的同事多年前描述过腹侧被盖区及其投射结构受损带来的后果，我们称之为"网状额叶断开综合征"。[14] 额叶中多巴胺的枯竭与"网状额叶断开综合征"的症状相仿，也会导致额叶功能受损。[15]

但为了理解腹侧被盖区的功能，考虑其接收的投射同样重要。腹侧被盖区收到的一些投射来自前额叶皮质和杏仁核。我们已经知道，前额叶皮质对突显性判定是至关重要的，杏仁核也是如此。两者的区别在于，前额叶皮质在认知加工的基础上判定突显性，而杏仁核是在情绪共振的基础上判定突显性。

假设，一旦某个特定的刺激或信息被前额叶皮质或杏仁核认为是突显的（与有机体广义上的成功或避免失败有关），这个信号就会沿着下行通路被发送到腹侧被盖区，指示腹侧被盖区将这种刺激或信息"放在神经线之前"。作为回应，腹侧被盖区沿着上升通路向新皮质、伏隔核、海马体和其他结构发送信号，将上述刺激或信息标记为特别重要或突出，引起有机体注意，敦促有机体专注于此，并促使有机物将其放入长期记忆库，加以强化。因此，多巴胺是源自前额叶皮质或杏仁核的信息的"使者"，而不是信息的"作者"。来自腹侧被盖区的多巴胺的激增，将某些事件或某些信息标记为重要。我们可以自然地假定，前面例子中听讲座的学生的实时决定，对某些值得被记录的信息的选择，都是由多巴胺激增触发的。图 5.2 描述了大脑中主要多巴胺通路的分布。

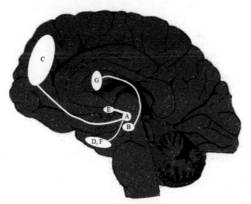

图5.2　多巴胺能的通路

注：（A）腹侧被盖区；（B）黑质；（C）前额叶皮质；（D）杏仁核；（E）伏隔核；（F）海马体和海马旁回组织；（G）纹状体。在突显性判定中，A、C、D、E之间的网络尤为重要。

多巴胺系统的不同成分在由突显性驱动的学习过程中起着不同的作用。利用正电子发射型计算机断层显像，蒙特利尔的麦吉尔大学的一个科学家小组已经证明，由正面经历驱动的趋向行为和由负面经历驱动的回避行为分别与皮质纹状体系统中的两种不同的多巴胺受体 D1、D2 相关。这项研究的意义是，D1 和 D2 受体结合的可变性可能解释了个体从不同经验中获得知识的差异。[16]

斯坦福大学的卡尔·戴瑟罗思及其同事进行的一系列实验很好地证明了，特定多巴胺受体对在突显性指导下的决策评估非常重要。他们发现，当大鼠在两个杠杆（一个可以带来稳定的食物供应，另一个可以带来通常很少但偶尔非常慷慨的食物供应）之间进行选择时，它对此经验的学习能力受到来自核心伏隔核（腹侧纹状体、前扣带回和眶额皮质边缘的一个脑区，这被称为大脑奖励系统的枢纽）中具有 D2 受体的神经元的影响。这些神经元产生的强烈信号使一些大鼠从负面经历中有所学习，采取保守策略，主要待在具有稳定的食物供应的杠杆旁。相比之下，另一些大鼠接收的由 D2 神经元产生的信号较弱，它们继续守着那个偶尔提供非常慷慨的奖励，但大部分时间提供非常少的食物的杠杆。但是，当对伏隔核的 D2 神经元进行光遗传刺激（这是一种相对较新且极具前景的实验技术，其中神经元经过基因修饰而变得对光敏感并对其产生反应）时，第二种大鼠对负面经历的顽固遗忘可以被逆转。[17]

多巴胺信号传导还有一个重要功能：它是大脑中唤醒调节系统的一部分。由多巴胺传导的突显性信号调节前额叶皮质，有助于其达到最佳唤醒状态。关于这一点，我们已经在第 4 章中讨论了一些，并将在第 7 章中重新讨论。基于帕特里夏·戈德曼－拉里奇的工作，埃米·昂斯顿及其同事的早期研究证明，多巴胺和另一种神经递质——去甲肾上腺素所提供的唤醒调节在前额叶皮质的功能中起着至关重要的作用，破坏这种调节会导致多种认知障碍。[18]

我认为，多巴胺和去甲肾上腺素在额叶唤醒中的双重作用反映了两种互补的唤醒调节类型：一种基于人感知到的刺激的重要性（多巴胺），并通过先前判定的突显性来调节已确立的认知惯例的使用；另一种基于刺激的新颖性（去甲肾上腺素），需要心理灵活性和偏离先前已确立的认知惯例。这一假设背后的理由可以在我之前的书《决策大脑》中找到。[19]去甲肾上腺素能和多巴胺能在认知功能调节中的互补作用似乎支持这一假设。去甲肾上腺素能系统的药理学调节作用提升了受试者在一系列需要心理灵活性的难懂、新颖的语言任务（如变位词和口语流利度）中的表现。相反，服用溴隐亭（一种多巴胺激动剂）并不能产生这种效果。[20]此外，多巴胺能系统的调节作用提升了受试者在跟词汇有关的任务中的表现，这类表现基于更自动的加工过程，并且需要使用已经建立好的语义关系。去甲肾上腺素能系统则没有这个功能。[21]

在神经科学文献中有一个重要区分，即内维度定式转换与外维度定式转换的不同，这涉及完成任务所需的心理灵活性程度。似乎多巴胺能系统在相对有限的内维度定式转换中发挥着更大的作用，这一过程针对的是相似类型的刺激之间的切换；

去甲肾上腺素能系统在外维度定式转换中发挥着更大的作用，这一过程针对的是不同类型的刺激之间的根本性的切换。[22]

本书的后面，我们将讨论额叶激活的不同状态——额叶超活化状态和额叶功能低下状态——之间的动态相互作用为何对创造性过程和产生新想法的能力至关重要。大脑达到和维持范围广泛的前额叶激活和失活水平的能力似乎是非常理想的特征，也是复杂认知的重要组成部分。这一范围因人而异，这种个体差异可能来自腹侧脑干核及其投射的个体差异，以及腹侧被盖区的个体差异。其中腹侧脑干核参与去甲肾上腺素的合成，腹侧被盖区参与多巴胺的合成。我将在第 7 章中论证，这种调节涉及的范围越广，就越有利于创新和创造性过程。

关于多巴胺，再说几句

日本东北大学的竹内光及其同事做了卓有成效的工作，确定了前额叶皮质和腹侧脑干之间的相互作用对于确保最佳认知表现的重要性。他们利用测量不同大脑结构大小的常见方法——核磁共振体素形态测量法，证明在发散性思维测验中表现出的个体差异与右背外侧前额叶皮质和腹侧被盖区的大小有关：表现好的人，这些结构的尺寸更大。[23] 又是"越大越好"！

多巴胺水平与心理特征的个体差异之间存在关系，但关于这种关系的确切性质，有不同的观点。有人提出，高多巴胺水平与较强的精神集中力和较弱的心理灵活性有关。相反，低多巴胺水平与心理灵活性的增加和追求新奇性有关。[24] 另一些关于人类和动物的研究支持以下观点：通过药理学操作提高多巴胺水平，会导致重复的刻板行为。[25]上文提过的卡尔·戴瑟罗思及其同事发现，在由伏隔核内 D2 神经元产生的信息强度不同的大鼠之间，这种个体差异体现为保守型和冒险型两种决策风格的差异。[26]

然而，科学文献得出的结论是不一致的。有其他研究表明，多巴胺系统与追求新奇性之间存在关联。[27]这些不一致形成的原因可能是，由于对多巴胺水平的控制，多种脑结构受到了影响。或者，它反映了这样一个事实，即追求新奇性的行为和由突显性驱动的追求奖励的行为，这两种行为的组成部分如此紧密地交织在一起，以至于通过药理学的操作来区分两者中的哪一个影响更大是很困难的。在动物实验中，如果动物的行为是由奖励驱动的，那么想做出这一区分特别困难。

关于多巴胺在维持心理运行的稳定性和灵活性之间的适应性平衡方面究竟扮演了什么角色，一个更细致的观点区分了多巴胺系统内的强直性和阶段性激活，认为前者促进了心理运行的稳定性，后者则促进了心理运行的灵活性。不同的多巴胺受体（分别为 D1 和 D2 受体）可能分别与维持强直效应和阶段效应有关；影响这种平衡的可能还有不同的儿茶酚氧位甲基转移酶的等位基因（变体）。儿茶酚氧位甲基转移酶在多巴胺和去甲肾上腺素的分解过程中起作用。[28]

事实证明，左半脑中的多巴胺通路（见图 5.2）比右半脑中的多巴胺通路更丰富，这种不对称性已经在几种哺乳动物身上得到证实，包括人类在内。[29]因此，似乎在左半脑中，几个重要的参与者的突显性判定机制比在右半脑中更突出。这些参与者包括眶额皮质、前扣带回皮质（见图 5.1）和多巴胺通路，特别是投射到额叶中的那些通路。总之，这些发现表明，左侧前额叶系统及其通路与内部突显性驱动的认知密切相关。

被稀释的突显性

识别和标记重要信息、事件和对象的能力对有机体的生存和幸福至关重要。但是这种能力可能会以各种方式误入歧途。其中两种情况特别有趣：被稀释的突显性（不同寻常的记忆力，无法忘记事情）和被劫持的突显性（成瘾现象）。同时讨论这两者是非常罕见的，但让我们考虑这种可能性——至少作为启发式命题，即这两种情况下的神经生物学具有共同的重要特征：突显性机制的功能障碍。

无法忘记：超级记忆力之魔咒

人类的记忆是高度选择性的，遗忘能力与记忆能力同等重要。你记得前一天发生的事情，但如果有人问你在 10 年前一个随机选择的普通日子里做了什么，那么你多半想不起来——除非你那天中了数百万美元的彩票，或被授予诺贝尔奖。这种观察结果既简单又深刻：在我们的大脑中被保存并记忆了一段时间的大部分信息，从来没有成为我们长期记忆的一部分；人们长期记住的只有这些信息的一小部分。威廉·詹姆斯可能是第一个指出这一点的人：选择性对记忆是必不可少的。记住一切就等于什么都不记得。[30]这就是行动的选择性——

若没有这种选择，我们的头脑就会成为名副其实的信息垃圾箱，正如我在其他地方所论证的那样。[31]通过这种方式，相对较小的信息子集就可以进入我们的长期记忆库，这个过程远远不是随机的；被选择出来的是使用频率高的信息（我称之为"后验突显性"），或者被大脑标记为重要的信息（我称之为"先验突显性"，虽然大脑的这个判断通常反映了一些以前的经验）。后验突显性机制的工作进程比较缓慢，不利于一些特别的信息由此进入长期记忆库。

可能涉及多巴胺的是先验突显性机制。它可以给大脑选出的某些信息"开绿灯"，并将其引入长期记忆库。有证据表明，多巴胺在形成稳定的长期记忆表征中发挥了作用，长期记忆表征涉及新突触的增殖；[32]这种长期表征特别依赖左半脑，因为左半脑中的多巴胺能通路比比皆是，这些通路与言语和非言语信息有关。[33]关于左半脑的这个观察特别有趣且重要，因为它挑战了左半脑仅被用于加工语言的观念。

但有些人没有遗忘的福气。亚历山大·罗曼诺维奇·卢里亚在他的《记忆大师的头脑：关于浩瀚记忆的一本小书》（*The Mind of a Mnemonist : Alittle Book about a Vast Memory*）中详细描述了这样一个人（我有这本书的俄语原版，卢里亚为我签了名，我直到今天还偶尔拿出来给学生看）。[34]这本非凡的"小书"在神经心理学中第一次使用了"浪漫科学"的方法。根据已故的奥利弗·萨克斯的说法，这本书也为他塑造自己独特的写作风格提供了灵感。

这本书写的是记忆大师所罗门·舍列舍夫斯基，卢里亚称他为 Sh。Sh 拥有几乎无限的记忆，他的独特天赋是由一位省报的编辑首先注意到的，他是那家报纸的记者。在 20 世纪 20 年代的某个时候，这位编辑使卢里亚注意到了 Sh。从此，这位神经心理学家和他的研究对象持续合作了几十年。Sh 记忆长的项目列表——单词、数字、图画——的能力实际上是无限的。卢里亚得出结论，任何量化 Sh 的记忆力的尝试基本上都是徒劳的（似乎没有上限），因此后来他把注意力转向 Sh 的遗忘能力。他们合作了许多年，这使卢里亚能够测验 Sh 初次接触某些刺激信息后几年甚至几十的年记忆情况。让卢里亚惊讶的是，Sh 不仅记得所有事情，而且永远不会忘记任何事情。无法遗忘有时是如此令人压抑——尤其是当 Sh 开始从事专业记忆能力表演后，在绝望中，他曾经写下他希望从记忆中"删除"的单词列表，并将它们烧毁。

这种既是天赋又是诅咒的如双刃剑般的神奇记忆力的机制是什么？卢里亚在书中将 Sh 的不同寻常的记忆力与此人的另一个心智特性——联觉，即将图像与不同模态联系在一起的能力——联系在一起。字母 A 是"白而长的"，数字 2 是"扁平的、矩形的、发白的，有时是灰色的"。伟大的发展心理学家利维·维谷斯基（他参与了一些实验）的声音是"黄色而片状的"，而著名电影导演、卢里亚的好友谢尔盖·爱森斯坦的声音"像内部带有毛细血管，并向我移动过来的火焰"。这种倾向可能增强了 Sh 的记忆能力：将刺激信息（词语、图像或其他东西）附加到熟悉的环境元素上，如熟悉的街道上的建筑物，或熟悉的房间里的物体。很多其他记忆术表演者经常使用这种技术。

但在对这个问题进行的几次讨论中，卢里亚承认，这种严格的认知学解释可能并没有捕捉到这种现象的全部本质。在位于莫斯科弗伦泽街上的卢里亚的公寓里，我们围在一张带着狮子形黄铜腿的老式大桌子旁进行过许多次对话，谈这个问题。我同意他的观点。此后几十年，我偶尔还会在脑海中重温那些讨论。Sh 不同寻常的记忆力一定植根于其生物学特质，至少在某种程度上是这样，因为他的家族中的一些其他人也有特殊的记忆力，尽管可能不那么出色；但是在卢里亚对 Sh 进行实验的时候，神经科学还没有作为一个成熟的学科，不具备破解谜题所需的概念和技术。几十年后我们才具备这样的条件。我们今天能更好地回答这个问题。

记忆和突显性

今天我们认识到，记忆是由紧密相连的神经元组成的网络，这些神经元大多数是皮质的，往往一起被激活。随着此类神经元的不断融合，记忆过程必须得到它们的持续共同激活的支持——在这一过程中，海马体和颞叶内侧区域的相关结构发挥了关键作用。除非通过先验突显性机制来促进这一过程，否则这一过程极其缓慢，以数周、数月、数年甚至数十年为单位进行。在此期间，网络内的连通性十分脆弱，并且容易衰退。这个过程的进化"智慧"（如果有这样的东西的话）是，它能确保多余的信息被忘记。但是，相对较少的这种神经网络会通过与集合体内神经元相连接的新突触的增殖，以更稳健和更稳定的方式生存下来并获得巩固，此时海马体和相关结构的参与就不再是必要的，这些网络会真正变得皮质化。这一过程是由以下两种情况引发的：通过对常用的信息（后验突显性）的"放电越多，联系越强"原则的刻意重复，或者通过多巴胺的激增来标记信息出现时的重要性（先验突显性）。由于大多数信息既不重要也不经常被使用，大多数人就把它们忘了——这是遗忘的福气。

现在想象一下，在某个人身上，大多数甚至所有的输入信息都被融合到稳定的、突触介导的神经连接中，速度比大多数人快很多个数量级。这种快速的突触增殖导致记忆被快速巩固的现象背后可能有各种机制。

一种可能的机制是，大脑处理所有的输入信息时，都当它们具有先验的突显性——这是由于多巴胺信号被不加区别地释放。通过这种方式，这个人就会像 Sh 那样，每一个记忆——即使微不足道到荒谬的地步——都将迅速变得不可磨灭。当然，这只是一种假设，Sh 已经不在了，无法再用现代神经科学的工具对其进行研究了。但科学家正在研究其他具有特殊记忆力的人（他们通常也会认为这种才能好坏参半）。[35]

Sh 不可磨灭的记忆背后的另一个可能的机制，实际上或许与联觉有关。维兰努亚·拉玛钱德朗和他的同事提出，神经的高度连通性可能会导致联觉。[36] 是否有可能，神经的高度连通性还极大地促进和加速了长期记忆的形成，从而在这个过程中失去了选择性？根据这个猜测，Sh 的联觉和不可磨灭的记忆是基于同一原因——神经的高度连通性。

　　无论如何，拥有不可磨灭的记忆、没有遗忘的能力都是突显性机制失常并丧失选择性的副产品。这样的人不再拥有区分重要和多余信息的能力。Sh 的整个生活都被这种障碍破坏了。他优柔寡断，经常被困扰，不确定自己想要什么以及如何实现它们。如果卢里亚没有帮助他以记忆术表演为业，他有可能会在悲惨的生活中挣扎。

被劫持的突显性

　　被剥夺选择性的突显性机制已经够糟糕了，但是这种能力也可能被颠覆，然后发展出适应不良、自残甚至自毁的冲动。我们把这种渴望称为成瘾。

　　成瘾可能有多种形式，涉及不同的行为或欲望对象。对非法物质成瘾，比如可卡因、海洛因等，是最经常被研究的。但对酒精和烟草也可能成瘾，对赌博、色情电影，甚至电子游戏等也是如此。社会对成瘾的态度经常与广泛的社会和法律问题交织在一起并相互混淆。某些致瘾物质是非法的（可卡因、海洛因），而另一些则完全合法（烟草、酒精）。在某些威权主义和极权主义政权中，大规模成瘾不仅被容忍，而且被默许为贫困社会的一种娱乐方式和释放压力的阀门。在苏联，伏特加的价格被国家故意压低，尽管大规模的酗酒是经济的祸根。显然，比起让群众保持生产效率，还是让他们喝醉对巩固统治集团的权力更重要。在今天的伊朗，鸦片成瘾非常普遍并被容忍，以至于许多人认为，尽管有装腔作势的禁止政策，但实际上阿亚图拉政府是默许和鼓励它的。[37]

直到最近，人们还是主要把成瘾看成道德问题，成瘾被认为是个人做出了坏的选择，缺乏自我控制或道德观念；或从社会经济角度来看，认为它是社会弊病的不幸后果。但是，随着成瘾的生物学基础越来越清晰，越来越多的人将它理解为大脑的突显性机制走向了歧途。然而，至少在一般公众、法律界和整个社会看来，只要个人能够自由做出选择，就几乎不可能完全消除成瘾现象带有的道德上的"个人责任"污点——实际上，常识告诉我们，人们不应该吸食可卡因、注射海洛因或参与赌博。我曾沉迷于香烟多年（吸烟是成瘾的一种形式，虽然它在社会上有完全合法的地位），还记得那些嘲笑的注视和义正辞严的告诫；尽管我在20多年前戒了烟，现在非常不喜欢香烟烟雾，但我不会责备在我周围偶尔吸烟的人，因为我记得自己被责备时，曾经非常反感这种责备。

但是，在完全不受人控制的情况下，也可能出现成瘾现象，甚至不存在"个人责任"或"社会经济弊病"问题。这反过来突出了成瘾的生物学性质，并为研究其机制打开了一个新的窗口。我所讨论的疾病是一种相对常见的神经疾病，它的名字使大多数人不会想到成瘾，它就是帕金森病（PD）。

传统观点将帕金森病与静止性震颤（当患者的双手静止而不是参与某种活动时出现颤抖）、启动动作困难（运动迟缓）、缺乏表情的面具脸以及许多其他症状联系起来。帕金森病是由脑干中的两个孪核（twin nuclei）萎缩引起的，由于是黑色，它们被称为黑质（SN）。来自黑质的多巴胺投射到被称为"纹状体"的皮质下核团（subcortical collection of nuclei）中，特别是投射到其由尾状核和壳核组成的背部。[38]

纹状体背部在启动和维持运动以及更复杂的行为方面起着重要作用，它的正常运行依赖多巴胺；因此，多巴胺供应中断导致运动性症状也就不足为奇了。最近研究人员已经发现，在帕金森病中，萎缩也会影响腹侧被盖区。正如我们已经知道的那样，腹侧被盖区向前额叶皮质、杏仁核、伏隔核和其他结构进行投射。尽管通常根据运动性症状来确诊帕金森病，但认知障碍在这种疾病中也很常见。在所谓的左半侧和右半侧帕金森综合征中，认知障碍的表现有所不同。[39]

有许多可用于治疗帕金森病的药物，但是它们的治疗效果可能会有代价：患者有时会成瘾。成瘾可能有各种形式，包括病理性赌博、强迫性购物或性亢奋。在为《纽约时报》撰写的一篇文章中，马克·贾菲讲述了一个酸楚的故事。他的做医生的中年妻子，在患了帕金森病并服用药物后，从一个有着适度性欲的内向的工作狂转变成了一个因性欲旺盛而无法被满足的人。[40]

位于伦敦皇后广场的著名神经病学研究所的一个科学家团队，对15名帕金森病患者进行了研究，称他们的症状为"享乐主义的稳态失调"，并对此进行了戏剧性的描述。[41]像其他形式的成瘾一样，这些患者违反医疗建议，增加多巴胺替代药物的剂量，尽管过大的剂量不可避免地带来了副作用。当他们变得性亢奋并开始赌博或购物时，他们常常开始囤积药物。患者还形成了特殊的运动习惯，例如重复摆放物体或摆弄小配件，"他们虽然意识到这是一种毫无意义、没有成果的习惯，但却会仪式性地拆除输液泵或其他电器设备"。[42]这种重复行为被称为刻板行为，特别有趣，因为它揭示了这些患者成瘾的机制，也许还揭示了一般成瘾的机制，因为刻板行为在可卡因和甲基苯丙胺成瘾中也出现了，与病理性赌博和性亢奋一起出现。[43]刻板行为是一种持续症（perseveration），是对某种特定行为的适应不良，并且无法改正。尽管帕金森病成瘾通常被认为是冲动行为的一种形式，但刻板行为显示了这种现象的持续性，这表明它比通常认为的更为复杂。

为什么治疗运动障碍的药会导致成瘾？帕金森病的标准治疗方法包括刺激多巴胺系统以提高大脑中的多巴胺水平。但多巴胺系统是复杂的，不同的多巴胺受体在大脑不同部位对应着不同的浓度水平。成瘾是普拉克索和盐酸罗匹尼罗等药物的常见的不良副作用，这些药物刺激特定类别的多巴胺受体——D3受体。[44]D3受体在伏隔核（被称为腹侧纹状体的组织的一部分）中非常丰富，它们在上文已经讨论过的奖励系统中扮演着重要角色。[45]20世纪50年代，詹姆斯·奥尔兹及其同事在他们的经典研究中发现，老鼠会连续按下控制杆来控制安装在自己脑中伏隔核区域的电极，大概是因为这种行为带来了快感。此后，伏隔核在奖励驱动行为中的作用就为人所知了。[46]最近的研究表明，当受试者看到唤起其性欲的人、听音乐或期望获得金钱收益时，或者当一个母亲看到她的后代时，伏隔核都会变得活跃。[47]

伏隔核接受来自腹侧被盖区的多巴胺投射，这意味着当某种刺激或行为被标记为适合的和可取的时，伏隔核就被来自腹侧被盖区的多巴胺介导的信号所激活。在通常情况下，这种信号反映的是产生自前额叶皮质或扁桃体的认知或情感评价，但在帕金森病中，这种评价是由药物效果来模拟的。在可卡因成瘾和其他形式的药物滥用中，腹侧被盖区对伏隔核和其他大脑区域（所谓的中脑边缘多巴胺通路）的过度刺激也起了作用。据推测，这种过度刺激（无论是使用可卡因还是帕金森氏病药物的副作用）会导致该通路的长期改变，甚至可能通过改变基因表达来实现。[48]

这反过来又使个体倾向于成瘾。平时能够标记自适应突显性的神经通路，现在则不再能发挥这一令人钦佩的功能，它已经被劫持，服务于自残和自毁的渴望。而这个故事可能并没有到此结束。中脑边缘的多巴胺通路对于几乎所有情况下的突显性判定都非常重要，所以它的改变可能导致受影响个体的突显性判定发生变化——不限于其对成瘾的易感性，还会以深刻和广泛的方式改变其认知构成，并且影响他们精神生活的几乎每个方面。这些在成瘾中被劫持的突显性机制的广泛影响尚未得到神经科学家的充分关注。

如前所述，帕金森病患者的成瘾（以及一般而言的成瘾行为）通常是由冲动控制不佳造成的。[49]这种说法的常识性理由是显而易见的：合理的冲动控制可以使个人远离适应不良的行为。确实，冲动控制受损很有可能在成瘾行为中起了作用，但其潜在的机制可能更复杂。甚至可以说，在理解成瘾机制中强调冲动控制，是暗中强化了一种基本的道德主义解释，让它偷偷地溜进整体叙事中来。这就像是说，合理的冲动控制，可以阻止图雷特综合征（TS）患者抽搐，或者阻止口吃者口吃。

事实上，只把成瘾理解为冲动控制缺陷可能仅仅是故事的一半。成瘾也是一种持续症，极度丧失心理灵活性，倾向于做出刻板行为，这与冲动控制不佳相互影响。帕金森病患者的成瘾往往伴随着刻板行为——前面描述过的持久性刻板行为的一种形式，这一点就是明证。我认为，任何成瘾都必须被理解为持续症和冲动控制不佳的组合。

成瘾和持续症的联系不仅限于帕金森病，"长期的、无意义的和刻板的行为"在安非他明的长期使用者中也存在。在一项对海洛因成瘾者认知风格的研究中，成瘾与持续症的类似关系也得到了证实。[50] 在吸毒成瘾者中，精神僵化和持续症的倾向可能有多种形式，而不限于刻板行为；它似乎是世界不同地区不同类型的成瘾的常见主题。我以前的学生埃里克·莱恩长期在美国治疗酗酒病人，有丰富的经验，他分享了一个有趣的观察结果：他的病人总是在餐厅点一样的食物，不愿尝试任何新的东西——这是持续症的一种形式，尽管是良性的。来自菲律宾的同事分享了一个观察结果，菲律宾的安非他明滥用者普遍具有病理性的反复持续行为。此外，这种行为也在其他形式的成瘾中存在。精神病学教授、菲律宾精神病学会前主席卢斯·卡西米罗－克鲁宾在与我的通信中这样向我描述它们。

持续症是我个人在赌博成瘾和酒精成瘾中观察到的。这类行为几乎是仪式性的，有些近乎迷信。在康复过程中，持续症也是显而易见的，患者会倾向于重复非理性的行为模式，并坚信这样做有助于他们避开使他们上瘾的物质。

正是冲动行为和持续症的组合导致成瘾者产生了适应不良，也使其很难被克服。这种情况与双侧额叶损伤患者的行为没有什么不同。在双侧额叶损伤患者的身上，持续症和场依存行为以奇怪的方式相互交织。持续症通常是左侧额叶受损的产物，而场依存行为是右侧额叶受损的产物。[51]同样，右半侧帕金森综合征患者（他们有左侧黑质纹状体功能障碍）的认知方式倾向于持续性，而左半侧帕金森综合征患者（他们有右侧黑质－纹状体功能障碍）的认知方式倾向于场依存性（更多相关内容参见第6章）。[52]由此可以推断，双侧黑质－纹状体功能障碍的帕金森病患者，以及有场依存性和持续性倾向的患者，其突显性神经通路一旦被劫持，就特别容易发展出成瘾行为。

更广泛地说，额叶和纹状体功能障碍通常与成瘾的多种形式有关，以至于它似乎是该疾病的主要特征；持续症和冲动性场依存行为的组合也是如此。基于前面的讨论，不仅是在帕金森病中，在多种形式的成瘾中，神经解剖学特征和认知特征之间很可能存在一种常见的联系：持续症是由左侧额叶－纹状体功能障碍和场依存行为引起的，冲动行为则是由右侧额叶－纹状体功能障碍引起的。事实上，成瘾的神经影像学研究表明，前额叶功能障碍常常同时发生在两侧。[53]这进一步表明，持续症和冲动控制不佳都对病症起到了作用，这正是安东尼奥·贝尔德霍－加西亚和他的同事证明的。[54]在冲动控制发挥作用

（或未能发挥作用）之前，必须发展一种需要被控制和克制的冲动。将所有上瘾行为中核心的不可抗拒的冲动理解为一种持续症，并将持续症引入关于成瘾机制的叙述，不仅具有语义学意义，还增进了我们对成瘾机制的理解，对于阐明所涉及的关键神经回路、开发有效的治疗方法都具有重要意义。认识到额叶－纹状体功能障碍的机制导致了持续症和场依存行为，可以帮助我们更好地理解不同形式的成瘾的神经生物学以及它们的自然史——随着时间的推移，成瘾发生的变化。

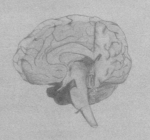

创新的大脑

新奇性的挑战

虽然被重重包围，但特洛伊这座伟大的城市还是巍然屹立。它的城墙坚不可摧，守军也不屈不挠。与此同时，攻击的军队则混乱不堪。阿基里斯死了，阿伽门农被自己的军队鄙视；希腊人心灰意懒，准备放弃。这时，希腊人想出了一个计谋，他们在城门前的显眼位置上放置了一个巨大的空心木马，然后假装已经撤退。特洛伊居民认为这个木马是一个值得拥有的战利品，于是将它搬进了城内。到了夜里，隐藏在木马肚子里的少数精锐的希腊士兵爬了出来，打开了城门。围攻的军队像潮水一样涌进来，开始了一场野蛮的狂欢。这座毫无戒备的城市被劫掠和烧毁，居民卷入了战火中……讲到这里，我想我听到荷马和维吉尔在坟墓里动弹了。我最好别讲了。

被围攻 10 年后，特洛伊终于陷落了。这不是因为阿伽门农的军事领导，也不是因为阿基里斯的统帅实力，而是因为奥德修斯的巧妙发明。这是创新的胜利，尽管我们无法确定迈锡尼时期的那位真实存在的、狡猾的国王伊萨卡是否做出了这项军事创新——这也许只是几个世纪后一位希腊诗人创作史诗时做出的文学创新。当我们谈论创新和创造力时，通常会引用具有现代性或较近的历史上的伟大科学家和艺术家，但这是一个非常狭窄的视角。有史以来，创新就以其各种表现形式促进了人类文明的发展，并一直持续至今日。

　　创造力持续吸引着科学家和公众，而右半脑是创造力"所在地"的观念已经存在了一段时间。然而，仔细研究后发现，它不是严谨的研究结果，而是大众传说的产物。在起源上，这个概念可能是同样不严密的（事实上也是不正确的）流行概念的一个分支，即右半脑是情感半脑，与冷酷理性的左半脑相反（事实上，两个半脑都参与情绪控制）。正如我们前面已经总结的那样，创造力是一个非常复杂的过程，最终牵涉整个大脑，还离不开其与文化的相互作用。将创造力与任何单一的大脑结构联系起来，等于在严肃的科学面前班门弄斧。顺便说一下，对所有复杂的心理过程来说都是如此，所以每当我们将复杂的认知过程与特定的大脑结构（半脑、额叶、核）联系起来时，我的意思是，在所涉及的认知过程中，某些大脑结构确实扮演着特别重要的角色，但这不等于说它是该过程唯一涉及的结构。对本书或者所有关于大脑的书的读者来说，这是一个重要的警告，需要牢记。每当我们声明"认知过程 X 取决于大脑结构 Y"的时候，读者都要认识到，这仅仅是一个更细致的陈述的简化表述。正是出于这个原因，对科学文献中提出的那些将特定的功能与特定的大脑区域联系起来的主张，我倾向于有保留地采用，也不会在我自己的工作中做出这样的陈述。由于创造力很复杂，先找出它更容易处理的组成部分，尝试初步了解它们，可以更好地理解创造力本身。

　　从了解大脑如何处理新奇事物开始，我们想要理解创造力的大脑机制，还有很长的路要走。显然，不能简单地将创造力归结为追求新奇性，但没有新奇性，创造性过程就不存在。应对新挑战的能力是创造性思维的重要组成部分，它指的是一种更基础、更普遍的认知资产。因此，应对新挑战的能力成了科学研究中有吸引力并易于理解的目标，它是理解创造力的有力跳板。我们在大小事物中都会遇到新奇性。先让我讲一下两个帝国的故事吧。

公元前334年，一位勇敢的年轻人，年仅22岁的亚历山大带着军队跨过了今天的达达尼尔海峡（当时被称为赫勒斯滂），入侵波斯帝国。当时，波斯帝国是地中海世界的强大政权。在高加梅拉战役中，波斯帝国派出作战用的大象来反击亚历山大的部队。对来自马其顿的军队来说，这一定是一种全新的体验；他们以前在希腊打仗时，从来没见过这种庞然大物。然而，亚历山大并没有被新的挑战所阻碍。他找到了应对挑战的方式，打胜了这场决定性的战役。大流士三世逃走了，最后被自己的属下谋杀；几年后，亚历山大征服了波斯帝国。亚历山大建立了他那个时代规模最大、最多元化的帝国，并且促成了前所未有的东西方文化融合，这在欧洲和亚洲后来的历史进程中留下了不可磨灭的印记。在这个过程中，他毫不犹豫地拥抱新的、不同的文化，他对文化融合的看法一次又一次使他的马其顿追随者大吃一惊。所有这些都是地缘政治方面规模最大的创新，正因如此，马其顿的亚历山大也被称为亚历山大大帝。人们铭记着他，认为他是历史上最具创新精神的军事指挥官之一。至今，全球的军事院校还在研究他的战斗，他也是有史以来最有远见的国家建设者之一。

　　相比之下，阿兹特克人在面对新奇的、来自动物界的军事敌人时表现不佳。在埃尔南·科尔特斯征服墨西哥的过程中，马发挥了决定性作用。当时中美洲并没有马。在众多的战斗中，西班牙军队虽然人数少，但因为有骑兵，所以占了上风；面对这一新奇的挑战，本土的阿兹特克战士惊慌失措，无法制定出有效的反击战略。结果，阿兹特克帝国这个当时中美洲的主导性统治力量崩溃了，它的皇帝蒙特祖马二世被西班牙人俘虏，首都特诺奇提特兰被重新命名为墨西哥城，直至今日。

　　两个帝国的生死攸关的故事清楚地表明，应对新奇事物的能力非常重要。面对新奇事物，如果能够有效应对，就可能取得辉煌的胜利；如果不能，则可能遭遇惨败。现在，让我们了解一下大脑如何处理新奇事物。

被误解的左右半脑

　　解决新问题的能力与右半脑之间存在着非常直接的联系。正是因为右半脑与新奇事物密切相关，它才对创造性过程有帮助。但是，这并不是说创造力"居住"在右半脑。这种说法虽然很吸引人，但它没有顾及细微之处，属于哗众取宠。

　　关于左右半脑分工的看法随着时间的推移而演变。将左半脑损伤与语言功能损伤联系起来的早期观察可以追溯到古代，但第一次有据可查的这类观察是在19世纪进行的，观察者是法国神经学家皮埃尔－保罗·布罗卡和德国神经学家卡尔·韦尼克。他们的观察结果常常被认为是现代神经心理学的开端，它们帮助证实了左半脑与语言的联系。

相反，右半脑与视觉和空间（"视空间"，visuo-spatial）过程有关。由于语言在人类认知中至关重要，左半脑往往被视为"优势半脑"，右半脑被视为"次优势半脑"，这通常意味着右半脑可有可无。正如我们将在本章发现的那样，右半脑远非可有可无，而是承担着神经提升的重任。

迄今为止，左半脑负责语言、右半脑负责视空间的区别仍然是关于两个半脑劳动分工的主流观点，尽管我们有许多理由认为这种观点即使不算错误，也肯定是不完整的。首先，这条规则有很多例外。语言的某些方面会被两个半脑同等表征出来，在有些方面，右半脑甚至比左半脑更强，比如韵律（用于强调意义的语调的抑扬顿挫）。同样，某些视觉和空间过程（如识别有意义对象的视觉图像的能力）在左半脑中能够更好地被表征。我们在第3章中已经讨论了一些这类发现。

更重要的是，对半脑特化的这种普遍理解似乎有着深刻的概念上的缺陷。如果语言与左半脑的联系是半脑特化的基本特征，那么这种半脑特化必然是人类独有的，因为只有人类有语言，至少按严格的定义来说是这样。这种观点可能会迎合人类自我放纵的集体自恋，但它违背基本的生物学原理；事实上，它可能反映了心理学对自然科学的无视，这种无视直到最近才有所改善。

记住：大脑分成两个半脑不是人类独有的；这是居住在地球上的所有哺乳动物甚至非哺乳动物都有的普遍特征。仅此一点就表明，在这么多物种普遍具有的两个半脑之间，应该存在某些功能差异。有人可能会认为只有人类的两个半脑在生物学上是不对称的，而其他物种的两个半脑互为镜像；但这已被证明是不正确的假设。研究者已经发现两个半脑的许多形态学、细胞学和生物化学差异，其中一些差异在几种哺乳动物（包括人类）身上表现出强烈的相似性。[1]在前文中，我们已经提到过其中之一——多巴胺通路的不对称性，这是人类和几种哺乳动物共有的。在下文，我们还会提到其他的例子。

但是，如果许多物种的两个半脑在结构上和生物化学上都是不对称的，如果在包括人类在内的物种中，这些不对称性是相似的，那么从逻辑上讲，我们只能假设两个半脑的功能差异也存在于许多物种中，并且在不同物种之间，这些差异的性质是相似的。这又意味着，这些差异的本质不能由语言功能和非语言功能的区别体现出来，因为我们讨论的老鼠和猴子没有语言！

这些问题在 20 世纪 70 年代初就开始困扰我，当时我还是莫斯科大学的学生。我觉得需要一种全新的半脑特化理论，它要建立在进化连续性的前提之上，对不同的物种都有意义。我的想法是，两个半脑的功能的根本区别是基于认知新奇性和认知熟悉性之间的区别。左半脑善于运用现成的认知模式和策略来处理信息；相反，当有机体遇到一种真正新奇的情况时，以前形成的模式、策略或现成解决方案都无法被成功应用，这时右半脑就会接手。

新奇和常规

多年来，我将这个想法称为半脑特化的"新奇性－常规化"理论。与更传统的方法不同，新奇性－常规化理论对所有有学习能力的物种来说都是有意义的，并为研究物种间的半脑差异提供了一个框架。在不否定左半脑对人类语言的支配地位的情况下，人们可以将其视为左半脑与认知惯例之间更基本的关系的特例。与"创造力"概念相比，"新奇性"概念更直接和明确。

在对人类创造力的研究中，研究者往往要求实验对象使用"开箱即用"的方案来解决难题。但是，什么是"开箱即用"的方案，什么不是，这是一个因人而异和主观判断的问题。相比之下，对任何给定的个人来说，我们只要调查一下他的先前经验，就可以很容易凭经验得知，什么东西对他来说是新奇的。把处理新奇事物的能力作为创造力的替代指标，这也为动物模型提供了基础，为创造力研究带来了一个广泛的进化视角。人们可能很难判断老鼠或猴子的"创造力"，但根据我们对其生态环境和典型经验的了解，为这些生物设计一项新任务，就会使判断它们的"创造力"变得更容易。事实上，越来越多的研究者正在研究各种动物处理新奇事物的方式，这种研究向我们介绍了创造力的演变根源。稍后我们将在第 8 章中对其进行回顾。

有多少证据支持（或驳斥）新奇性－常规化理论呢？几年后，我在纽约定居，这时路易斯·科斯塔向我提出了这个问题。我 27 岁时作为苏联流亡者来到美国，和路易斯成了亲密的朋友，他对我的人生产生了重要影响。路易斯年纪较大，已经是成熟的神经心理学家，他是一位系主任，后来还在一所重点大学担任过院长，处事比我更谨慎和老练。当我第一次与他分享新奇性－常规化这一想法时，他对此持怀疑态度；他认为，这与对半脑特化的普遍理解相差太远。但路易斯并没有对这个理论嗤之以鼻，而是帮助我列出检验这一假设所需的证据类型，并设计了适当的实验。正如科学界常见的那样，在开始我们自己的实验之前，我们在鲍勃·比尔德的帮助下——那时他是我的研究助理，现在是加州大学洛杉矶分校的教授——进行了广泛的文献综述研究，结果发现，我们正在寻找的大部分数据已经存在，只等某个人将其整合到一个连贯的观点中了。

路易斯和我一起写了一篇论文，这可能是第一篇阐述新奇性－常规化理论的科学文献，题目为《获取和使用描述系统过程中的半脑差异》（"Hemisphere Differences in the Acquisition and Use of Descriptive Systems"）。[2] 每当遇到这篇非常老的论文时，我脑海中都能听到自己读这个拗口的短句时暴露出的俄语口音。但"老"并不总是意味着错误或过时（想想乘法口诀），我的大部分后续研究（包括更新的研究）都基于这一想法——用现代神经影像学方法进一步研究，并且将其用于我们对几种神经疾病的理解。

新奇性－常规化理论带来了几个预测，这正是它能通过严格的研究被验证的原因。让我们做出如下预测：

- 对一个新手来说，需要很长时间才能获得的复杂专业技能主要依赖右半脑，而对专业人员来说，则主要依赖左半脑。
- 对同一个人来说，一项很熟练的技能将主要依赖左半脑，而一项类似但不够熟练的技能将主要依赖右半脑。
- 对同一个人来说，当一项新认知任务未被实际使用过时，它将主要由右半脑控制，但随着熟悉度和使用次数的增加，它将落入左半脑的控制之下。

实际上，以上假设正是事实。在一项经典研究中，哥伦比亚大学的贝弗和基亚雷洛向其实验对象的左耳或右耳播放了音乐，以便找出哪个半脑更擅长处理音乐信息（这个实验之所以成为可能，是因为感觉——听觉——通路是交叉的：来自左耳的信息大部分被传导到右半脑，来自右耳的信息则被传导到左半脑）。多年来，人们一直认为所有右利手者都用右半脑处理音乐信息。然而，贝弗和基亚雷洛的调查结果更为细致：实际上，对大多数人来说，右半脑在音乐信息处理方面表现得更出色，但对受过训练的音乐人而言，情况正好相反。训练有素的音乐家的左半脑表现得更出色。[3]

贝弗和基亚雷洛比较的是在相同任务中，老手（受过训练的音乐家）和新手（所有其他人）的表现。马尔齐和贝尔卢奇得出了同样的结论，他们的方法是给同样的实验对象两个同等水平的任务，但其中一个任务对实验对象来说是新奇的，另一个是熟悉的。为此，他们将两组面部图片投射到左半脑或右半脑（这也是因为大脑中的视觉通路是交叉的）。第一组图片包括陌生的面孔（就像你在街上遇到的陌生人的随机组合）。第二组图片包括名人的面孔，他们经常出现在杂志封面和报纸上。一个惊人的区别出现了：右半脑更加精确地处理了陌生的面孔，而左半脑则处理了名人的面孔。这一发现也挑战了根深蒂固的老派观念，即右半脑比左半脑更擅长识别人脸。就像贝弗和基亚雷洛的音乐实验一样，这个实验表明，与老派观念——将某些认知功能与某个半脑联系起来——相反，重要的是熟悉度和对任务的掌握程度。当一项任务对实验对象来说属于新奇事物时，它主要由右半脑负责；但当实验对象越来越熟悉它时，左半脑就接管了过来。[4]

这些实验表明，在认知技能的长时间习得过程中，两个半脑的角色是变化的：右半脑在早期阶段起主导作用，左半脑在此后的阶段起主导作用。事实上，一个人成为一名音乐家需要数年时间，并且通常需要几年的时间才能成为名人——需要这么长时间，他的面孔才会变得"著名"。但是，功能性神经影像技术的进步使我们能够做出另一些不同类型的预测并检验它们。

- 在实验过程中，当受试者执行一项新的认知任务时，通过对他们的大脑进行成像，可以在几小时甚至几分钟内，实时地观察到皮质激活的模式从右半脑到左半脑的变化。

在过去的几十年里，功能性神经影像学技术改变了认知神经科学的面貌。随着神经影像学方法和技术的不断改进，这种变化还在继续。有几种技术为我们提供了深入研究人脑的工具。在这些工具中，功能性磁共振成像已经特别流行了，但也存在其他技术，例如正电子发射型计算机断层显像和光学神经影像学。这些技术基于不同的物理原理，测量不同的生物学变量（功能性磁共振成像测量含氧血水平，发射型计算机断层显像测量葡萄糖代谢水平，光学神经影像学测量近红外光），可以在受试者在扫描仪中完成认知任务的同时，检查其大脑激活模式。这类方法被称为"认知激活"功能性神经影像学（与"静息状态"功能性神经影像学相反，本书后面会详细介绍）。

现在假设有一项全新的认知任务。一开始，受试者完全摸不着头脑，但在实验过程中，他对任务越来越熟悉，逐渐熟练掌握了任务。整个实验可能需要二三十分钟。事实上，已经有许多这样的实验，使用功能性磁共振成像和正电子发射型断层显像来进行研究。这些实验使用的认知任务都是不同的（有语言任务，也有非语言任务；有知觉任务，也有运动任务）。但其中大多数任务都显示出类似的变化模式：随着任务新奇性的降低和受试者对任务的学习，至少在相对意义上，右半脑的激活会减弱，左半脑的激活会增强。

这已经被证明了。亚历克斯·马丁和美国国家心理健康研究所（NIMH）的研究人员使用正电子发射计算机断层显像进行的研究证明了这一点。在他们的研究中，受试者（都是神经健康的人）要完成5项任务：专心看真实物体的图片，专心看无意义物体的图片，默读真实的文字，默读无意义的文字，盯着毫无意义的视觉"噪声"（类似于电视屏幕上的雪花）。相当合理的是，作者假设，无论受试者以前的经验如何，他们都不曾在扫描仪中平躺着来完成这些认知任务。这意味着，平躺着完成认知任务这一经历，在5个实验刚开始时，对受试者来说都是新奇的，但他们在实验过程中逐渐变得至少有点熟悉了。这种熟悉对大脑有什么影响呢？为了回答这个问题，研究人员在实验开始和结束时，对5种情况中的每一种都进行了正电子发射型计算机断层显像。结果出人意料，无论实验刺激的性质如何，与第二次扫描（尝试者更熟悉任务）相比，第一次扫描时（任务对受试者来说是新奇的）右颞顶皮质和内侧颞叶的激活更明显。[5]

我以前的学生瓦西里萨·斯科沃特索娃在一项实验中也得出了这个结论。在她的实验中，受试者在磁共振成像扫描仪（见图6.1）中进行了威斯康星卡片分类测验（WCST）。威斯康星卡片分类测验是认知神经科学研究中最流行的测验之一，既可以被用来研究健康大脑，也可以在临床神经心理学实践中被用来帮助诊断各种大脑疾病。她先向受试者展示几张画有几何图形的卡片，受试者要根据卡片找出隐藏的分类原则。实验开始时是一种猜测游戏：受试者的每次猜测都会收到"正确"或"错误"的反馈，他们应该根据这些反馈去推断隐藏的分类原则。但是，这项任务包含一个诀窍，即分类原则在中途会发生变化。在每次实验过程中它一共变化5次，因此需要"发现"6种分类原则。受试者事先并不知道会有变化，而一旦变化发生，他们必须尽快从旧的分类原则转向新的分类原则。我们认为，受试者易于接受变化的程度反映出他的心理灵活程度。[6]

要想在威斯康星卡片分类测验中表现突出，受试者必须完成两件事：认识到一般原则，即分类原则，会在实验过程中发生变化；找出 6 个具体的分类原则。

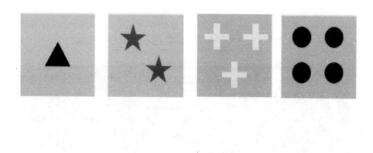

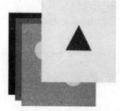

图6.1 威斯康星星卡片分类测验

注：每张新的卡片，依据其颜色、形状或上面物品的数量，被放置在最上面的4张卡片之一的下面。

瓦西里萨的实验旨在辨别处理认知新奇性的大脑机制，因此，她比较了在完成这个任务的不同阶段，受试者大脑不同部位的激活水平。为此她进行了两种比较。第一，为了捕捉与一般原则相关的神经激活模式的变化，她比较了任务前 3 部分和后 3 部分的平均激活水平。第二，为了捕捉与特定原则相关的神经激活模式的变化，她比较了任务的 6 个部分中每一部分的前一半和后一半的平均激活水平。

　　分析结果证实，正如新奇性－常规化假设所预测的那样，在发现威斯康量卡片分类测验的一般原则和特定原则的早期阶段，右半脑特别活跃。更具体地说，右前额叶区域在发现这两类原则的早期阶段都很活跃，这使额叶再次进入我们的故事（见图 6.2 ）。

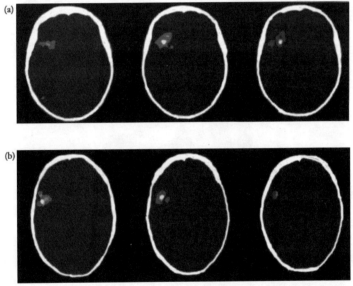

图6.2　与受试者在威斯康星卡片分类测验中的表现相关功能性磁共振成像

注：（a）在前3部分中比在后3部分中更活跃的区域；（b）在每个部分的第一阶段中比在第二阶段中更活跃的区域。

　　这些发现与许多已发表的功能性磁共振成像研究报告的结果一致。根据科尔贝塔和舒尔曼的说法，右腹外侧前额叶皮质对将注意力转向新奇目标至关重要。相反，左腹外侧前额叶皮质对从长期记忆中提取先前获得的信息至关重要，这与第 3 章中的观点相一致，即左半脑与先前获得的信息有关系。[7]与这些发现相一致，针对外部世界的注意力网络在右半脑发展得更好，也更加专门化。[8]

斯里达兰·德瓦拉贾和他的合作者对受试者听古典音乐时多个大脑区域的共激活模式进行了复杂的分析。任何乐章转变（交响乐或协奏曲的不同部分之间的过渡）都与右额岛皮质激活和右后顶叶激活相关。[9]特雷弗·钟及其同事发现，当受试者观察到一个新奇的行动时，右顶叶下皮质区域的激活十分强烈，但当观察到一个以前见过的行动时，这个区域的激活比较弱。[10]

南希·坎维舍及其同事研究了受试者学习区分新奇对象的范畴时其视觉皮质的激活模式。事实上，学习过程中伴随着大脑中神经激活模式的变化，这种变化在右半脑与左半脑的不同区域之间有很大差异。[11]类似地，接受复杂的乘法算术问题的训练时，大脑的激活模式会向左半脑转移，特别是左顶叶区域。[12]

正如我们在第4章中已经讨论过的，功能性神经影像学研究的重点，特别是使用功能性磁共振成像的研究的重点，已经从孤立的大脑区域变成了网络及其相互作用。几项这样的研究表明，认知任务中突然的、急剧的变化会触发额叶和顶叶皮质区域的一个网络的激活，并且这种激活主要由右半脑支配。其中，重要的条件是发生各种形式的急剧变化，而变化的具体性质似乎并不重要。在其中一个实验中，变化的形式是乐章的过渡（从一首复杂的曲子的一个部分明显过渡到另一个部分）。

另一个实验则采用了"古怪"范式，一系列视觉刺激偶尔或突然被明显不同的"古怪"刺激打断。看起来，环境的任何突然变化都会激活右半脑区域中的一个网络。[13]

从这些研究中得到的信息既简单又深刻：认知过程背后的神经机制不是静态的，不能简单地把它们理解为固定的区域网络。相反，网络不断被经验所改变，两个半脑的相对角色在学习过程中会发生变化。

瓦西里萨在实验中，在认知激活任务的不同阶段分别检查了受试者的表现特征，并对这些特征进行了比较。不幸的是，在功能性神经影像学研究中，她这种做法并不是特别常见。常见的做法是获取整个序列的平均值，将实验序列的开始、中间和结尾阶段获得的数据点进行平均。如果在完成任务的整个过程中，受试者的神经机制保持不变，这种取平均值的方法就是合理的。但正如我们前面所看到的，事实并非如此，因为当受试者完成任务时，其潜在的大脑机制会发生变化。

科学家通常渴望尽可能多地结合实验中的数据点，以提高分析能力，但只有当所有数据点都来自同一种"类型"时才有意义。不然，即使看起来很合理，分析的结果也毫无意义。假设约翰尼小时候体重为 50 磅①。长大后，他因为非常喜欢啤酒和汉堡，到 40 岁时，他的体重达到了 300 磅。但现在他已经是一个老人了，体重已经萎缩到了 100 磅。如果你把 50 磅、300 磅和 100 磅加起来，除以 3，得出的结论是约翰尼的体重

---

① 1 磅 ≈0.45 千克。——译者注

是 150 磅，这在表面上似乎可能，但实际上完全没有意义，会误导人！相反，在完成新认知任务的过程中，记录下大脑激活模式随着时间的推移而发生的相应变化，我们就会明白很多关于正常和异常认知的信息，包括在寻求新奇性方面的个体差异，甚至是创造力的个体差异。比起计算约翰尼生命中的不同时间点的平均体重，检查体重变化的趋势能让你更加了解他。

如果不把新奇性作为认知的关键变量，就常会混淆和误解数据。当对受试者在典型的神经心理学言语类任务和视空间类任务中的表现进行比较时，研究者通常会忽略视空间类任务本质上可能比言语类任务更新奇这一事实，因为后者是由熟悉的元素——词语组成的。任何有关察觉"突显性"刺激的任务，如果刺激出现得不频繁（如在常用的"古怪"范式的实验中），那么它同时是察觉新奇性的任务。对受试者来说，随着时间的推移，许多认知任务将从新奇变为熟悉；通过研究这个过程中的大脑激活模式，我们将更多地了解健康的人进行学习时的神经机制，以及神经机制在各种脑部疾病中会以怎样的方式受损。

来自其他神经科学分支的证据如何？在检验科学假设时，聚合性证据，也就是来自多种不同来源的证据特别重要。除了这里描述的认知研究之外，是否存在能验证新奇性 – 常规化假设的其他证据？这种证据确实存在，有两种类型：生物化学证据和计算证据。

之前我们讨论了多巴胺这种神经递质。现在，我要介绍另一种神经递质，去甲肾上腺素。如果多巴胺参与了突显性机制，那么去甲肾上腺素似乎参与了寻求新奇性的机制。已有研究表明，通过在动物模型中刺激去甲肾上腺素系统，可以促进动物的探索行为。[14] 与此一致的是，寻求新奇性与人类的去甲肾上腺素能传递相关。[15] 你猜怎样？右半脑的去甲肾上腺素通路比左半脑的去甲肾上腺素通路更丰富。[16] 这与神经影像学证据一致：右半脑与认知新奇性有关。相反，你应该记得，左半脑中的多巴胺通路更丰富，通过刺激它们，你可以促进动物的刻板、高度实践性的行为。

另一个聚合性证据来自计算神经科学—— 一个快速发展的领域。它通过数学模型和计算机模拟来研究大脑。这种大脑模型遇到的一个令人生畏的挑战是，如何调和大脑的两种基本特性：获得新信息的能力，以及保留先前获得的旧信息的能力。没有这两种特性，大脑就不可能产生认知。当这两种过程"居住"在同一个神经位置时，它们似乎在相互竞争、相互阻碍。结果，新信息的获取通常伴随着先前形成的大脑表征的被侵蚀。如何将这两个看似不可调和的过程结合在同一个大脑模型中，又不使它们发生冲突？一种方法是在模型中将它们分离开来，这是几位计算神经科学家提出的解决方案。[17] 人类的进化可能正是这样解决了这个设计难题：通过使右半脑倾向于处理新信息，使左半脑倾向于保护旧信息，从而将二者分离开来。

越来越多的证据表明，半脑特化将认知常规事物分配给左半脑，将认知新奇事物分配给右半脑，这并非人类身上独有的现象。恰恰相反，证据显示许多物种都是这样，这似乎是整个进化过程中大脑组织的普遍原则。 与此相关的发现非常有趣，它们对人类物种的排他性观念形成了有力的反驳。我会在本书第 8 章专门讨论这个问题。

为新奇性而生

右半脑特别擅长处理新信息，这在结构上是如何实现的？新皮质（从进化上讲，它是最年轻的、最先进的一类皮质）的某些部分对特别复杂的认知过程至关重要。这些部分是外侧前额叶皮质（分为背外侧和腹外侧）和顶下多模态联合皮质（见图 6.3）。

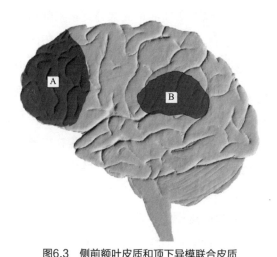

图6.3　侧前额叶皮质和顶下异模联合皮质

注：外侧前额叶皮质（A）和顶下多模态联合皮质（B）区域。

这两个区域密切合作，一起成为应对来自外部世界的最复杂问题的大脑机制。它们通过直接通路相连，可以实现持续快速沟通。我们已经知道,外侧前额叶区域和顶下区域一起被激活,形成了所谓的中央执行网络。想起来了吗?我们在第 4 章中简要讨论过这个网络,图 4.3 是它的示意图。

两个半脑包含相同类型的皮质,但它们的相对尺寸存在细微的差异。包括我自己在内的一些研究者的工作表明,比起左半脑的相应区域,右半脑中的外侧前额叶区域和顶下区域明显更大(见图 6.4)。除了更大之外,右半脑中这些区域之间的联系也更加牢固,因此能够比左半脑的相应区域更好地进行协作。额叶和位于大脑后部的皮质区域(后皮质)之间的连通性在很大程度上依赖冯·埃科诺莫细胞,也被称为“梭形细胞”。这些细胞起源于前额叶皮质的不同部分,包括眶额和外侧前额叶皮质、前扣带回皮质以及额岛皮质区域,它们向后皮质发送很长的投射。梭形细胞在进化的后期才出现,只有少数几种拥有较高智力、较大的大脑和高度发达的社会行为的物种才有这种细胞,如类人猿、某些种类的海豚和大象。但是在所有物种中,人类的梭形细胞最丰富。人们通常认为,梭形细胞在复杂的认知,包括社会认知中起着特别重要的作用。已经有证据证明,右半脑的梭形细胞比左半脑的梭形细胞更丰富。[18] 梭形细胞擅长在距离较远的皮质区域之间进行快速通信,而它们在右半脑中相对丰富,这使它们特别适合处理不可预见的、意想不到的挑战。[19]

由此看来,右半脑中涉及特定的复杂认知过程的皮质区域和皮质通路更为丰富。右半脑绝对不是次要的,它特别适合处理严峻的认知挑战,也就是新奇事物。右半脑的独特之处就是擅长处理新情况，也就是与有机体先前遇到的任何情况都不同，并且在认知系统中没有现成解决方案的情况。

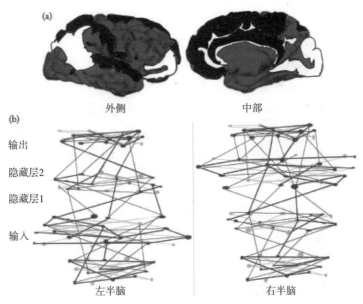

图6.4 半脑的区域性差别

注：（a）左半脑中相对较大的区域用黑色表示，右半脑中相对较大的区域用白色表示。外侧前额叶皮质和顶下多模态联合皮质在右半脑中相对较大。（b）两个半脑中皮质空间的分配示意图。多模态皮质的示意图是隐藏层2。

有这样一些临床疾病，它们的特征在于认知僵化和对新奇事物的厌恶。非语言学习障碍就是这样一种疾病。北美最有影响力的发展神经心理学家之一、已故的拜伦·鲁尔克曾提出，非语言学习障碍患者常常有右半脑功能障碍。拜伦在非语言学习障碍方面的一些研究受到过我们的新奇性－常规化理论的影响，他在《非语言学习障碍：症状和模型》（*Nonverbal*

Learning Disabilities：The Syndrome and the Model）一书中慷慨地承认了这一事实。这本书现在已经成为经典著作。书中的题献是这样的：

> 20世纪40年代末50年代初，拉尔夫·M.雷坦发起了一项研究计划，该计划彻底改变了后来40年人类神经心理学的科学和临床方面的发展。1975年，赫尔默·R.米克勒比斯特发表了一篇题为《非语言学习障碍》（"Nonverbal Learning Disabilities"）的论文，对我们的研究计划的方向产生了深远的影响。1981年，艾克纳恩·戈德堡和路易斯·科斯塔发表了一篇具有里程碑意义的理论论文，自那时起，我的理论和模型构建活动就以这篇论文为基础。如果没有这些科学家的开创性工作，本书就不可能面世。由于这些以及其他不胜枚举的原因，本书充满感情地献给这四位科学家——不管他们喜欢不喜欢。[20]

极端的精神僵化、痴迷于常规事物以及不能容忍新奇事物，这是阿斯伯格综合征的标志。阿斯伯格综合征和非语言学习障碍的症状有很多重叠，一些研究人员甚至认为，阿斯伯格综合征几乎就是非语言学习障碍。

我带的博士后艾伦·克鲁格和我曾在研究中比较了弥漫性脑损伤引起的认知功能障碍，这种损伤同时影响两个半脑，伴有由左半脑或右半脑一侧脑损伤造成的认知功能障碍。我们发现，弥漫性脑损伤和右半脑损伤两者的症状非常相似。[21]从结构上来看，弥漫性脑损伤同样影响两个半脑，但为什么它只会破坏右半脑的功能，而不会带来左半脑的功能障碍呢？原因很可能是右半脑与认知新奇性有关。正如我们每个人都会通过日常经验发现的那样，任何一般干扰源（无论是疾病、醉酒还是缺乏睡眠）都会影响人执行新任务，而不是非常熟练的任务。

在整个生命周期中发生的大脑变化也能告诉我们不少信息。在儿童早期发育阶段，右半脑比左半脑发育得更快，并且更活跃。在一项使用单光子发射型计算机断层成像的非常棒的研究中，由卡特琳·希龙领导的一组法国科学家发现，1~3 岁的儿童的左半脑比右半脑更活跃，但这种不对称在 3 岁以后就会逆转。[22] 这很可能与这样一个事实有关，即对儿童来说，整个世界等待着他们去发现，因此处理新信息的能力在儿童时期特别重要。但是，当我们变老时，右半脑比左半脑更早地萎缩。[23] 这可能反映了这样一个事实：除了一些剧烈的变化之外，随着年龄的增长，一个人对生活会变得越来越熟悉，较少遇到新的挑战，因此，由右半脑活动驱动的神经可塑性变小，它对神经起到的保护作用也越来越小。至少，这是迄今为止的情况。在当今世界，我们正在经历更加迅速的信息和技术变革，这种变化对大脑衰老的影响是否也是如此？这是一个令人感兴趣的问题，我将在第 11 章详细讨论。

总而言之，本章所回顾的所有观察结果均指向相同的方向。它们突显了右半脑在处理新的认知挑战方面的特殊作用。

为新奇性所驱动

据说亚历山大大大帝是左利手。当然，这只是一种猜测，有人已经提出了质疑；但如果确实如此，那么他就是更幸运的人之一。左利手是一种以右半脑优势为特征的状况，至少从运动的角度（尽管通常不是语言方面）来看，右半脑占优势。左利手者约占总人口的10％。在大多数传统社会，左利手者都被认为是低等的，甚至是邪恶的。这种偏见被记录在了许多语言中。在英语中，"右"是"right"，这个词既表示空间方位，又表示价值判断（它也有"正确"或"真实"的意思）。德语中的"rechts"和"richtig"之间存在同样的关系；在我的母语俄语中，"pravij"和"pravda"之间的关系也是如此，"左"在某种程度上是指不正确或错误的（俄语中的一句街头俚语明确指出了这一含义，在那句话中，"左边"意味着"阴暗"或"不体面"）。在拉丁语中，这种偏见更为明确："左"是"sinister"，这个词还有"阴险"的意思（意大利语中的"sinistra"也是这样）。法语中"左"这个词是"gauche"，它还有个意思是"粗俗"（在英语中也是如此）。在许多传统文化中，左利手者被"驱除"，左利手的孩子被迫改用右手。我在苏联长大时，这种事就发生在我身上。这些年在临床实践中，我遇到过几次这样的事。我只是问一句"你是左利手还是右利手？"，就能让一位年长的来自传统文化的移民感觉受到了极大的侮辱："我怎么会是左利手？！"

在包括尼安德特人在内的每个人类社会中，都存在左利手者。历史上，左利手者在大多数社会中都受到压制。左利手往往在某些家族中集中存在，这表明它有遗传基础，但在不同的社会之间，在同一社会的不同时期，左利手的流行程度有所不同，这表明，它受到强烈的文化因素影响。[24] 近些年，在一些不那么拘泥于传统、更加愿意改变的社会中，对左利手的态度开始放松。事实上，东亚和东南亚社会（左利手者占比非常低）与美国的亚裔群体（左利手者占比非常高）之间的差异已经非常明显。[25] 在人类历史上，为什么左利手者普遍受到污蔑？仅仅因为他们是少数派吗？还是有不那么明显，但也许更深刻的原因？当然，在某种意义上，左利手者的右半脑比左半脑更有优势。例如，左利手者的右半脑更活跃，因为它涉及大多数的运动活动（这种想法让我想起一种令人难过的可能性：我小时候在苏联上幼儿园，老师强迫我使用右手，这可能剥夺了我在创造力潜能方面的希望）。而现在我们知道了，右半脑是大脑寻求新奇性的机制的一部分。多年以来，一直流传着关于左利手和创造力之间的关联的逸事，以及在科学、文学、艺术等各个领域中，很多有成就的人是左利手这样的故事。尽管如此，严格的统计学数据仍然难以捉摸，很大一部分原因是，在大多数情况下，计算左利手群体的总人数是不可能的，因此也不可能计算出有异常天赋的个体占左利手群体和右利手群体总人数的比重。美国总统是一个明显的例外，因为我们确切知道这个"俱乐部"的"会员"总数。事实上，根据消息来源的不同，44 位美国总统中有 8 位或 9 位（总共有 45 个总统任期，但是共有 44 位总统，因为格罗弗·克利夫兰不连续地两次出任总统）是左利手。这个比例是普通人群中左利手者的两倍。如果我们接受普通人群的平均受教育率为 10% 这一常见假设，那么偶然发生这种情况的概率只有 0.068（44 个人中有 8 个或更多）或 0.028（44 人中有 9 个或更多）。关于第二次世界大战后的美国总统，我们掌握的数据应该更可靠，并且他们被强制换惯用手的可能性较低。在这个群体中，这一比例更有趣：13 位总统中，6 位是左利手。他们是哈里·杜鲁门、杰拉尔德·福特、罗纳德·里根、乔治·H.W. 布什、比尔·克林顿和贝拉克·奥巴马。[26] 每 13 个人中有 6 个或更多左利手者的概率是 0.000 92，非常非常低，而美国总统中左利手的比例这么大，这强烈表明有其他因素起了作用。无论人们对党派政治的态度如何，否认美国总统职位代表了杰出的个人成就是愚蠢的。

收入是另一种更普遍的成就衡量标准。在普通人群中，左利手者的收入比右利手者的收入少 10%~12%，但是，在受过大学教育的人群中（我们可以假设，大学毕业的人更有可能从事脑力劳动而不是体力劳动），这个比例是相反的：左利手者比右利手者的收入多 10%~15%。[27] 后一发现尤其令人印象深刻，因为样本中的一些左利手者可能是所谓的"病理性左利手"（这个不友善的术语不是我创造的），而不是"天然的左利手"，他们用手的偏好不是天生的，而是小的时候占主导的半脑受损伤的结果。"病理性左利手"患者可能会有某种程度的认知障碍，从而"天然的左利手"与成就之间的正相关也就被削弱了。

有没有可能，左利手常常与不满现状、寻求变化和叛逆地寻求新奇性有关，而这些人格特质在停滞不前的传统社会中被认为是威胁？我想知道，通过考察古代雕像、壁画和陶瓷绘画对人类的艺术表现，是否有可能评估不同的历史时期左利手的流行程度？是否有可能，在前文中提及的文化爆发时期，左利手的流行程度较高，而在文化停滞时期较低？（例如，亚历山大用哪只手斩断了传说中的戈尔迪乌姆之结？亚历山大在醉酒的愤怒中杀死了克雷塔斯——他的军队中一名曾经救过他性命的勇敢的军官。他杀克雷塔斯的时候用的哪只手？）这可能是一个关于生物学、历史学和文化人类学的有趣的研究项目，但也许很难实现。

同时，我以前的学生肯·波德尔和我一起做了一项很小的研究。这项研究的受试者包括左利手者和右利手者，我们要求他们在模糊的情况下做出选择。有三个选项，分别是选择更类似于目标的物品、与目标无关的物品或与目标不同的物品。所有右利手者都选择了相似或不相关的物品，但是一些左利手者选择了不同的物品。逆势而行，虽然只是这么小的事，但左利手者还是要逆势而行！[28]

神经心理学家已经多次尝试过将左利手与某些认知特征联系起来，但只要这些尝试围绕着语言和非语言认知这个陈旧的区别，他们就会失败。在语言方面，大多数左利手者仍然是左半脑占主导地位。相反，左利手和寻求新奇性之间的联系非常有趣，这一联系可能真实存在。我的意思不是说左利手总是与寻求新奇性有关——这可能太极端了。但我想提出一些更加微妙的想法：左利手者比一般人更普遍和更明显地寻求新奇性。

在本书的第 10 章中，我们将介绍神经影像学的一个发现，它可能为这些差异背后的机制提供了一部分解释。

在人群中既有右利手者又有左利手者，并且两者保持特定的比例，这是否有进化优势？也许有。为了社会稳定，必须保持一定的连续性和保守性，因为太多或太频繁的变动会带来不稳定和混乱。另外，发展又需要改变和破坏既定的范式和秩序。无论与用手习惯有关的神经特性如何，人群中右利手与左利手的比例总是大约 9 ：1，这可能已经演变为维护社会稳定与破坏性创新之间的最佳平衡。对左利手的接受程度可能反映了这个平均值的偏差，也就是特定的社会、特定的时期倾向于变革还是倾向于停滞。

超速前进的新奇性

像追求大多数美好的事物一样，追求新奇事物是好事，只要不超过一定限度。如果过度，就会导致过分、极端、不受控制的探索行为，这就属于临床疾病了。这是注意力缺陷多动症吗？不，但它常常被误认为是注意力缺陷多动症。我认为，人们还没有认识到图雷特综合征的一种形式，它的特征不是抽搐，而是不可抗拒地被新奇事物吸引，以及过度的探索行为。要认识到这一点，就必须跨越临床神经科学的传统界限。

在过去几十年中，临床神经科学领域有了飞速的发展，但这种发展的另一面是它日益分化，或者借用一个地缘政治术语，日益"巴尔干化"。不同的疾病由不同的临床"部落"来研究，不同"部落"的成员参加不同的会议，在不同的期刊上发表文章，并从不同的医学院系领取工资。不同"部落"之间的对话非常有限，常常根本就不对话。这是不幸的，原因很明显，无须赘述。但在许多临床环境中，这就是事实。在神经科学中，这种状况的影响更坏，因为决定疾病临床表现性质的常常不是病因学，而是神经解剖学。通俗地讲，这意味着，即使两种脑部疾病的病理生理机制不同，但只要它们影响相同的神经解剖结构，症状就可能相似。这也意味着，通过跨越临床神经科学的传统领域之间的界限，可以学到很多东西；而如果延续这一领域现有的"巴尔干化"，我们会错失许多东西。

我眼前就有神经科学中这种"巴尔干化"的一个例子。已经有很多证据表明，在不同物种中都存在半脑特化现象。这挑战了左右半脑之间的区别主要是语言和非语言功能之间的区别这一观点。但为什么神经心理学家、神经病学家、精神病学家和处理人类大脑及其疾病的其他"部落"，对这种证据毫不在意呢？现在流行的对半脑特化的分析，并没有考虑到这一点，原因可能就是"巴尔干化"，因为现在科学信息实在太多了。也许这是不可避免的，但还是令人惋惜。

也许因为我天生是左利手，所以尽管幼儿园老师努力驱除我的叛逆倾向，我还是一直倾向于忽视临床学科之间已确立的分类界限，并且一直在神经心理学的不同领域之间跨界，不管这种跨界是好的还是坏的。按照"反巴尔干化"的精神，让我们考虑一种神经层级结构。它由三种类型的大脑结构组成：前额叶皮质；被称为背侧纹状体的皮质下结构，它由许多核组成；脑干中的黑质和腹侧被盖区核，它将富含神经递质多巴胺的投射物发送到皮质和纹状体中。所有这些结构都是"双胞胎"，左右半脑各有一个。因此，这是一个三层的"双胞胎"体系，如图6.5所示。我们将其称为"三层结构"。这一结构可能在不同层次被打破，导致不同的疾病；每种疾病都被塞进不同的诊断"鸽笼"中。但我们即将突破"巴尔干化"的临床世界中那些令人讨厌的界限。

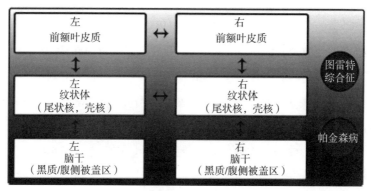

图6.5　三层结构

注：三层结构：前额叶皮质、纹状体和腹侧脑干。尾状核和壳核在背侧纹状体中。两种主要的多巴胺能核——黑质和腹侧被盖区在腹侧脑干中。帕金森病涉及脑干和纹状体交界处的病变。图雷特综合征涉及额叶和纹状体交界处的病变。

　　脑干和背侧纹状体交界处的病变会导致帕金森病，其中多巴胺能核黑质和腹侧被盖区的萎缩会导致多巴胺供应给纹状体的尾状核和壳核减少。相反，纹状体和前额叶皮质交界处的病变会导致图雷特综合征。这两种疾病不仅在神经解剖学上有关系，而且至少在某些情况下似乎都是遗传性的，因为这两种疾病有时会出现在同一个人身上或同一个家族中。[29]完美的对称只存在于数学的抽象和艺术领域中，在帕金森病或图雷特综合征的个别病例中，三层结构一侧的接合点可能比另一侧更易受影响。我们知道帕金森病的情况就是这样，那么为什么图雷特综合征会有所不同呢？这些疾病的略显不对称的变体是否会导致不同的认知症状？我们对三层结构中某一层的病变的了解，是否可以启发我们对其他层的理解？

正是这些问题引发了我对帕金森病和图雷特综合征的兴趣。根据之前与我曾经的研究生肯·波德尔一起做的研究，我知道左侧和右侧前额叶皮质损伤会导致非常不同的症状，至少在男性身上是如此。左侧前额叶皮质损伤导致了持续症，这是病态的重复性行为，属于常规行为。相反，右侧前额叶皮质损伤导致场依存性的过度探索行为，也就是对环境中每个偶然的新奇事物都产生病态的兴趣。在许多临床病症（如严重的创伤性脑损伤）中，这些症状是同时发生的，因为两侧额叶都受到了影响，但是当损伤限于某一侧时（如中风），这些症状就可以被非常清楚地分离开。在男性身上，左侧和右侧前额叶皮质损伤的后果非常不同。然而，在女性身上则是另一种情况：女性左侧和右侧前额叶皮质损伤都会导致探索行为。[30]

熟悉帕金森病的人都知道，其标志性的静止性震颤通常是偏侧化的，一侧比另一侧严重，这导致了所谓的半侧帕金森综合征。两侧都可能受影响，但病人的用手习惯更有可能受影响。根据一些老纪录片的片段，阿道夫·希特勒（可以说是历史上最臭名昭著的帕金森病——或者甚至是任何病——的患者）的震颤大部分在左侧。相比之下，所有经常看美国有线电视新闻网的人都会想起一档节目，其中女主播哈拉·戈兰尼采访一位右半侧静止性震颤的老人。

尽管帕金森病传统上被归类为一种运动障碍，主要表现为静止性震颤和启动运动困难，但病人也经常出现认知功能障碍（有时还非常严重）。因此，本着跨界的精神，我和纽约大学医学院的一个团队共同进行了一项研究，想看看对左右侧前额叶皮质损伤（三层结构中顶层的损伤）的影响的了解是否可以帮助我们认识左右半侧帕金森综合征（三层结构下面两层之间的交界处出现问题）带来的认知障碍。

事实上，正如我们所预料的那样，左右半侧帕金森综合征的认知特征与左右前额叶皮质损伤的认知特征非常相似。右半侧帕金森综合征（左侧黑质受到更严重影响）的特点是，比左半侧帕金森综合征（右侧黑质更易受到影响）的持续症更强烈。与前额叶损伤一样，男性和女性患帕金森病时，也会有性别差异。[31] 这些发现可能有多重含义，与上一章讨论的帕金森病成瘾风险无关。

成功预测半侧帕金森综合征的认知特征，为三层结构的启发性价值提供了令人鼓舞的"概念验证"。下一步是将三层结构用于理解图雷特综合征。图雷特综合征是一种有趣的疾病，伴随着一系列丰富多彩的表现。其中最常见的是运动性抽搐和声带抽搐，其形式为强迫性的、断断续续的动作和奇怪的发声，如清嗓子或咕噜声。症状通常始于儿童早期，在10~12岁达到高峰，此后通常（但有些人不会）会减轻。大多数图雷特综合征患者（根据数据来源不同，为50%~90%；根据疾病控制中心的数据，大约是60%）也被诊断为患有注意力缺陷多动症。这引起了图雷特综合征/注意力缺陷多动症"共病"的概念。但在很长一段时间内，我都没法接受这个概念。[32]

我这种长期怀疑的根源在于图雷特综合征的定义和诊断标准。这些标准完全基于运动性抽搐和声带抽搐，忽略了抽搐症患者常见的另一种症状：不寻常的过度探索行为。奥利佛·萨克斯的一篇论文详尽地描述了图雷特综合征症状学的双重性，这篇论文题为《图雷特综合征和创造力》（"Tourtte's syndrome and creativiby"），1992年发表在《英国医学杂志》上。[33]萨克斯区分了两种图雷特综合征：一种由抽搐症主导，是"刻板型"；另一种由过度探索行为主导，是"幻想型"。但是，如果萨克斯是对的，那么因为图雷特综合征常见的"官方"定义中从未包含"幻想型"症状，所以这个定义仅仅涵盖了一半的病例，却排除了另一半。由于该定义太过狭窄，因此不能说明该疾病的全部范围，实际上它将这种病分成了两半，忽略了其中一半。

当被视为三层结构的一部分时，图雷特综合征症状的二元性非常有意义。就像帕金森病几乎从来没有完全对称一样，图雷特综合征也不会。在任何特定情况下，左侧的纹状体功能障碍总是更为严重，这使抽搐症成为主导，成为一种持续症，或者（可能不太常见）会使过度探索行为成为主导。由于诊断标准过于狭隘，只有前者才能被正确诊断为图雷特综合征，而后者则会被误诊为其他病症。

这导致了一种有趣的可能性，就像存在左右半侧帕金森病一样，也许也存在左右半侧图雷特综合征；由于过分狭隘的诊断标准，其中只有一种被认为是图雷特综合征，而另一种常常被误诊为其他疾病，特别是注意力缺陷多动症。这种误诊是因为偶然的欠考虑，有时甚至是因为缺乏医德，在我们的临床文化中，这种误诊并不少见。

使问题变得更加混乱的是，在所有常用的诊断标准中，"过度探索行为"都不被视为一种独特的诊断类别。由于临床医生常常认为自己有义务将每一种临床表现都勉强纳入"公认的"诊断类别中，他们就将像过度探索行为这样的被忽视的症状硬塞到"官方"认可的某个标准中，无论它实际上是否属于这一类别。令人遗憾的是，"认可"并不总是意味着"准确"。患有以过度探索行为为主导的图雷特综合征的人可能经常被误诊为患有注意力缺陷多动症或其他疾病。[34]

实际上，过度探索行为和注意力缺陷多动症是非常不同的。探索行为是由环境中偶然的、经常是随机的外部刺激所驱动的。相反，注意力缺陷多动症是一种过度的运动行为，并不一定针对任何特定情况。虽然过度探索行为与注意力缺陷多动症在概念上的区分很重要，但它往往被忽视。这种混乱也是"巴尔干化"的产物。神经心理学家和行为神经学家都了解过度探索行为，并称之为场依存行为和"使用行为"（utilization behavior）。[35]但是，在涉及图雷特综合征或注意力缺陷多动症的临床研究中，这种行为并不为人所知。针对注意力缺陷多动症和抽搐症有大量的诊断量表，但针对过度探索行为却没有任何诊断量表。[36]

　　一旦注意力缺陷多动症和过度探索行为之间的概念差异得到澄清和解释，对富有临床经验的医生来说，它们就变得易于识别。它们会与医生的临床经验产生共鸣，事后看来简直显而易见——这是一个明确的信号，表明这种区别是真实的、必然的，代表了重要的临床现实。虽然对探索行为的描述不如对抽搐症那么多，但探索行为可能相当极端，并且具有强迫性。患有图雷特综合征的人有时会产生一种不可抗拒的冲动，即使会伤害到自己，也要触摸环境中的随机物体，比如抓取亮着的灯泡；即使违反社会规范，并且会带来令人不快的后果，包括被警方逮捕，也要去摸陌生人；嗅、舔甚至咽下不可食用的物品，以体验它们的味道和口感；等等。他们也可能会产生一种不可抗拒的模仿他人运动的冲动（如模仿某人的步态或姿势），这被称为模仿行动；或者模仿他人的发声（如模仿某人的口音或语调），这被称为模仿言语。尽管这两种模仿倾向被归类为抽搐型或多动症，但实际上它们都不是，它们是探索行为。据报告，患者还有一种涉及探索行为和抽搐的特殊行动：从模仿行动或模仿言语，逐渐成为重复的运动性抽搐或声带抽搐。这与在双侧前额叶皮质损伤患者身上经常观察到的场依存行为和持续症的动力学非常相似（关于双侧额叶损伤患者的动力学，在第 7 章中可以找到一个例子）。[37]

　　由于右额叶皮质纹状体功能障碍，甚至可能存在这样一类患者，他们在临床上具有过度探索行为，但不伴随抽动症。这些患者根本不会被认为患有图雷特综合征。相反，他们很可能被误诊为注意力缺陷多动症，尽管事实上其基本机制是图雷特综合征的一种。只不过，他们具有右侧的偏侧神经解剖学表现，而不是左侧。

所有这些似乎非常有道理，但是我这个"半侧图雷特综合征"理念存在一个主要问题：如何在患者身上真正识别它？在帕金森病中，你不需要任何复杂的设备即可注意到左手或是右手的震颤更显著。在图雷特综合征患者身上，不存在这种干干脆脆的偏侧化症状。

几年前我在奥斯陆做过一次演讲，其间提到了"半侧图雷特综合征"这个想法。当时，挪威的讲座主持人建议我们一起看看他们采集的一系列数据，这些数据来自患有图雷特综合征的儿童和青少年。设计半侧图雷特综合征检查索引的一种方法是，比较两只手的运动速度。对惯用右手的正常人来说，他的右手通常有点快，但并不比左手快很多。如果左手比右手快，表明受试者有左半脑功能障碍，如果右手比左手快，则表明受试者有右半脑功能障碍。挪威神经心理学家谢尔·托雷·霍维克和梅雷特·厄于耶与我做了一次这样的分析，对象是奥斯陆大学研究的一组图雷特综合征男孩样本。结果，出现了三种情况：右半侧图雷特综合征（左手比右手快，大概是由于大部分左额叶皮质纹状体有功能障碍）、左半侧图雷特综合征（右手比左手快，大概是由于大部分右额叶皮质纹状体有功能障碍）和一个对称的模式（大概反映了左、右额叶皮质纹状体功能障碍的严重程度相当）。当我们查看这些男孩在早期评估中得到的诊断结果时，数据说明了一切：大多数右半侧图雷特综合征病例被一致诊断为图雷特综合征，所有左半侧图雷特综合征病例都被诊断为图雷特综合征"伴有其他疾病"——主要是注意力缺陷多动症，而那些双侧对称的病例则在这两种诊断中均匀地分布。[38]

对于图雷特综合征，为什么男孩和女孩的患病率大不相同？可能主要是因为研究人员没有认识到过度探索行为也是一种独特的症状，并且过度限定了图雷特综合征的诊断标准。根据疾病控制中心的数据，这种病在男孩中的发病率比在女孩中高三倍。[39]为什么会这样呢？对偏侧额叶病变的性别差异的研究提供了一个可能的答案。然而，在男性中，左侧和右侧前额叶皮质损伤会导致明显不同的症状（前者导致持续症，后者导致场依存行为，即对环境的依赖），而在女性中，无论左侧前额叶损伤还是右侧前额叶皮质损伤，都能引起场依存行为，但持续症不然。[40]因此，根据三层结构的设想，是否有这个可能：对男孩来说，左右额叶皮质纹状体失调的结果分别是抽搐症和过度探索行为，而对女孩来说，两者都会导致过度探索行为？如果是这样，那么将患有图雷特综合征的女孩误诊为其他疾病的情况比在男孩中更常见。

上述讨论的含义颇具挑衅性，它们表明，许多被（错误地）诊断为注意力缺陷多动症的病例实际上是过度探索行为的病例，患者对新奇事物的异常兴趣不再具有任何建设性目的，并且完全适得其反。反过来，这意味着许多被诊断为注意力缺陷多动症的病例被误诊了，这些患者实际上是图雷特综合征患者。不少因注意力缺陷多动症诊断而服用兴奋剂药物的儿童会出现抽搐的状况。有消息来源称，尽管兴奋剂和抽搐之间的因果关系受到质疑，但在接受这种治疗的儿童和青少年中，高达25%的患者出现了抽搐。[41]这些很可能是图雷特综合征患者被误诊为注意力缺陷多动症引起的，并且可能仅仅是冰山一角。这个问题特别重要，因为在我们的社会中，儿童常常很容易被诊断为注意力缺陷多动症，而一经确诊，医生就会对他们随意使用兴奋剂。过度探索行为是这样一种症状，即抑制不住对新奇事物的兴趣，从而弄巧成拙。这是一种需要进一步被研究的未被承认的障碍，有可能得到更好的诊断和治疗。

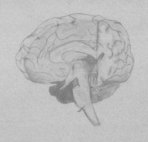

定向漫游和创造性火花

不是猴子能做的事

多个大脑结构如何共同推动人类的创新和提升人类的创造力？我们已经得出结论，任何企图把这个过程与大脑的某个部位"绑定"的做法都是徒劳的。这个过程似乎也不可能被简化为单一的心理操作。针对创造力本质的探索由来已久，比对创造力的认知属性和大脑机制进行系统研究的历史长得多。早在创造力成为心理学家和神经科学家正式研究的一个时髦课题之前，创造性过程难以捉摸的机制就已经吸引了一些重要的专业人士。像沃尔夫冈·莫扎特、阿尔伯特·爱因斯坦、亨利·庞加莱、雅克·阿达马和其他一些著名艺术家和学者，都曾试图搞清楚非凡的创造力背后的机制，他们在散文和私人信件中写下了一些想法。布鲁斯特·吉赛林编辑了一本文集，收录了他们的一些著作，本章后面会提及这本文集中的内容。[1]

很久以前我们就知道，至少要区分新奇想法的"产生"和随后的"选择"；从逻辑上讲，前者必须先于后者。这两部分都笼罩在神秘之中，但比起"选择"，我们可能对"产生"更一无所知。虽然认知过程的选择性多年来一直是系统研究的主题，但是很少有人积极探索如何产生新奇内容这一问题，关于这个问题的研究也不是任何认知心理学传统的固定内容。因此，从一个不同的学科——进化生物学——引入一种范式来拯救我们的研究就不足为奇了。唐纳德·坎贝尔首先将一种范式引入了创造力研究，这个范式有时被称为"无目的变异和选择性保留"（BVSR）。[2]根据这一理论，新奇内容基本上是随机生成的，随后是选择过程，"小麦"与"麦壳"被分离开来：一小部分随机生成的内容被判断为良好，并被保存下来，其余部分则被丢弃。

创造性过程始于随机的、不受约束的创意，这一观点之所以有市场，主要是因为它让认知科学家摆脱了"创意到底是怎么产生的"这一艰巨挑战；这是一种概念上的逃避，科学家在一怒之下，只好接受了这个理论。但仔细研究一下会发现，"无目的变异和选择性保留"理论有好几个问题。

第一个问题是组合。鉴于"无目的"产生的想法的数量是无限的，可能需要太长的时间才能产生对该机制有用的信息，因此这是不现实的。20世纪初，法国数学家埃米尔·博雷尔提出了"无限猴子定理"，其基本想法是：一只猴子（或一群猴子）在打字机前随机敲击键盘；如果有无限的时间，猴子迟早会（估计是迟而不是早）打出莎士比亚的全部作品，以及许多其他的差得很远的作品。但一只猴子的生命是有限的，富有创造力的人类科学家、作家或艺术家的生命也是有限的，祝他们好运！几乎可以肯定的是，在一只猴子打出任何一首十四行诗之前，它早就进了天堂，而类似的命运很可能也会等待着一个平凡的人。

很长时间以来，总有人认为创造性过程的中心是"精神漫游"。不过，虽然强大的计算机善于快速浏览所有可能的选项，并选出符合某些标准的选项，但人类却不能。艾伦·纽厄尔和赫伯特·西蒙对国际象棋棋手进行了研究，得到的结果显示，为了做出有效的决策，人类在决策初期就必须有一定的选择性，甚至在试验过程中也必须有所选择。[3] 严格从信息角度来看，为了让人能够忙得过来，创造性过程中的精神漫游需要从一开始就受到某种限制。决策不是猴子能做的事！

　　第二个问题是创造性过程的现实问题。一个错误的假设是，人们可能在先前没有对某个领域产生兴趣或有所认识的情况下获得伟大的创意，只要偶然产生一些精神上的"麦壳"，凭运气就能够碰上几粒"麦子"。不，在现实生活中，创造性的突破通常是长期持续的精神或艺术努力的结果。创造性的突破通常来自这样的人：他在自己所选择的领域工作了数年甚至数十年，他已经是一位成功的大师。创造新事物的能力通常植根于对旧事物的熟练掌握，即使这种能力最终使人抛弃了旧事物。这意味着，在创造性过程中有一些约束条件。

　　在本章，我们将介绍创造性过程及其大脑机制的一个新的概念，其中受制约的和不受制约的组成部分交织在一起，受制约的组成部分在前。我们将这个过程称为"定向漫游"。

极端的前额叶

双稳态

为了理解大脑如何追求新奇性，并形成创造性的解决方案，请考虑"双稳态"这一概念。这是神经科学家从数学中借来的概念，在塑造我们思考大脑的方法方面具有极大的影响。"双稳态"的概念在这里仅仅是一个启发式隐喻，在这个意义上它是有用的。

双稳态是自然界和人造设备中的一种基本现象，这个概念在物理、化学和生物学中被广泛使用。如果一个系统的行为特点是在两种状态之间转换，那么我们就称它为双稳态。以二进制形式存储信息的电子系统就是基于双稳态的。按一下就露出笔尖，再按一下笔尖就缩回，这种圆珠笔中的弹簧是双稳态的。在生物学中，细胞分化也是一个双稳态过程（见图 7.1）。

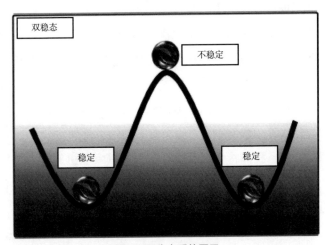

图7.1 双稳态系统图示

注：由于重力作用，这个系统会达到两个稳定状态中的一个。

前额叶皮质和大脑其他部分之间的某些基本相互作用也有这样的特征：虽然在字面意义上可能不是很强的双稳态，但在功能上接近双稳态。将这个概念引入我们的故事不仅仅是一种修辞；这一概念很清晰，并且能有效地指导我们设计前额叶皮质与大脑其余部分的交互的计算模型。

额叶超活化和额叶功能低下

正常人在清醒的时候，特别是处于精神活跃状态时，前额叶皮质比其他皮质更具生理活性。这种现象被称为额叶超活化，许多神经成像技术［诸如测量葡萄糖代谢水平的正电子发射型计算机断层显像和测量大脑不同部位的电活动的脑电波 (EEG)］已证明了这一点。在第 4 章中，在讨论中央执行网络和"任务正激活"大脑状态时，我们已经提到过额叶超活化这个词。但是在某些状态下，额叶激活水平会降低，在被称为额叶功能低下的情况下，前额叶皮质与其余皮质的生理激活水平之间的关系有时甚至可能被逆转。健康的人在睡觉、催眠和恍惚的状态中，大脑通常处于额叶功能低下状态。某些精神疾病，如精神分裂症和严重抑郁症，也会导致额叶功能低下。如果前额叶皮质有创伤性损伤，或因痴呆症受到大脑萎缩的影响，则大脑通常处于额叶功能低下状态。我们将在本章后面讨论一些这样的情况。

即使在健康的人群中，额叶超活化和额叶功能低下两种状态也可能呈现极端的形式。在高风险和时间受限的情况下解决问题，常常带来极端的额叶超活化。相比之下，冥想状态则带来额叶功能低下。[4]

接下来，我们将分别考虑这两种状态的例子。尽管没有这两种情况下大脑状态的实际记录，但我确信这两种情况都与极端（但相反）的额叶激活水平相关。好的方面是，这两个例子都不是人为筹划的实验，而是来自现实生活中的事件——它们是在我自己身上发生的。在其中一个（额叶功能低下）例子中，我是一个迷茫而被动的观察者；在另一个（额叶超活化）例子中，我是一个倒霉的人，好在我活下来了，所以才能在这里给你们讲故事。

额叶功能低下：在印度尼西亚陷入深度恍惚

作为一名临床医生，我总是会遇到被额叶功能低下状态影响的患者，但在多年前的一次旅行中，我自己遭遇了最惊人的额叶功能低下。我有一种相对温和的瘾：（现在仍然）对东南亚上瘾，尤其迷恋印度尼西亚。我曾以徒步、乘汽车、坐船、坐飞机等形式穿越过这个群岛。我曾在巴厘岛看过精心策划的印度教寺庙游行，也曾在苏拉威西岛看过塔纳托拉雅的祭祀仪式。在科莫多岛上，我曾在一个供巡逻人员居住的小房子中过夜，支撑着这个小房子的支柱上雕刻的栩栩如生的龙，陪伴了我整个晚上。而在爪哇东部，我遇到了一场神秘的舞蹈。

那时我刚在位于古老的皇家城市——日惹市的加札马达大学参加完一场会议，决定在余下的时间里做一个完完全全的观光客。当我穿过一个没有什么特色的村庄时，看到路边聚集了一些人，就停下了吉普车想去看看。当时我觉得可能会停留5~10分钟，但我最终在那里待了一整天——我被自己看到的东西迷住了。

当地村民围成了一圈，中间是一群年轻人，他们在安装一种像木马一样的东西（我后来发现它们是用藤条编成的），就是孩子骑的那种。安装好后，他们就开始以一种越来越机械化的方式骑马。人群开始击打加麦兰（印度尼西亚传统打击乐器），声音很有节奏感且越来越快。一些年长的男人从人群中走出来，在骑手眼前，像钟摆一样挥舞着明亮的物体。随着加麦兰和"钟摆"的节奏越来越快，年轻人骑藤马的速度也越来越快。他们的眼睛变得呆滞，姿势僵硬而机械。他们陷入了恍惚状态。

随着这些年轻人越来越深地陷入恍惚状态，他们的行为越来越狂野（我能想到的最好的形容词）。他们跳下藤马，沿着周围棕榈树的光滑树干冲了上去——似乎违背了重力法则，他们用牙齿咬开椰子，又以违背了物理法则一般的敏捷从树上下来。不知何时，在他们周围出现了一些玻璃板，他们抓住玻璃板，大嚼玻璃，但没有遭受任何明显的伤害。他们又把火放在嘴里。然后他们再次登上藤马，继续狂奔。我曾经读到过印度苦行者的类似壮举，但一直认为这只存在于诗歌里，或是在旅游景点为招徕游客所进行的表演，直到这次我亲眼看到了这种活动。尤其值得注意的是，这些主角显然不是专业的表演者，整个活动也不是旅游景点的节目。表演者是村里的年轻人，他们随意地穿着 T 恤和牛仔裤，而我是人群中唯一的外人。

与此同时，年轻的骑手明显已经疲惫不堪，但无法结束这一过程。人群中一些年长的男人对年轻骑手的强烈关注表明，后者正在接近危险状态（我不确定这种预料之中的危险是怎样的，但我怀疑，伴随着闪亮的"钟摆"和有节奏的加麦兰，这种恍惚状态下超同步的脑电活动可能会让年轻骑手癫痫发作）。忽然之间，就好像是对年轻男子的举止变化做出了反应，这些年长的男人走进人群中央，从马上拉下一个，然后又拉下另一个。这些年轻人虽然被拉下了马，却无法摆脱恍惚状态，继续有节奏地扭动，身体仍然像紧张症患者那样僵硬。然后，两个年长的男人举起一个骑手，扛着他的脚和肩膀；被举起的年轻人身体像木板一样僵硬。这时第三个年长的男人跳到年轻人的躯干上，打破了他身体的僵硬，并把他"折叠"起来。这个年轻人摇摇晃晃地走向了村子的方向，眼神仍然呆滞。一会儿他就不见了。半小时后，他又回来了，加入了观众群，状态仍然不稳定。与此同时，不同的年轻人又走出人群，走进人群中央，骑上腾空的藤马，继续跳舞。我回到了日惹的酒店，试图消化刚刚看到的东西。

　　我目睹的神秘事件被称为"加锡兰"（Jathilan，或马舞）。这是爪哇东部的一种传统舞蹈，充满了神秘力量的象征意义，它让人沉浸在深度的恍惚之中，我们常把这种恍惚与短暂的额叶功能低下联系起来。最近，我在巴厘岛观看了一场类似的舞蹈，在那里它被称为"山海扬加蓝"（Sanghyang Jaran）。跳舞时，一个表演者在各种有节奏的吟诵声中沉浸在恍惚状态中，赤脚踩在篝火上，动作机械，姿势僵硬，面部表情奇怪而扭曲。他肯定处于短暂的额叶功能低下状态（见图 7.2）。[5]

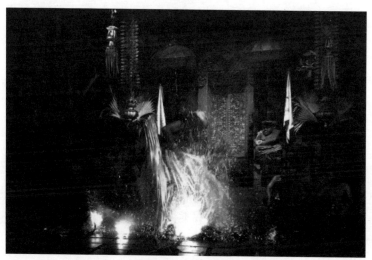

图7.2 巴厘岛上的"山海扬加蓝"舞蹈表演

额叶超活化：在意大利差点被淹死

在额叶超活化这个故事中，我是一个倒霉的主角。那时我27岁，刚刚从苏联移民出来，在前往美国的路上，我在罗马待了几个月。那是 7 月中旬，那座城市热得像开锅了一样，去地中海游泳听起来是一个好主意。我乘坐郊区列车前往海边小镇奥斯蒂亚，直奔海滩而去，一头扎进海水中。接下来我记得的事是，我被一股强大的急流拉了进去。我在波罗的海边长大，游泳游得相当好，但这股急流与我之前遇到的所有情况都不一样，我的挣扎只会使我更加无助。当我被拉进去时，我脑海中很清晰地出现了一个想法，我用冷淡而疏离的语气对自己说："我溺水了，危在旦夕。"我没有感受到任何情绪。那种疏离感与人格解体差不多，但又有一种强烈的专注感。一个主意

183

突然出现在了我的脑海里，我以前肯定在某个地方读过这个主意：在这种情况下，不要试图到水面上去，而是做相反的事情，尽可能潜入水下并朝着海岸游。我就是这样做的，过了一会儿，我被海浪冲到了到处都是鹅卵石的海滩上。安全抵达陆地之后，我环顾四周。海滩上到处都是享受日光浴的人，但没有人下水，当地人一定知道这个地方有问题。我想不起来自己是怎么得知这个很可能救了我性命的办法的，我甚至不确定自己是否读过它，这可能是纯粹的即兴创作，但我确实没死，还能在这里讲这个故事。回想起来，我很难想象我的生活中还有任何其他的事件，能够使我在紧急时刻如此专注，但又如此不掺杂个人情感，没有任何感觉。我深信，如果当时我的大脑被扫描，就能看到一种极端的额叶超活化状态。

这两个例子是由一般的健康人遇到的不寻常情况引发的，一个是短暂的额叶超活化，一个是短暂的额叶功能低下。相反，持续的额叶超活化或额叶功能低下是大脑障碍的表现。当某些形式的精神分裂症患者受到认知任务的挑战时，会出现病理性额叶超活化现象。[6]也有报道称，头部曾多次受伤的美国职业橄榄球大联盟（NFL）球员退役之后，在完成对额叶有挑战性的认知任务时，也会出现这种情况。[7]在这些病例中，认知任务对健康的人来说并不特别具有挑战性或压力感，但对患者来说，其额叶可能承受的压力非常大。在服用过某些致幻物质的人身上，也能观察到这种情况，尽管在成瘾情况中，额叶功能低下更常见。[8]

病理性的额叶功能低下比病理性的额叶超活化更普遍。如前所述，病理性的额叶功能低下在许多精神疾病和神经系统疾病中已有记载，并且可能有多种形式。[9]在本章的后面，我们将讨论一名年轻男子遭受严重脑外伤的情况。他在完成记忆任务过程中表现出来的认知缺陷是由前额叶皮质大量缺失造成的——这是额叶功能低下的一种极端情况。

背外侧双稳态：灵感和汗水

到目前为止，我们讨论的额叶超活化和额叶功能低下现象似乎都是全局性的。但它们中的任何一个都不太可能对整个额叶产生同样的影响。我们已经知道，额叶由不同的部分组成，这些部分在解剖学和功能上都是不同的，并且额叶超活化和额叶功能低下可能在额叶的不同部分具有更具体和更不极端的形式。我们感兴趣的额叶区域，是前额叶皮质的侧面。如前所述，它由背外侧和腹外侧组成，但为了便于讨论，我们将它们放在一起考虑，整体命名为"背外侧前额叶皮质"。背外侧前额叶皮质也可能以这样一种方式发挥作用，即使额叶超活化和额叶功能低下两种状态交替出现，接近双稳态。我们对此特别感兴趣。

这给我们带来了"灵感"与"汗水"的关系这一长期以来的难题。它们在创造性过程中各自扮演什么角色？多年以来，在科学文献中，尤其是在大众媒体上，关于这个问题总有或严肃或激烈的争论，但没有结论性的答案。人们的意见不同，并且经常倾向于极端。到底是像谚语所说的那样，天才就是"95％的汗水和5％的灵感"和"练习，练习，练习"，这就能让你到卡内基音乐厅演奏？还是创造力本是一种天赐之物，幸运的少数人不用任何努力就有这种天赋？除此之外，"灵感"和"汗水"的神经生物学意义到底是什么？

我认为，要产生创造性火花，既需要汗水，也需要灵感，还需要通过大脑中的一系列事件来触发，最终的触发事件是我们称之为"定向漫游"的行为。我们将研究这种"定向漫游"得以发生的可能情景。事实证明，这个过程是由额叶超活化和额叶功能低下的复杂交替所驱动的。在所有强度很大的思维过程中，额叶超活化的作用几乎是不言而喻的，我们称之为"汗水"的，持续的、目标导向的努力可能需要大脑处于额叶超活化状态。简而言之，"汗水"意味着额叶超活化。但是，额叶功能低下的作用远不明显，它对认知起着建设性作用，这可能与人们的直觉相反。然而，有人提出，短暂的额叶功能低下在创造性过程中起着重要作用。[10]更广泛地说，神经递质去甲肾上腺素水平降低所引起的暂时性大脑活跃度降低也有着重要的作用。[11]

额叶功能低下状态或激活不足的大脑并不能带来任何有用的东西。它们只有在暂时性的额叶超活化和一系列其他神经事件一起构成的神经"舞蹈"中才有用。这意味着对创造性过程至关重要的是一系列广泛的前额叶活动，调节它们的是腹侧脑干（腹侧被盖区和蓝斑）中的多巴胺能系统和去甲肾上腺素能系统。这种调节能力的增强可能是创造性思维的重要组成部分，个体之间创新能力的差异可能与这种调节范围的个体差异相关，调节范围广，创新能力就强。事实上，根据阿利森·考夫曼及其同事的文献综述，脑电图研究表明，在完成发散性思维任务时，受试者的高于平均水平的皮质基础唤醒水平和低唤醒水平（增加的 α 频率活动）同时存在。许多科学家认为，这些思维任务需要创造力，也经常被用于创造力研究。[12]

工作中的乐高大师：创造性的汗水

在额叶超活化状态中，背外侧前额叶皮质勤勤恳恳地工作。它通过有意识的目标驱动过程来操纵存储在大脑中的心理表征，就像玩乐高颗粒一样，将它们组装成新的形态。其中一些方面已经在第 4 章中说过了，在此不再赘述。

中央执行网络（如我们在第 4 章和第 6 章中讨论的）反映了背外侧前额叶皮质在访问和操作存储在大脑其他部分的信息时的刻意的过程，当我们努力地、刻意地、有意识地完成一个特定、明确的认知任务时，这个网络就会被激活，这也是它为什么有时被称为"任务正激活"网络。当科学家检查网络中不同组成部分被激活的时间顺序时，很明显该网络的激活是由前额叶皮质驱动的。[13] 额叶超活化在起作用！

前额叶皮质的目标导向机制能够促使创造性过程开花结果，尽管并不总能成功。不过，即使没有足够多的答案可供搜索，在大多数情况下，由前额叶皮质引导的，对解决方案的目标导向式搜索也是必不可少的，只有这样，才能为众所周知的"创造性火花"奠定基础。

休息中的乐高大师：还没有创造性的灵感

当背外侧前额叶皮质处于额叶功能低下状态时会发生什么？我们前几章讨论的大脑网络之间是怎样互动的？当中央执行网络运行时，由额叶控制的后皮质回路中会发生什么？它们不会消失，不会去"睡觉"。恰恰相反，在这种情景中，当背外侧前额叶皮质处于额叶功能低下状态时，大脑的这些部位中发生的事情可能是创造性过程的奥秘。

当中央执行网络不再活跃时，默认模式网络可能会变得活跃（两个网络是"反相关"的，即当一个网络开启时，另一个网络关闭），但是这两个网络思考的是不同的事情，并且在后皮质中连接的是不同的脑回路。中央执行网络开启后会激活后颞叶、顶叶和枕叶回路。现在中央执行网络关闭了，它们可以独立运行，不再接受前额叶皮质的监督和指挥，就像没有指挥的管弦乐队，或是没有经理的公司一样。现在，这些区域内的大脑激活的传播，严格地受到它们在后皮质内的内部连接的引导，而不是由前额叶皮质确定的目标或计划来引导。我们可以将这些过程视为无方向的精神漫游。无论是恍惚还是催眠，这都是一个健康的人可能在睡眠中或任何梦幻般的状态中所经历的。要了解在没有额叶参与时大脑后皮质中发生了什么，最好是研究额叶病理学的临床病例。让我们来看多年前我的一个年轻患者的例子。他在一次事故中头部受伤，必须接受神经外科手术，去除双侧额骨周围的大部分前额叶皮质（见图7.3）。

我让患者听一个故事，并立即回忆这个故事；我坐在他面前，用便携式录音机录下他的叙述。这个故事名为"母鸡和金蛋"，是一个经典寓言，内容如下。

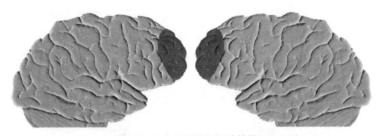

图7.3　患者双侧额极切除的图示

一个人有一只能生金蛋的母鸡。这个人很贪婪，想要更多的黄金。所以他杀了这只母鸡，把它的肚子切开，希望在里面找到更多的金子。但肚子里一点金子也没有。

下面是患者的回忆：

一个人有一只母鸡……或者说母鸡是自己的主人。它能下金子……那个人……母鸡的所有者想要更多的黄金……所以他把母鸡切成了块，但没有金子……根本没有金子……他把母鸡切呀切……还是没有金子……母鸡肚子里是空的……所以他一次又一次地找……没有金子……他到处找……磁带录音机正在进行搜索……他们到处看，周围没有新的东西……他们让录音机开着，有些东西在扭曲……一些数字，0，2，3，0……所以他们录下了所有这些数字……数字并不是很多……这就是所有其他数字都被录下来的原因……结果并不是很多……所以，一切都被录下来……我告诉你啊……那里只有五六个数字……（我问：你讲完了吗？）……还没有，我很快就会讲完……所以，那里只有五六个数字……当他们乘坐 5 路公交车时，所以你就到那里去，转乘 5 路公交车前往鲍曼广场，继续前进，在这里下车……然后你再次乘坐 5 路公交车……（独白继续。）[14]

这段回忆一开始并不是特别糟糕，这表明病人的记忆本身并未受到严重损害。但是，当故事的主旨已经被讲完之后，他没有停止回忆，而是继续精神漫游，患者不能自已，而多余的内容悄悄进来了。仔细观察多余的内容，我们发现它有两种类型。首先，不断重复相同的内容、单词和短语，一遍又一遍。患者被"卡"在相同的内容中，无法继续前进。这种现象被称为持续症，是额叶病理学的常见症状。其次，患者转而描述次要的外部物体或事件，以及与故事完全无关的内部联系，这些东西不断地进入他的叙述——就像对我的录音机的描述以及 5 路公交车一样。这种现象被称为场依存行为，是额叶病理学的另一种常见症状。它们类似于在许多患有精神分裂症的人身上观察到的"松散联系"。当然，精神分裂症与这位患者遭受的创伤性脑损伤大不相同，但是精神分裂症患者的额叶也受到了影响，这也是导致场依存行为出现的原因。

我的患者遭受了双侧额叶损伤，同时具有两种症状——持续症和场依存行为。单侧的额叶损伤又如何呢？还记得第 6 章中的三层结构吗？根据我们以前的研究，当额叶损伤只影响一个半脑时，至少在男性身上，两种症状是分离的：左侧前额叶皮质损伤导致持续症，右侧前额叶皮质损伤导致场依存行为。[15] 在第 6 章中简要描述过的我们后来的研究显示，在间接影响左额叶或右额叶的皮质下疾病——如帕金森病和图雷特综合征中，也存在类似的分离。[16]

看起来，当左右两个后皮质区域——左右顶叶、颞叶和枕叶被剥夺了"成熟"的监督（由背外侧前额叶皮质执行）而自由活动时，它们会犯不同形式的错误。这能表明它们在结构上的差异吗？

当左半脑单独工作时，即使它面临的认知任务需要它切换进程，它还是使用自己的方法，最终被"卡"在特定的进程中，无法切换到其他进程。当右半脑单独工作时，它会表现出非常不同的行为：它不停地从一件事跳到另一件事，即使它面临的认知任务需要它"原地不动"时，它也做不到。左半脑会被"卡住"，右半脑则会"乱逛"。左半脑沉重，右半脑轻盈。任何一方都不能单独完成任务，它们在某种意义上会以不同的、相反的方式失败。

大脑的小世界特性

这两个半脑的神经组成到底有什么不同，使它们的表现如此不同甚至相反？为了理解这一点，我们需要引入"小世界网络"的概念。像"双稳态"的概念一样，"小世界网络"的概念是神经科学家从数学中引入的。如果一个网络

（或一个图像）的结构结合了两个看似不可调和的属性，那么我们就说它具有小世界特性：局部节点具有高度的聚集性（"cliquishness"），与此同时，甚至不相邻的节点都可以通过相对较少的步骤连接起来。在典型的小世界网络中，某些节点是特别多的连接线汇聚成的枢纽（见图 7.4）。[17]

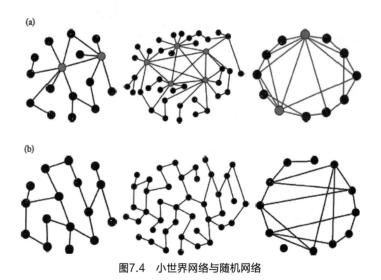

图7.4　小世界网络与随机网络

注：（a）小世界网络。（b）随机网络。在小世界网络中，即使是相距很远的节点也可以通过很少的步骤实现连接。浅灰色节点是中枢。这些网络由安东·沙波瓦洛夫设计。

　　"小世界网络"的概念是在一个抽象的数学学科中发展起来的，这个学科叫作图论，它为描述各种各样的系统提供了强大的工具：以地铁站为节点的交通网络，以人为节点的社交网络（请想想"六度分隔理论"），或者大脑的神经网络模型。在最后一种情况下，神经元组甚至单个神经元是节点，它们之间的突触连接是步骤。小世界网络的优点之一是局部加工和全局集成的最佳平衡，[18] 有人还提出，当网络演变为处理高度复杂的信息的网络时，就会出现这些特性，哺乳动物大脑的进化就是这样。[19]

正是神经影像学和复杂计算方法的发展将图论引进了神经科学。人们越来越意识到，为了理解大脑的功能，有必要了解大脑不同部位的相互关系。科学家随后开发了几种尖端的神经影像学方法，用来研究大脑中的连接模式。这些方法已经具有了一定的精度和以前不可想象的细节。结果，相关研究生成了大量复杂的数据集，这类数据集刻画了大脑中错综复杂的连接模式。图论提供了一种数学方法来揭示隐藏在这些数据中的原理和规律。

事实证明，大脑皮质内的许多连接模式确实是小世界网络。此外，事实证明，右半脑内的连通性比左半脑内的连通性更符合小世界规则。相比之下，左半脑包含更多紧密的局部邻域，邻域内部联系紧密，但邻域之间的联系很少。这两个半脑的连接模式的差异似乎相当顽固。而且，这种差异不是人类独有的，研究人员在非人类灵长类动物中也发现了这种差异，这与我们在第 6 章中对各物种间广泛具有半脑不对称性的观察是一致的，我将在第 8 章中进一步讨论。[20]

与本书提出的大部分观点一致，两个半脑的连接模式的微妙差异似乎反映了，贯穿整个进化过程的计算适应性与人类认知并不是唯一相关的。左半脑中灰质与白质的比例比右半脑高，这表明右半脑比左半脑更依赖远距离连接。[21] 这就解释了为什么单独工作时，左半脑的激活模式更可能"卡"在特定的神经区域内，导致持续症，而右半脑的激活模式更可能在更广泛的皮质区域内漫游。

定向精神漫游：创造性火花

精神漫游是一个有用的过程，还是仅仅是一种精神失常？与生活中的许多事情一样，答案是"是也不是"。我们有充分的理由相信，当有意识的、有系统的努力徒劳无功时，精神漫游是一种拯救。但为了实现这一点，必须在此之前持续一段时间的额叶超活化状态，刻意去解决问题。

徒劳无功并不意味着彻头彻尾的失败。刻意努力在创造性过程中与精神漫游共同发挥重要作用。正是这两个过程的结合——一个是由超活化的额叶刻意引导的，另一个是自发的，从额叶超活化状态的额叶控制中被"解放"出来，并在这些过程之间来回切换，才使得创造性过程富有成效并最终取得成功。如果完全靠自己，精神漫游是没有任何方向的，也不会有成果；我们在某些形式的精神分裂症中观察到这种无用的精神漫游，并且它会对额叶造成巨大的损伤，就像我的那位患者一样。创造性过程中由额叶引导的有意识的、需要努力的部分为随后的精神漫游提供了锚定点，能约束和指引它。

这里是一个粗略的假设性的草图，可以说明这一切在神经生物学上意味着什么。一个创造性过程通常始于一个有意识的想法，即需要完成什么，即使它含混不清、不精确。正如我们前面讲过的那样，一个从未思考过某个主题的人通常不会产生新的想法；即使主观经验告诉我们，有时新的想法会"突然冒出来"，它也只会发生在一个准备好的头脑中。创造性思想的诞生始于由前额叶驱动的过程，它激活了分布于整个后联合皮质（顶叶、颞叶和枕叶）中的、巨大的皮质网络内的某些区域。此时，大脑处于特定任务（"任务正激活"）的额叶超活化状态。在皮质内，被激活的区域可能完全不同；它们并没有被整合到一个单一的强关联的网络中，它们的不同性质造成了这种主观感觉：虽然你对你想要完成的事情有一些模糊的认识，但你并不清楚如何才能做到。但是，在额叶超活化状态中，被激活的这些不同区域将限制稍后出现的精神漫游。我们将网络内被激活的不同位置称为额叶超活化状态的神经锚定点。

额叶功能低下状态中的精神漫游几乎可以"填补空白"。额叶超活化状态下会形成一些神经锚定点，精神漫游首先找到脱节的神经锚定点之间的路径。很显然，在一个拥有小世界特性的网络中，这一步可以更容易地被完成。在额叶超活化状态中，大脑将锚定点标记为一个连通的网络，而在精神漫游中，锚定点之间的路径周围的皮质区域会与锚定点整合在一起。运气好的话，这种整合就能带来针对科学难题或艺术追求的理想解决方案。精神漫游是广泛的皮质区域自发活动的产物，特别是在广泛的联合皮质（顶叶和颞叶）内。与此同时，额叶要么是全局性不活跃（如在睡眠中，在催眠状态或某种游离状态中），要么因为转向了其他事情，而对手头的任务不活跃。有创造力的个人经常提到，他们有过带着突破性想法醒来的经历，而这些想法早先是被忽略的。这可能不是巧合。但是精神漫游要想成功找到解决方案，就必须被引导，并且为了实现这个目的，首先需要在刻意的额叶超活化状态下解决问题。这两个过程的结合才是定向精神漫游。

因为精神漫游不是有意识的刻意努力的产物，所以有创造力的个体几乎意识不到它的存在。在大脑将锚定点标记成一个网络的时候，这个网络内部的大脑激活仍然微弱和短暂，因此，人感觉是在解决方案的"边缘"，但不知道方案是什么。当网络最终形成，并且其内部的激活具有一定的强度和时长时，解决方案就会在大脑中显现出来。"奇妙的创造性火花"处在"边缘"和"清楚知道解决方案"这两种状态之间。这个过程很可能是迭代的，在此期间，大脑批判性地审查额叶不参与的精神漫游产生的许多候选解决方案，再由额叶驱动，有意识地接受或拒绝这些方案。

两个半脑的精神漫游的特征不同，受到其组织差异的制约。在左半脑中，精神漫游由紧密结合的局部区域组成，它们之间的相互作用较少，因此精神漫游很可能会滞留在几个这样的区域内。并且，如果锚定点远离新皮质，则精神漫游不太可能将锚定点连接起来。而右半脑的小世界特性更好，所以右半脑中的精神漫游可能会传播到一个更广阔的区域，在连接网络的远端锚定点方面取得成功的可能性更大。亨利·庞加莱所说的将"从相距甚远的区域中提取的元素"连接起来的能力对创造性过程至关重要。一些优秀的研究者肯定了这个观点。他们的意见值得注意，不是因为他们是"研究创造力的人"，而是因为他们具有本领域中顶尖的创造性思维，正如庞加莱在数学和物理学方面具有顶尖思维一样。[22]

右半脑更有利于高效的精神漫游，也更有利于连接距离遥远的点，这使它更容易产生这种"奇妙的创造性火花"。这种"火花"不易被察觉，能带来突然受到启示的魔幻般的主观感受。但是，左半脑中组织得更紧密的局部神经通路一旦发育完成，就可以更有效地存储完善的表征。在一个明确的"逻辑结构"出现之前，这个过程具有主观、模糊的组合性质。阿尔伯特·爱因斯坦曾写给法国数学家雅克·阿达马一封非常有创造力的信来讲述创造性过程，这封信反映了这种模糊的组合性质。[23]

虽然在默认状态下，大脑似乎（而且是欺骗性地）在休息，但正如我们已经知道的那样，默认状态在左半脑更显著（但不只在左半脑才有），这种状态由以前形成的想法和关注点驱动。主要（但不仅仅）在右半脑后皮质中进行的精神漫游会将锚定点连接起来，锚定点也就是在之前的额叶超活化状态中被激活的神经点。这并不一定意味着默认模式网络在这个过程中不起作用。在定向精神漫游中，中央执行网络与默认模式网络之间的相互作用的性质是什么我们还不是特别清楚，但可以肯定的是，中央执行网络推动这一过程中需要努力的环节，由外侧前额叶皮质的超活化状态主导，其成果是标记了神经锚定点。相比之下，在似乎毫不费力的精神漫游中，大脑由默认模式网络接管，外侧前额叶皮质处于额叶功能低下状态。你会想起，在默认模式网络中，额叶的不同部分——眶额和腹内侧区域是活跃的。它们也投射到后联合皮质中，但激活不同的网络，反映了不同的想法和关注点。结果，中央执行网络起作用时，激活了一些神经锚定点，当默认模式网络被激活时，这些神经锚定点就被嵌入了非常不同的神经网络中，于是出现了以前不可能出现的各种连接模式。因此，当中央执行网络不再起作用时，在后皮质中发生的自发过程从外侧前额叶皮质的控制中"解放"出来；现在，默认模式网络开始被激活，产生了轻微刺激。这两个因素结合起来，可能促成"奇妙的创造性火花"和创造性突破。

现在我要给出另一个警告。所有关于半脑特化的讨论都有可能给读者留下这样的印象，即左右半脑是以完全不同的方式被组织起来的。不，不是这样。这里讨论的差异是微妙的，每个半脑都有前面讨论的局部性和小世界特性。但它们的重点略有不同：在左半脑的布线中，局部性更为突出，而在右半脑的布线中，小世界特性表现得更明显。对局部性的强调有利于出现一个具有众多不同邻域的"深度缩进"网络，而对小世界特性的强调有利于出现一个"更浅的"网络，这个网络中的连接步数较少，连通性更好（见图7.5）。使用语义神经网络做出的人类大脑的计算模型已经证明，具有小世界特性的网络能够产生更丰富、更难预测的新奇激活模式——这是新想法产生的神经基础。[24] 赋予左右半脑在布线特性上的这种细微的差异，可能是进化的一个方案，用于协调和增强成功认知的两个基础——生成新解决方案的能力以及保留以前习得的知识的能力。

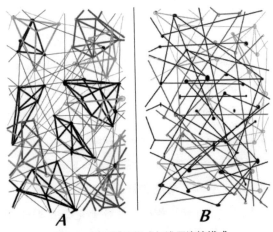

图7.5 深层连接模式与浅层连接模式

注：（A）深层连接模式在左半脑的皮质中更加清晰，（B）浅层连接模式在右半脑的皮质中更加清晰。

　　在创造性过程中，刻意的额叶超活化状态和漫游的额叶功能低下状态之间关系复杂。科学史上充满了关于创造性顿悟时刻的著名逸事，它们隐含了两种状态之间的复杂关系：阿基米德在洗澡时发现浮力，或者牛顿看到落下的苹果后发现了重力。如果不是这些伟大的思想家一直在思考这些问题，那么那些时刻都不会发生。阿尔伯特·爱因斯坦在时间上离我们更近，并且有明确记录显示，在顿悟出现之前，他花费了很长时间来系统地思考他的问题。20世纪初，雅克·阿达马找到当时的一些主要物理学家，其中包括爱因斯坦，让他们填写了一个问卷，目的是弄清楚他们的创造性过程的性质。下面是爱因斯坦的回信中的一段。

我亲爱的伙伴：

下面，我将尽我所能地简要回答你的问题。对这些答案，我自己并不满意。你做的工作非常有趣也非常难，如果你觉得有必要，可以问我更多问题，我愿意回答。

（A）写下的文字或说出的语言，似乎对我的思想没有任何作用。对我的思想有用的心理实体似乎是某些标志和或多或少有些清晰的图像，它们可以自行复制和组合。当然，这些元素和相关的逻辑概念之间有一定的联系。同样清楚的是，我的那种模糊的、与这些元素有关的思维游戏，其情感基础是一种愿望，即希望最终获得符合逻辑、相互联系的概念。但是从心理学的角度来看，这种联想游戏似乎是生产性思维的基本特征——在思维的结果与逻辑构造之间产生联系、可以将语言或其他类型的符号传达给他人之前，这种联想游戏就出现了。

（B）对我来说，上面提到的元素是视觉的和与肌肉有关的。只有在第二阶段，当上述联想游戏完全确定时，才能费力寻找传统的词语或其他符号。

（C）根据以上所述，和这些思维元素进行游戏的目的与人们正在寻找的某些逻辑关系类似。

（D）视觉和动力。在词语干预的阶段，对我来说，词语是纯听觉的，但它们只是在第二阶段才能干预思维。

（E）对我来说，你所说的"完全意识"是一种极限情况，永远不可能完全做到。对我来说，这似乎与意识的狭隘性有关。

备注：马克斯·韦特海默教授尝试研究仅仅把可复制的因素联系或结合起来，以理解这些因素之间的区别；我不能判断他的心理学分析在多大程度上触及了问题的本质。

致以友好的问候，

阿尔伯特·爱因斯坦[25]

创造性过程中的刻意努力与漫游状态的关系是迭代的：刻意努力在漫游状态之前，也在其后面。爱因斯坦感觉他的答案没有捕捉到这个过程的本质，这令人感兴趣，因为他的感觉是"写下的文字或说出的语言，似乎对我的思想没有任何作用"，并且"只有在第二阶段，当上述联想游戏完全确定时，才能费力寻找传统的词语或者其他符号"。这意味着，首先，"创造性火花"与额叶关系不大，并且主要和右半脑有关；其次，"创造性火花"后面跟着的是用象征术语表述的、更有意识的和刻意的构想——这基本上是左半脑的工作。举个鄙人的例子吧，我在莫斯科大学学习时，修了双学位，心理学和数学。我可以将爱因斯坦的这个论述与自己的经验联系起来。我还记得作为一名学生，曾在笔记上写道（并为此惊叹）：一旦一个数学定理被制定出来之后，制定它的心理过程，往往就与证明它的过程没有关系了。

许多具有创造力的人士说，自己有过近乎梦幻般的状态，毫不费力地想出了解决难题的方案，或艺术形象突然浮现于脑海中。但是他们也会说，在那些神奇的时刻来临之前，他们有过艰苦的、专注的努力。在提到精神漫游时，人们常引用的一个例子是化学家奥古斯特·凯库勒的故事：苯的结构图像蛇吞食其尾部一样，这一视觉形象在梦中来到他的脑海中，似乎毫不费力，并且"不需要额叶"。但是，在讲这个故事时，人们很少提到，正是经过了多年的研究，凯库勒才得到了这个启示——他进行了非常多的由额叶驱动的大脑活动。你还会听到这类故事，某人花了一天时间，精神疲惫地攻克一个棘手的问题，第二天早上醒来时，他脑海中出现了解决方案。这些都是创造性过程的两个方面协同作用的表现：一个是有意识的，由额叶驱动；另一个是无意识的，或者至少是意识不清的精神漫游。在具有本质二元性的创造性过程中，额叶驱动的有意识部分与"不需要额叶"的精神漫游交织在一起。试图找出哪一部分比另一部分更重要，只能是徒劳的。顿悟是创造出新事物和重要事物的无与伦比的胜利，它源于两者的协同作用。

爱因斯坦提到了马克斯·韦特海默的工作，这很有意思，而且在某种意义上具有先见之明。韦特海默是格式塔心理学的三位创始人之一（另外两位是科特·考夫卡和沃尔夫冈·柯勒）。不可思议的是，通过本章前面概述的"需要额叶"和"不需要额叶"的过程的组合来形成创造性解决方案的过程，与20世纪初格式塔心理学家的实验非常相似。格式塔心理学家发现，人类的知觉倾向于"把点连起来"：当面前出现沿着一个熟悉形状（一个三角形或一个圆形）的想象中的轮廓排列的一组点时，观察者倾向于在心中把这些不连贯的点连起来，并将它们理解为连续的图像（见图7.6）。

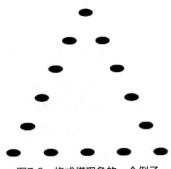

图7.6　格式塔现象的一个例子

注：人们会在心里将这些点连起来：它们被理解为一个三角形。

据说，感知格式塔式环境的是右半脑。几十年来，关于右半脑心理属性的旧的理解并不精确，仅仅是种启发式的隐喻，但它可能预先捕获了创造力的一些重要属性，这些只有在多年后的神经科学发现的帮助下才能被掌握：额叶通过激活广阔和偏远的神经网络中的不同区域来识别不同的点，而不需要额叶的精神漫游将点连接成一个连贯的网络。伟大的音乐家莫扎特写过一封信，在信中他试图讲述自己创作音乐作品的过程。这封信暗示，创造性时刻具有一种类似格式塔的性质，能唤起互相连接的神经网络的融合。在某个时刻，莫扎特并没有在他的想象中听到"连续的乐章……它们是一下子全部出现的"。[26]

格式塔心理学家的预见令人印象深刻，但并不是独一无二的。现代科学概念或理论早在几十年甚至几个世纪之前就有了一个早期的、模糊的前身，这并不罕见。请记住，我们都站在巨人的肩膀上，社会思想史中的不连续性与连续性密切相关。在古代印度和希腊，早在现代化学诞生之前两千多年，原子理论的前身就已经存在；阿基米德早在两千年前就进行了微积分的早期实践，很久以后，微积分才被合并为一个发达的数学分支；如果弗洛伊德的观点具有先见之明，并且在许多方面与现代神经科学产生共鸣，那么格式塔心理学家不也是这样吗？这引出了另一个概念，即辩证的螺旋式进步。这个概念是哲学家黑格尔提出来的，他也是一个伟人，我们都站在他的肩膀上。

迭代与选择

我在本章结束时要说的内容，也就是我在本章开始时提到的内容——无目的变异和选择性保留。在本章开头，我们认为，完全随机的无目的变异并不能真实地产生新奇的想法。本章的大部分内容都致力于概述我们称之为"定向精神漫游"的另一种情景。但不同的是，选择性保留是这一过程中必不可少的一部分。一个富有创造力的人必须非常幸运，才能马上获得成功的解决方案。这意味着必须根据"创造性火花"的结果在实现目标方面的有效性和相关性，对其进行改进和评估。创造性过程中的这一部分更可能是有意识的，涉及语言或其他象征系统（爱因斯坦在他的信中提到了这一点），并由额叶引导。如何在各种选项中进行选择，这已经得到了更广泛的研究，比起各种选项是如何产生的，选择过程更缺乏神秘感，也更好理解。选项产生之后，前额叶皮质在选择和批判性评估中的作用如何，这早有结论。[27]这意味着创造性过程是一个迭代的循环：额叶超活化—额叶功能低下—额叶超活化，然后重复。这个过程通常持续几天、几个月或几年，直到找到足够好的解决方案，直到不安分的头脑得到满足。

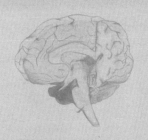

狒狒有创造力吗

08

进化中的新奇性

有些人不认为我们这个物种有多么独特，我就是其中一员。对我们这种人来说，要探索人类特征，最好在进化背景下进行，研究创造力以及处理新奇事物的能力这两个特征也不例外。在本章中，我们将探索这些特征的进化根源，为解决各种问题打开大门，其中包括以下问题："狒狒有创造力吗？"这可能是一个难以回答的问题，答案取决于我们如何定义创造力。激进的人类中心主义者认为，创造力在定义上是只属于人类的，但人们可以争辩说，这种推理是一种循环论证，并且过时了。灵长类动物学家弗兰斯·德·瓦尔认为，人类和其他物种之间的认知差异以及认知相似性最好被理解为渐进的、递增的，而不是二元的、相差甚远的。如果他是对的，那么我们必须假设，在整个进化过程，我们可以找到关于创造力的一些认知成分。[1]

我承认进化是连续的，不是突然的、不连贯的，正是这一前提促成了半脑特化这一假设，即两个半脑分别基于认知新奇性和认知常规性。我们在第6章中已经讨论过这一点。不管在动物创造力的问题上持怎样的立场，人们都可以合理地确信，在非洲大草原不断变化的环境中生活的狒狒能够处理新奇信息，否则它们很快就会灭绝。研究表明，狒狒甚至可以学会区分拼写正确和拼写错误的英语单词——考虑到狒狒通常做的事情跟这毫无关系，这真的是掌握新奇事物的一项壮举。[2]

因此，这样的问题是合理的："狒狒大脑中的哪部分是用来处理新奇事物的？"事实证明，就像在它们的灵长类动物兄弟——人类中一样，狒狒的右半脑在处理新奇信息方面比左半脑更有效。而且，就像人类一样，当任务变得熟悉时，左半脑就会接管它。这一点在一个实验中得到了证明。这个实验要求参与实验的狒狒匹配复杂的几何形状，对狒狒来说，这些形状的新奇性或熟悉度不尽相同。它们被展示在狒狒视野的左半边或右半边，分别投射在右半脑或左半脑。参与实验的狒狒（3个雄狒狒和3个雌狒狒）必须学习如何凝视位于中心的固定点，并操纵操纵杆。这个实验复制了为研究人类半脑特化而设计的典型实验，其中一些操作在前面的章节中已经有所描述；狒狒能够学习游戏规则并遵循这些规则，这一事实本身就是它们智慧的表现。这些发现跟在人类身上的发现非常相似。在实验开始时，任务对狒狒来说是新奇的，当刺激呈现在其视野的左半边并因此投射到右半脑时，狒狒的反应更快。但是到实验结束时，这种效果消失了。研究者得出结论："半脑偏侧化随实践而变化，狒狒的右半脑在处理新奇事物方面起着关键作用。"这很像我们在第6章中就人脑所形成的结论。[3]人类和狒狒在半脑特化方面极其相似不再是一个笑话；它表明大脑处理新奇事物的方式具有进化连续性。

跨物种的创造力

在这本关于人类创新和创造力的书中为什么要提到狒狒？自达尔文时代以来，科学家已经认识到，通过把人类放到进化语境中，我们能够更好地理解我们自己。狒狒同样依靠右半脑来处理新奇事物的事实有助于更好地完成这一点。寻找人类创造力在进化过程中的前兆，是一个有吸引力的研究目标。但是，定义其他物种的创造力比较冒险，这主要是因为我们常常不知如何定义它。新奇的行为更容易被识别、定义和衡量。当谈到产生新奇行为的能力时，狒狒并不是唯一的例子。在《科学美国人》杂志 2009 年刊登的一篇论文中，彼得·麦克尼利奇、莱斯利·罗杰斯和乔治·瓦洛蒂加拉提出，在脊椎动物 5 亿年的进化中，新奇性与右半脑相联系、常规性与左半脑相联系一直是大脑组织的特征。[4] 确实，在啮齿类动物中，右侧和左侧海马体在记忆形成的不同阶段具有不同的功能。[5]

能够产生新奇行为的大脑偏侧化物种不限于陆生生物，还包括鲸目动物——包括鲸鱼、海豚和鼠海豚在内的一类海洋哺乳动物。海豚在几个方面特别有意思。除了人类、猩猩和大象以外，海豚是唯一一种脑中含有冯·埃科诺莫细胞或"梭形细胞"的生物。这种细胞的神经元具有非常长的轴突，能够支持远距离的大脑区域之间的快速交流，人们认为这与较高的智力、解决问题的能力以及社会行为有关。它们是高度智能的动物，具有解决复杂问题的能力，甚至可能具有各种创造力。

后面这种观点，即鲸类动物在某种意义上可能具有创造力，在一些实验中得到了证实。经常被引用的是 1965 年在夏威夷的玛卡普吾海洋中心进行的一项研究。[6] 在这个实验中，研究人员"鼓励"两只雌性糙齿鼠海豚（玛利亚和侯）做出新奇动作。每一天当中，它们只有做出前一天没有做过的动作才会得到奖励。几天之内，这两只海豚就开始做出各种动作（如空中翻转、尾巴抬到水面上滑行和在地板上"打滑"等），这些动作非常复杂，其中许多与海洋公园的工作人员见过的所有糙齿鼠海豚的动作都不同。这两只鼠海豚似乎已经意识到，要获得奖励（鱼），就必须做出新奇动作。它们以创造性的方式迎接了挑战。由于海豚连续几天做出了与前几天不同的动作，有人认为，无论我们如何定义"创造力"，鼠海豚都能够形成关于新奇行为的总体概念。与人类一样，创造力的个体差异也很明显：玛利亚的新奇行为比侯的更加壮观和富有想象力。[7]此外，为了继续做出新奇动作，两只鼠海豚不得不记住它们已经展示过哪些动作——这种工作记忆也令人印象深刻。在第4章中，我们讨论了这种特定的依赖额叶的记忆形式是如何在猴子和人类身上表现出来的，现在我们又在鼠海豚身上遇到了它，这进一步证明了它们有高级认知能力。

跨物种的大脑偏侧化

这些生物的大脑是如何连接起来实现如此惊人的认知壮举的？涉及视觉辨认的任务尤其具有启发意义，因为在鲸类身上，视觉神经通路是完全交叉的（不像人脑中只有鼻通路是交叉的）。这使得根据它们的行为来假设半脑特化更容易：在完成某些任务时有左眼偏好或优势，则涉及右半脑，有右眼偏好或优势，则涉及左半脑。研究人员已经进行了大量研究，得出的结论是：鲸类大脑在功能上是偏侧化的；新奇性和熟悉度的区别，以及独特事项和一般规则的区别，捕捉到了这种偏侧化的一些重要特征。

鼠海豚不是唯一具有较高智慧的鲸类。它的"远房表亲"宽吻海豚，能够形成基本的数字概念，这种能力似乎与左半脑有关。[8]另外，比起右眼（左半脑）来，新奇行为更经常与左眼（右半脑）相关。[9]与这些发现不一致的是，在其他种类的海豚中，左眼（右半脑）主要用于检查熟悉的物体，而右眼（左半脑）主要用于检查不熟悉的物体。[10]

还有鸟类：与"birdbrained"（愚蠢的，字面意思是"拥有鸟的大脑的"）这个词中隐含的蔑视相反，许多鸟类能够进行复杂的学习，解决复杂的问题。如果你怀疑这一点，请阅读科学作家珍妮弗·阿克曼的《鸟类的天赋》一书。[11]例如，印度尼西亚的戈芬氏凤头鹦鹉等各种鹦鹉都表现出了复杂的认知技能，如排除推理、制作工具和解决技术难题。[12]

但鸟类依赖与哺乳动物非常不同的神经结构来完成它们的认知壮举。在哺乳动物中，大多数复杂的认知是由几层（通常是六层）大脑皮质薄层支持的。相反，在鸟类中，复杂的认知（往往与哺乳动物相媲美）是由复杂的细胞核集合来完成的。根据脊椎动物进化的现代观点，在两千多万年前的二叠纪期间的某个时候，脊椎动物分化了，最终发展出哺乳动物和鸟类两个分支。[13]

这意味着，哺乳动物和鸟类大脑的任何相似之处都可能反映了进化过程中非常早期和非常基本的一些神经组织原则。它也可能反映了"趋同进化"——非常不同的物种各自发展出类似的适应性行为，这也证明了这一原则的基本效用。那么禽类的大脑是偏侧化的吗？如果是，又以何种方式偏侧化呢？事实证明，答案是"是的"。并且，在一些鸟类中，比起偏侧化程度低的大脑来，偏侧化程度高的大脑能够更有效地解决问题。这些鸟（禽）类包括澳大利亚鹦鹉和家养小鸡等。[14]

鸟类大脑不仅偏侧化，而且其左右两侧的功能差异与我们在哺乳动物（包括人类）大脑中观察到的功能差异极其相似。一种视觉模式得到的奖励越多，它就越能激活鸟类的左半脑。[15]鸟类在判定听觉刺激的重要性（即第5章中讨论的"突显性"）时也是一样的，当一首歌曲能带来食物而另一首不能时，鸟类的左半脑在听到前者时更活跃。在斑马雀学习突显性规则的过程中，我们记录了它们左右半脑的神经元活动，结果发现，学得快的鸟，其左半脑的活动比学得慢的鸟更多。熟悉性和突显性都主要被编码在左半脑中！[16]

请记住，我们已经讨论过人类大脑中突显性与左半脑的联系。在研究鸟类的交配行为时，人们发现，突显性与鸟类左半脑的联系尤其引人注目。在选择雌性配偶时，雄性斑马雀尤其依赖右眼（因此依赖左半脑），这种依赖非常强烈，以至于当其右眼被遮挡时，它根本无法做出选择。[17]

鸟类学习唱歌的实验尤为有趣。这个实验揭示了鸟类的左右半脑一个处理熟悉情况，一个处理新奇刺激，二者形成了强烈的对比，这与我们之前在人类大脑中看到的情况非常相似。

年轻斑马雀通过模仿成年"导师"的歌曲来学习唱歌。事实证明，以前学过的歌曲特别能激活鸟类的左半脑；相反，一首陌生的歌曲则不会。[18]当鸟类学习和记忆歌曲时，左半脑中被激活的神经元显著多于右半脑。[19]

狒狒、鼠海豚和鸟类在脊椎动物"进化树"上相去甚远，但它们表现出了类似的半脑特化模式：新奇事物和独特事物主要由右半脑处理，左半脑则处理熟悉的模式和范畴。这实际上是大脑组织的一般原则，它要么是在进化早期出现的，已经在脊椎动物"进化树"上相去甚远的各个分支中被保存了下来，要么（这个可能性比较小）代表了不同物种独立进化中过程惊人的一致之处（见图8.1）。

大脑偏侧化以及这种偏侧化所体现的新奇性和熟悉性之间的区别到底有多普遍？这一点在无脊椎动物的神经系统中能观察到吗？我们可以从蜜蜂的触角上一瞥这个有趣的问题的答案。触角是昆虫用来采集气味的两个突起。尽管蜜蜂在"进化树"上毫不起眼，但这种微小的生物能够记忆和区分气味，其基本的学习方式与人类相似。一旦蜜蜂用两个触角形成了嗅觉记忆，短期内（训练后1~2小时）要回忆起来，就需要右侧触角的完整性；长期内（训练后23~24小时）要回忆起来，则需要左侧触角的完整性（请注意，蜂蜜的神经通路是不交叉的，这意味着右侧触角与大脑的右半部分相连，左侧触角则与左半部分相连）。[20]

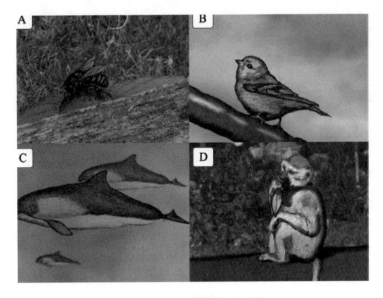

图8.1 蜜蜂，雀，海豚，狒狒

注：这些非常不同的动物具有类似的大脑组织：根深蒂固的惯例与左半脑相关，处理新的信息则与右半脑相联系。

根本不同的生物体的神经系统，竟然有如此相似的功能偏侧化模式，这是令人惊叹的。这种相似性到底是由共同祖先连续进化、在不同物种间保持了大脑组织的某些基本原则而形成的，还是"趋同进化"、在不同物种中独立出现类似的神经结构的产物？这是生物学中被激烈争论的课题，目前仍未被解决。我们也没有完全理解偏侧化的普遍性。许多科学家认为，这种普遍性是社会化物种所特有的，在独居物种中较少见。[21]

无论这些争论最终以何种方式得到解决，一个根本的共识是，认知新奇性和认知常规性之间有区别。左右半脑分别对它们进行加工似乎带来了普遍的计算优势。正如我们讨论过的那样，左右半脑以前形成的由惯例驱动的和不由惯例驱动的信息加工之间的区别，远比语言和非语言加工之间的区别更为根本，后者仅仅是前者的狭隘的特例。前面章节中描述的人类受试者参加功能性神经影像学实验的结果几乎在"进化树"的每个小分支上都有"共振"。在大部分脊椎动物甚至无脊椎动物的进化过程中，都出现了右半脑解决新奇问题、左半脑指导常规行为的分工。在研究了其他物种处理新奇事物的大脑机制之后，我们发现它们与我们惊人地相似。

人类发展与动物创造力

最近发展区

抛开处理新奇事物能力的大脑机制这个问题，你要如何衡量其他物种的这种能力？在这里我要讨论一种衡量处理新奇事物能力的新奇方法，这个想法基于"最近发展区"概念——20世纪初由苏联犹太人心理学家利维·维谷斯基提出的一个概念。维谷斯基可以说是儿童认知发展领域最重要的两位学者之一，另一位是瑞士心理学家让·皮亚杰，后者的作品在西方更出名。巧合的是，他们都出生于1896年，但他们的人生轨迹非常不同。皮亚杰在温室般的欧洲学术和教育政策制定者的世界中度过了漫长而成绩斐然的一生。维谷斯基则生活在后革命时期苏联的动荡之中，在斯大林进行大清洗的前夜，年纪轻轻就死于肺结核。这更彰显了维谷斯基的知识遗产的重要性。

维谷斯基和皮亚杰都对认知发展的不同阶段和进展感兴

趣，但他们的方法却非常不同，这反映了他们个人思想史的差异。皮亚杰早年对动物学感兴趣，他的第一批出版物是关于软体动物的。相反，维谷斯基早年对人文科学感兴趣，他的第一批出版物是关于文学和艺术心理学的散文。这些散文在他去世后被汇编成一本书，由于政治原因，在他死后 30 多年才出版。这本《艺术心理学》（*The Psychology of Art*），[22] 我有一本，上面有维谷斯基遗孀的签名。1974 年我来美国时带了极少的行李，其中就包括这本书（见图 8.2）。

这两位学者的理论反映了他们进入发展心理学的不同路径。皮亚杰认为，认知发展的阶段是预定的，其展开是由先天的内在生物学规则驱动的。相反，维谷斯基认为，认知发展是被文化环境中的明确指导推动的，这使得孩子能够习得超出他自己所能获得的认知技能。如果你认为认知发展是一个不断扩展的过程，那么最近发展区就反映了孩子自己学习所能实现的扩展与通过教学所能实现的额外扩展之间的差异。维谷斯基认为，两个孩子（成年人大概也一样）可能在测验中有类似的表现，这反映出他们当前的知识和认知技能，但两个孩子的最近发展区的大小却不同。[23、]

维谷斯基认为，最近发展区的大小因人而异，而且这个变量蕴含了人类心智的一个重要属性，以及人类心智的个体差异。为什么呢？因为这是人类学习的方式。如果没有对于文化中隐含的认知工具的明确指导和介绍，那么恐怕任何人都很难学会如何自主地阅读、写作和计算。对所有人来说（不管他多么有才华和创造力），从头开始重新创造都是太高的要求。在

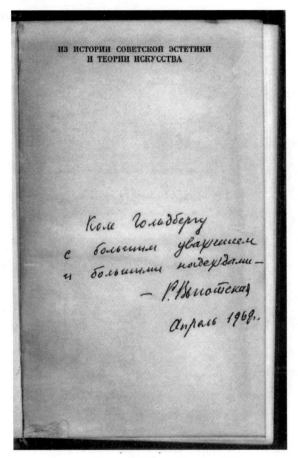

图8.2 利维·维谷斯基的《艺术心理学》,
上面有他的遗孀的题词

注:这是利维·维谷斯基的《艺术心理学》(第二版,1968年在苏联出版)的一
页,上面有他的遗孀萝扎·诺耶夫娜·维谷斯卡娅的题词和签名。题词写道:
"给科尔亚(Kolya,我的俄罗斯昵称)·戈德堡以最大的尊重和期许。R. 维谷
斯卡娅,1969年4月。"

更高的层面上，即使是最有才华的科学家或艺术家的最独立和大胆的发现，或概念上的突破，也受到了其所处文化环境的"指导"，并且仅仅在其所处文化环境中领先——又是一个最近发展区。尽管阿基米德在他的工作中使用了无穷小的概念和穷举的方法，但他并没有将这种方法变成一个连贯的学科。作为一个表达清晰的数学分支，微积分的诞生还必须再等将近两千年，直到17世纪下半叶，牛顿和莱布尼茨发明微积分。这个重要的例子说明，广泛的文化和科学环境既推动又限制了天才的精神力量。由维谷斯基提出的描述儿童认知发展特征的概念是一种有用的启发式工具，它描述了个人的创造、创新能力的发展与文化环境的关系。维谷斯基是第一批明确尝试将生物学和文化视角融入认知科学的心理学家之一，这使他的思想遗产与创造力研究直接相关。

维谷斯基无意中留下的遗产

在探索动物智力的这一章中，为什么要提到研究人类儿童认知发展的学者维谷斯基呢？在这里提到他是因为，尽管他的研究是关于人类认知发展的，但最近发展区作为掌握新奇事物能力的指标，其效用并不局限于人类（见图8.3）。它适用于所有能够学习的物种，事实上，我们经常用它来衡量这些物种的认知潜能，只是不称之为认知潜能罢了。当与人类在一起时，动物往往表现出令人眼花缭乱的新奇技能，如果只有它们自己，那么它们学不会这些技能，因为这些完全超出其生态上的自然行为或认知需求。具有讽刺意味的是，维谷斯基本人认为，最近发展区是其他灵长类动物所不具备的，只有人类才有的独特特征，但自他 1934 年去世以后，其他研究者对各种物种进行的研究证明他的这个观点是错误的。但自相矛盾的是，这些结果只会放大维谷斯基思想的重要性。

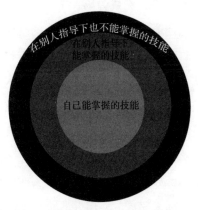

图8.3 维谷斯基提出的"最近发展区"

有一些经常被引用的例子可以解释灵长类动物的最近发展区是怎样的，其中一个例子是低地大猩猩科科。它是一只掌握了大量美国手语词汇的大猩猩，甚至能够将它们结合成新奇的陈述，以表达自己的愿望甚至是情绪状态。灵长类动物学家林恩·怀特·迈尔斯将其当成"养子"养的猩猩夏特克，也学会了大量的手语词汇，甚至能够想出复合新词，比如用"西红柿－牙膏"指代"番茄酱"，用"芝士－肉－面包"指代"芝士汉堡"。[24] 倭黑猩猩坎奇以其具备了认知能力而闻名。它学会了 384 个或更多的图形字（表示事物或想法的视觉符号），并且能够指出排列在键盘上的图形字，以便利用这些知识进行交流。坎奇的这项壮举是在没有明确的指导下做出的，它仅仅通过观看它的母亲（实际上是它的养母把它从亲生父母手中偷走了）玛塔塔接受教导的过程就学会了。随后，坎奇的姐姐潘班尼莎与潘班尼莎的儿子尼奥塔和内森也学会了图形字语言。但坎奇仍然无法被超越，它成为第一个，也是迄今为止唯一一个双语猩猩——它还通过观看大猩猩科科的视频学习了一些美国手语词汇。[25]面对其他大猩猩，黑猩猩也不甘示弱，正如最近的一项研究所显示的那样，在适当工具以及人类同伴的指导下，黑猩猩具备了能进行烹饪的认知能力。[26]还有，不要忘记掌握英语拼写规则的狒狒。

在一个不那么高但接近家庭水平的层面，请考虑一只狗，作为一只家庭宠物，如何学习一系列的口头或手势命令。这通常是通过明确的培训来完成的，但并非总是如此。我已故的獒犬布里特（它绝对是我至今想念的重要个体），通过我在日常生活中对口头命令的使用而不是通过明确的培训，学到了一些口头命令。而我新养的英国獒犬布鲁图斯，则在11个月大时就展示出了这种才华。同时，虽然我从未试图教布里特代数，但布里特确实具备了一种初步的数量感，它知道每天晚上应该期待获得多少个小饼干作为"夜宵"（少一个它都不干）。但这可能是他的最近发展区的极限，我也没有试图扩展它。

通过与人类指导者的直接互动，获得远远超过其自然行为所呈现的认知技能的能力，这不是哺乳动物的专利。灰鹦鹉亚历克斯和认知心理学家艾琳·佩珀伯格的长期"合作"是一个令人印象深刻的例子。在佩珀伯格的指导下，亚历克斯学会了叫出超过 50 种物体、7 种颜色、5 种形状的名字，以及表达 6 以下（后来扩展到 8 以下）的数量。他甚至学会了构建表达自己愿望的简单短语，并对数字之间的关系有了一些理解。[27]

作为一种掌握新奇事物的方法，最近发展区具有丰富的含义和可能性。在其他物种身上研究它的方法有两种：测量它们向人类学习的能力，以及测量它们向自己物种的成员学习的能力。事实上，扩展动物最近发展区边界的"导师"不一定是人类，也可能是同一物种的成员。由于这种信息传播不是生物性的，而是社会性的，从物种中的一个成员到另一个成员，从一代到一代，某些行为和技能可能在一个动物群中存在并被保留，但在同一物种的另一个群体中却不存在。这种现象已被称为"动物文化"。尽管这一术语的内涵仍然存在争议，但观察结果已经证明它的存在。

第二次世界大战结束后不久，日本灵长类动物学家今西锦司和他的同事开始研究日本猕猴。令他们惊讶的是，居住在日本不同地区的猕猴群，虽然都是同一物种的成员，却表现出非常不同的行为，从育婴方式到饮食习惯。他们在一个猕猴群中观察到一种独特的行为，这种行为在其他猕猴群中却不存在：在吃红薯之前，先在小溪中洗涤红薯。[28]类似地，科学家还在几个黑猩猩群中观察到 39 种独特的关于工具使用、筑巢、梳洗和求偶的行为模式，它们可能是群体内跨世代学习的结果，而不是遗传传递的结果。[29]在其他灵长类动物，甚至啮齿类动物中，研究者也观察到了类似的"文化传播"行为，幼年动物通过观察来学习成年动物的行为，甚至有成年动物直接指导幼年动物的行为。[30] 哥斯达黎加的亚马逊鹦鹉也不甘示弱，同样表现出了"文化传播"行为：这种鸟的不同种群以自己独特的"方言"进行交流，年轻的鸟比年老的鸟学起"方言"来更快。[31]

在灵长类动物研究中，也有人援引"最近发展区"的概念，但并不常见。[32] 尽管我努力在科学文献中寻找，但还是找不到将这个概念扩展到各个物种的个体差异中去的比较神经科学的成果。但是，如果"最近发展区"的概念同样适用于人类和动物的认知，那么为什么不去做神经科学家几十年来一直在做的事情：将动物模型作为一种方法，去研究人类创新和创造力的大脑机制和个体差异？世界一流大学的一些实验室正在加快对创造力进行神经生物学研究，但是所有此类项目都会遇到如何定义这种难以捉摸的结构的问题，更棘手的是如何测量它们。在动物研究中，这些挑战可能更容易被突破，在这类研究中，同一物种的不同成员的最近发展区被定义为：个体通过与人类或非人类"导师"互动以掌握新的认知技能的容易程度。在确定具有相对较大和较小的最近发展区的个体之后，我们可以细致地比较它们的大脑，这在人类研究中是难以做到的。由于神经生物学的基础可能基本相同，从这些动物研究中可以学到的东西至少可以为研究人类创新能力甚至创造力的本质提供启发式的见解。

事实上，现有的证据表明，动物物种在最近发展区的大小方面存在个体差异：鼠海豚玛利亚比侯更具"创造性"；倭黑猩猩坎奇比玛塔塔更容易接受新奇事物；某些雀类的学习速度比其他雀类快；鹦鹉亚历克斯学习人的技能的能力似乎远远超过了其他灰鹦鹉。这些动物在它们各自的最近发展区中表现出了巨大的差异。那么，拥有较大和较小最近发展区的动物的大脑有什么区别？从形态学、生物化学和遗传学方面识别和描绘动物物种身上的这些差异，将为我们理解自己打开一扇新窗口。通过寻找这些不同物种成员之间个体差异的神经生物学基础，我们也许能揭示出人类的这类差异的本质。

一般来说，越来越多的人已经认识到，并不是只有人类成员之间才具有广泛的个体认知差异（作为连续养狗的"铲屎官"，我一直都知道这一点）。以"个性"为例。即使在几十年前，"个性"的整个概念，更不用说人类以外的物种在个性特征上的个体差异，都会遭到嘲笑，但现在它越来越引起严肃科学家的关注。在发表于世界上最权威的科学杂志之一《科学》上的一篇综述中，伊丽莎白·潘尼斯描述了鸟类、蜥蜴和蜘蛛在诸如社交性、隐居性、侵略性和探索行为倾向等维度上的稳定的个体差异。[33]如果这些特点全都受到特定物种成员之间的个体差异的影响，那么人类的创新能力和通过教学来学习创新的能力很可能也是这样！一旦放弃"人类与动物王国完全不同"这一来源于神学，但在生物学上非常天真的想法，我们就能从神经生物学的角度，通过研究动物王国中的近亲和远亲来研究人类的这种差异。

为什么最近发展区的大小是衡量创新和创造力的良好指标？因为它是本书前面所述的创新的基本性质的一种模型，用常用的测量创造力的方法做不到这些。创新行为本身具有双重性。创新壮举属于个人，但它并不是孤立地发生的。它嵌入文化之中：创新者"站在巨人的肩膀上"。对一个有创造力的灵长类动物来说，它的人类养育者就是这个巨人，与人类文化的接触不仅可以改变它的行为，还会以更深刻的方式影响它的自我意识，但我们还没有完全掌握这些方式。猩猩夏特克犀利地表达出了这一点：它称自己是"猩猩人"。[34]

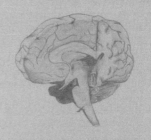

创造性思维

一些伟大的壮举

　　当年，亚历山大大帝在对波斯人的战争中取得一系列胜利后，又抵达了弗里吉亚的首府戈尔迪乌姆（在今天的土耳其境内）。那里有一辆牛车被绑在一个柱子上，绳结异常复杂。根据一个古老的预言，能够解开戈尔迪乌姆绳结的人将成为"亚细亚之王"。亚历山大素以迷信著称，成为亚细亚之王是他的夙愿；而当时，他的部队正在焦急地等待着预兆，所以不管用什么方式，他必须解开绳结。据历史学家称，亚历山大拙手笨脚地解了几分钟，并没有什么成效。至于接下来发生的事情，就众说纷纭了。根据广受欢迎的传说，亚历山大用剑斩断了绳结，并将其斩成两半。但根据普鲁塔克和阿里安的说法，[1] 亚历山大做了一件更加微妙的事情：他拔出了将绳结连接到牛车上的销子，轻松地解开了绳结。无论以哪种方式，亚历山大都解开了戈尔迪乌姆之结，后来征服了庞大的波斯帝国，成了"亚细亚之王"。绳结可能确实以不寻常的方式帮助了他，因为那个时代人们十分迷信，如果当时亚历山大解不开绳结，他的部队会认为这是一个坏兆头，这会打击士气，带来一系列不好的后果。

　　两千年后，伟大的数学家高斯在小学期间砍开了自己的戈尔迪乌姆之结。当时他不守规矩，作为惩罚，愤怒的老师命令他计算从 1 到 100 的所有整数之和。面对这个题目，大多数人会马上开始逐个把数字相加（那是一个没有计算器的时代），年轻的高斯却立即发现，与最中间的数等距的任何两个数字的和是相等的：$1 + 100 = 2 + 99 = 3 + 98 \cdots\cdots = 50 + 51 = 101$。由于有 50 对这样的数字，所以这个讨厌的老师提出的问题的答案（很可能老师本人并不知道答案）是 $101 \times 50 = 5050$。年轻的高斯在几秒内就得出了这个答案。[2]

解决方案的简约和优雅是一个标准，真正具有创新性的过程与运用智力但没有灵感的过程正是根据这一标准被区分开的。许多具有公认的创造力的科学家说，"恍然大悟"，即马上能解决棘手问题的感觉，是由简约感和解决方案的优雅性带来的。能找到这样一种意想不到的解决方案，从而无需用笨方法对问题进行艰苦攻关，这种能力是衡量个人创造力的一个标准。这就是两千多年以来戈尔迪乌姆之结的传说一直拥有标志性地位的原因。

一个真正具有创新性的解决方案通常是意想不到、令人惊讶的，甚至是反直觉的——至少对一个普通人来说是这样。能解决问题的有创造力的人才也是这样。有些个人素质可能会发挥作用，但它们并不总是一致的或直观明了的，有时甚至相互矛盾。本章将讨论一些这样的创造性思维特质。提出创造性解决方案的能力意味着，除了传统意义上的认知能力之外，有创造力的个体可能受益于某些个性特征，这些特征在日常情况下很可能适应不良，甚至是彻底的自我挫败，例如逆向的思维框架。由于我们的个性差异在很大程度上反映了大脑的个体差异，所以下面的讨论可能会引出对创造性大脑的神经属性的意想不到的猜测。

顺从还是不顺从

顺从主义的双刃剑

2015 年 7 月 4 日，一个叫凯文·约瑟夫·萨瑟兰的年轻人失去了生命。萨瑟兰 24 岁，是美国的大学毕业生，他当时乘坐华盛顿特区的红线地铁去找一群朋友。18 岁的贾斯珀·斯皮尔斯也登上了同一辆地铁，但他的目的不同。他整个人处于疯狂状态，可能嗑了药。他去抢萨瑟兰的手机，遭到拒绝后，他多次猛击萨瑟兰，把对方打倒在地，使劲踩，然后用一把刀捅了受害者三四十刀，将其杀死。然后，斯皮尔斯开始抢劫车内的其他人，引起整列地铁的恐慌，但他没有遇到阻拦，在下一站自行下车，跳过旋转栅门并离开。但在跳过旋转栅门的时候，他掉了一件装有身份证的行李。最后他被逮捕。[3]

斯皮尔斯杀死萨瑟兰时，10 多名同行乘客见证了他的行为，但没有人阻拦他或试图挽救受害者的生命。这是怎么回事？这是不是一种近乎怯懦的自我保护，也许在疯狂的暴徒挥舞着带血的刀这一场面中可以理解？在电视中讲话的评论员说：不一定。相反，由于"旁观者效应"，这可能是"责任的分散"现象，也就是说，一个组织的成员倾向于以类似的方式行事。根据美国有线电视新闻网评论员、精神病学家盖尔·萨尔兹的说法，一个人单独看到这种暴行时，有85%的可能性会去干涉，但如果作为一个更大的旁观者群体的成员，则只有大约30%的可能性会去干涉。这是最糟糕的顺从。

确实，这样的一幕使"顺从"成为一个肮脏的词语。它让人想到纳粹德国的"平庸之恶"，在斯大林统治下的苏联，孩子举报自己的父母，以及琼斯镇邪教成员像应声虫般的顺从。极权主义政权中的"社会工程师"和吉姆·琼斯等邪教煽动者都非常清楚如何利用人类的顺从倾向。虽然对这种现象的利用和操纵并不罕见，但是这种现象本身却是团体行为的基本组成部分，具有深刻的亲社会效应。这是社会凝聚力的前提，无论这种凝聚力是良性的还是恶性的。如果个体行为之间没有一定程度的协调性和一致性，那么社会群体根本无法存在。这听起来可能是违反直觉的：无论是好还是坏，无论是在极权主义还是民主国家中，顺从主义都是凝聚社会的"胶水"。

顺从主义似乎是一种普遍的现象，人类无论决定大事还是小事，无论决定好事还是坏事，都会显示出这种倾向。在心理学家所罗门·阿希进行的著名实验中，受试者被要求根据相对长度将一条线与另外三条线中的一条相匹配。尽管正确的选择显而易见，但当假的受试者假装代表多数意见并给出明显错误的答案时，大多数受试者还是至少在某种程度上受到了影响。[4]在更恶毒的层面，极权主义理论家一直擅长"弥天大谎"的艺术，从各个方面用相同的信息轰炸民众。西蒙·盖克特和乔纳森·舒尔茨对23个国家进行的跨文化研究表明，整个社会越是腐败，其公民的个人诚信就越脆弱。[5]

顺从主义似乎具有强大的进化根源，即使在高度等级化的动物物种中也存在。阿丽亚娜·斯特兰德伯格－佩什金及其同事利用全球定位系统（GPS）跟踪了一群狒狒，以了解狒狒如何决定群体向哪个方向移动。事实证明，这个群体的行动方向是大多数成员，而不是头号领导者所选择的方向——这是一种原始民主。[6]

顺从主义和大脑

在关于创造性思维的这一章中，我为什么要讨论顺从主义呢？我们经常通过研究某个事物的对立面来洞察这个事物的本质。一个不言而喻的事实是，任何重大的创造性行为都是不顺从的结果。不顺从当然不是创造力的充分条件，但它是必要条件。无论一个人的思想多么具有独创性，如果他的信仰与社会普遍信仰之间的差异让他产生恐惧并阻碍他，那么创造性过程几乎肯定会被中断。无论有创造力的个体必须具备哪些其他特质，抵制这种不协调所蕴含的压力，以及承受成为反传统者的负担等都是必需的。在一些社会中，有创造力的个体不顺从大趋势的代价可能会非常大。想想伟大的伽利略（1564—1642）因"日心说"而被宗教裁判所起诉，并被迫在软禁中度过生命的最后 20 年；尼古拉·瓦维洛夫（1887—1943），这位苏联科学家因为做遗传学研究，被斯大林政权扔进了劳改营，最后在那里被饿死；也可以想想在纳粹德国反对"堕落艺术"的运动（由约瑟夫·戈培尔创造的一句可爱的短语）中被起诉的现代主义艺术家；20 世纪 60 年代苏联的赫鲁晓夫反对现代主义的类似运动，尽管严酷程度差一些。

所以，我们要考虑前扣带回皮质：人们已经知道，当生物体的期望与现实之间有差异时，前扣带回皮质会变得活跃；换句话说，在错误检测发生时，前扣带回皮质会变得活跃。并且，当大脑中各种可能的反应之间竞争加剧因而可能发生错误时，前扣带回皮质也会先发制人，变得活跃起来。[7]听起来，前扣带回皮质像是一个并不"热心"的结构，是大脑中的守护者，使大脑组织不被外界事物"涉足"。

但是"涉足"什么？我们知道，在进化过程中，扣带回皮质的出现与社会行为的出现有关，如育儿。具有完整扣带回皮质的哺乳动物是良好的父母，但是如果扣带回皮质受到损害，就会导致育儿技能甚至育儿倾向丧失。[8]猕猴扣带回皮质的损伤会减少其在社交活动中花费的时间，并且增加它摆弄无生命物体的时间。[9]生物化学证据指向同一方向：加压素（vasopressin），一种与哺乳动物的社会行为和情绪调节密切相关的神经肽，在扣带回皮质中特别活跃。[10]前扣带回皮质的错误检测或错误预测在社会环境中是否可以得到最好的理解？前扣带回皮质是不是大脑中的顺从者，负责使个人行为与集体行为一致？

荷兰唐德斯大脑、认知与行为研究所（Donders Institute of Brain, Cognition and Behavior）的瓦西里·克鲁查勒夫和他的同事进行了一项实验，先向受试者展示一系列女性的面部照片，要求受试者判断其美丽程度并打分。受试者评价完一张照片后，实验操作者向受试者展示一个评分，声称这个评分代表了实验组多数人的意见，而这个评分和受试者的评分非常不同。看到个人意见和集体意见不一致后，受试者的前扣带回皮质变得异常活跃，这种变化被功能性磁共振成像和脑电图记录下来了。激活越强烈，持不同意见的受试者就越渴望修改自己的评级，使其与集体评级一致。[11] 但是，当使用一种被称为重复经颅磁刺激的技术暂时抑制前扣带回皮质的活动时，想顺从大多数人意见的冲动就消失了。[12] 双重效应——顺从倾向与强烈的前扣带回皮质激活相关，与前扣带回皮质抑制相反——直接点明了这种结构在顺从行为中的作用。

这些发现对理解顺从者和不顺从者的大脑差异有什么影响？这些实验呈现了一些关于顺从者的大脑机制的情况，同时也带来了关于不顺从者的大脑机制或者至少是不顺从的先决条件的有趣假设。我们由此推断，大脑中前扣带回皮质较不活跃甚至形态上较小的人，可能更愿意不顺从大多数人的意见，更能忍受"独自行动"的压力，因此可能在知识、艺术甚至道德上更具有力排众议的勇气，这种勇气在所有通向创新的创造性过程中都极为重要。奇怪但也许并非巧合的是，右半脑中的扣带回皮质比左半脑中的小，这与两个半脑在处理认知新奇性（右半脑）和认知常规性（左半脑）中的相对作用相一致。[13] 虽然这听起来太过简单，但我还是倾向于认为，左利手者的前扣带回皮质很可能在尺寸上稍小，或生理活性较低。这一命题在形态测量学研究中非常容易被证伪（但据我所知，这方面的研究还有待进行）。

为了进一步检验前扣带回皮质在社会顺从中的作用，请考虑以下几点。在典型的功能性神经影像学实验中，"错误信息"表明受试者的反应与正确的反应之间不匹配，这个结论反过来又引发了前扣带回皮质的激活水平激增。这个结论并不是由受试者自己做出的，相反，是一个"虚拟的权威人物"传达给他的，这个"虚拟的权威人物"通常是一个计算机屏幕，上面要么显示"正确"，要么显示"错误"。"虚拟的权威人物"负责判断主体的行为，这使得实验中掺入了独特的社会成分，而这种社会成分通常是不受控制的。那么怎样才能适当地对其进行控制呢？也许可以这样，一个受试者被要求判断一个数量，比如说一条线的长度，他做出判断后，再让他自己测量这条线，从而得知自己的判断是否准确。这可以作为一个对照实验。在这个实验里，主体的反应和正确的反应之间虽然会有不同，但这种不同没有不顺从的社会内涵。那么此时，他的前扣带回皮质的激活水平与在有社会压力的情况下相比，是相同还是不同？

或者，我们可以在克鲁查勒夫的关于判断美丽程度的实验中，做判断年龄的控制实验。将受试者的答案与实验操作者声称的实际年龄相比较，而不是与所谓的多数意见相比较。这两项任务都涉及预测和结果的比较，但在原来的实验中，这种比较将具有符合或不符合多数意见的社会内涵，而在我提出的第二种实验中则不会，因为个人判断是与客观的事实相比，而不是与群体的意见相比。在这种缺乏社会内涵的情况下，出现答案不匹配之后，前扣带回皮质的激活将减少或至少显示出某些方面的不同，这是意料之中的。

请注意，前扣带回皮质（以及外侧前额叶皮质、眶额皮质和额岛皮质）是冯·埃科诺莫神经元所在的位置。[14]这些神经元具有非常长的轴突，可以投射到后皮质区域。正如前面提到过的那样，冯·埃科诺莫细胞可以使距离较远的大脑区域实现快速交流。拥有非常大的大脑、非常强的认知能力和高度发达的社会行为的哺乳动物物种——人类、类人猿、大象和鲸鱼都具有这种细胞。右半脑中的冯·埃科诺莫细胞比左半脑中的更丰富，我们认为，它们对调节社会认知和社会行为有重要作用。[15]

在额颞叶痴呆症病例中，冯·埃科诺莫细胞受损的情况很常见，这种损伤导致患者与其他人互动时丧失社会判断、同情心和自我约束。[16]这使我的断言［较小的前扣带回皮质（可能但不必然与冯·埃科诺莫细胞的数量减少有关）可能是一种使创造力增强的适应性特征］显得有点不对，因为人们会认为前额叶皮质和大脑其他部分之间的快速交流也是创造性过程的重要前提条件——它确实可能是。但是，这种看似矛盾的可能反映了大脑进化和一般进化的深刻特征。不能期望进化过程具有管弦乐曲一般的完美组织。恰恰相反，正如已故的进化生物学家斯蒂芬·杰·古尔德所说的那样，这个过程充满了矛盾、不一致和临时适应性。正如我们已经知道的那样，存在多种通往创造力的途径，它们依靠有创造力的个体身上不同的神经结构的组合。许多研究者已经提出了前扣带回皮质在创造性过程中的作用。很可能，一个极其活跃的或大的前扣带回皮质和一个不太活跃的或小的前扣带回皮质都能通往创造力，但方式非常不同：前者促进冯·埃科诺莫细胞的前后互动（这体现了"越大越好"的原则），后者将人从顺从的魔掌中解放出来（这体现了"少就是多"的原则）。

心理理论的祝福和诅咒

一个真正的顺从者不仅追求自己的观点与其他人的观点一致，还会尝试预测别人没说出口的观点。这种预期的顺从性与洞察他人思想的能力密切相关，这种能力被称为"心理理论"（theory of mind）。当然，我们知道心理理论是一个好东西。它是额叶功能最先进的表现之一，是复杂的社会互动的"粘合剂"，缺乏心理理论能力的人处于巨大的社会劣势。很明显，它在许多创造性领域中是不可或缺的。

一个表演艺术家必须与观众建立联系，即使不在身体层面至少也要在精神层面建立联系。才华横溢的天生的政治家也是如此。"阅读"观众的能力对这两种人的成功都至关重要。任何有创造力的个人，要想与大众产生共鸣，可能都需要这种能力。一个企业家不仅要对消费者当前的集体心态有一个良好的认识，还必须能够预测消费者变化的方向。苹果公司的创始人史蒂夫·乔布斯不仅因其技术能力而闻名，更因为他有能力预测甚至创造公众的需求。另外，乔治·布尔在 19 世纪中叶首次在一本名为《思维规律的研究》的书中介绍了后来被称为布尔代数或布尔逻辑的思想。当时他会想到一个世纪后，自己的数学发明会成为由计算机和其他数字技术组成的这个"美丽新世界"的基础吗？可能没想到。[17] "没有比一个好的理论更实际的东西了"，这是一句经常被引用的格言，来自心理学家库尔特·勒温（1890—1947）。它通常是正确的，但好的理论背后的创造性思维并不总是由对实际应用的预期所驱动的；更可能的是，创造性思维是由学科的内在逻辑和个人的内在智力驱动的。

那么，一个具有突破性贡献的数学家或理论物理学家是否会觉得，如果能不在乎多数同行的意见——无论是已发表的还是预期中的，反而是一种解脱？毕竟，对他人意见过于敏感，可能会令人感到恐惧，并会使人顺从。对有些创造性追求来说，高度发达的心理理论能力是不可或缺的，但对另一些创造性追求来说，其影响则是负面的。

我们如何衡量洞察他人心理的能力，即心理理论能力？有很多研究它的范式，这些范式通常关注"二重奏"，即一个人对另一个人的心理洞察力。但是，特别是在我们讨论的范围内，同样有趣甚至更有趣的是，去衡量一个人对集体思维框架的洞察力（这在某种意义上是一种加权平均数），捕捉群体意见、态度或思想的能力。如何衡量一个人对集体心理的洞察力？

让我们考虑一个游戏，"平均值的 2/3"。每个游戏参与者都被要求选择从 0 到 100 之间的任一整数，目标是使这个整数等于其他游戏参与者选出的数的平均值的 2/3。实际上，这个游戏是关于心理理论的，只是这里的心理是群体的心理，而不是某个个体的心理。完全没有心理理论能力的人可能会简单地选择 67。这是在不违反规则的情况下可以选择的最大数字，但选它的前提是，必须完全忽略其他参与者。事实上，游戏的参与者不太可能做出这样的选择，因为那些大脑迟钝的人一开始就不太可能对这种智力游戏感兴趣；他们更有可能在附近的酒吧里喝啤酒。考虑到其他人的心理状态的人会认为，其他参与者选出的数字不会超过 67 的 2/3，即 45。认为其他参与者有更深入的心理理论的人会进一步考虑（所以他的结果会是 30），甚至考虑更多步。一些完全理性的参与者将继续计算下去，一直算到头，最后每个人给出的答案都是 0，这个结果是博弈论中纳什均衡的一个例子。[18]

但正如行为经济学告诉我们的那样，真正有血有肉的人几乎从来都不是无限理性的，不同的个体有着不同程度的理性。经济学家可能花了几十年的时间才发现，建立在完全理性假设基础上的模型很少能够把握真实的人的行为，但实际的决策者却一直都知道这一点。其中的一位是拿破仑·波拿巴，可以说他是一位杰出的人才。据说他说过一句著名的评论：赢得一场战斗与制订一个完美的作战计划没太大关系，而与准确预测对手的不完美动作有关。因此，在"平均值的 2/3"这个游戏中，一个深思熟虑的参与者将根据他对其他玩家的假设的假设做出选择。

本着这种精神，当我第一次在网上玩这个游戏时，我做出了一组武断的假设：一组典型的玩家有 10% 的可能会选 45，20% 会选 30，40% 会选 20，20% 会选 13，剩余的 10% 会选择 9。根据这个假设来计算，我估计 22 是典型玩家样本的平均值，然后我选了 14 或 15 作为我的答案。我对同伴的心理过程的假设有多准确？为了找到答案，我访问了游戏网站，这个网站每天显示最近几百名玩家的答案。[18]在连续5天中，他们的平均值分别为10、9、10、10和12。看起来，其他玩家高估了我，而我则低估了他们。我低估了我的队友的心理理论，但并没有低估太多。

但这只是我，一个相当普通的临床神经心理学家玩这个游戏的情况。那些公认的具有相应创新能力和创造力记录的人，如果进行这样的测验，结果会怎样？结果是一样的，还是与特定领域相关？也许对不同类型的创造力来说，结果是截然不同的。在这种与心理理论相关的任务中，如果对玩家的大脑进行神经影像学研究，可以看到不同表现形态的明显差异吗？非凡的创新能力和创造力是否会反映在一个人独特的心理理论概况中？还是这两者没有任何关系，在"平均值的2/3"这样的游戏中，杰出人才和普通人的表现都一样？如果确实存在差异，那么是心理理论洞察力越高，创造力就越高，还是心理理论洞察力越低，人就越具有创造力（这比较反直觉）？还没有人系统地提出过这些有趣的问题，而像"平均值的2/3"这样的游戏，虽然已被用于行为经济学研究，但尚未被引入更广泛的认知神经科学研究。

在几天内，我对最近的100名玩家给出的答案进行抽样，得出了非常稳定的平均值：在任何一天，这个平均值都在9到12之间。假设玩这个游戏的人本身并不是一群特殊的天才（他们只是拥有活泼、聪明的头脑），这个结果至少对我来说具有令人惊讶的一致性。在这样的游戏中，一般人群中的心理理论推理是非常一致的。有一种解释是，也许很少有人玩这个游戏，这几天的"最近的100名玩家"是同一群人，没有发生很大的变化。为了防止出现这种情况，我在另外5天内收集了网站上的数据，这次时间更加分散，并且是在几个月后。这次我得到的玩家的答案与之前的非常相似：12，13，13，13，14（更接近我自己的答案）。

普通人的表现的一致性（当然，假设这些游戏中的这些人是普通人）使"平均值的2/3"和其他类似的游戏非常适合用于识别具有不同寻常的心理理论过程的人，这可能包括那些具有各种不同寻常的才能的人。

创造力与智力

聪明的头脑有多强的创造力？富有创造力的大脑有多聪明？数十年来，智力与创造力之间的关系一直吸引着心理学家，对这种关系的研究已经扩展为一个整体类型，而乔伊·保罗·吉尔福德可以说是此类研究之父。吉尔福德提出的问题如下："创造力是智力水平的必然结果，还是可以与智力水平不一致？"吉尔福德提出，有意义的创造力需要相对较高的智力，但在非常高的智力水平上，这种关系就会破裂。这被称为"门槛"理论，根据该理论，在智商低于120的人群中，智商和创造力有一定的相关性，但对于智商更高的人，则没有相关性。一些最新的研究似乎为这一观点提供了支持。[19]

当然，任何关于智力和创造力的严格讨论，不论是将它们放在一起还是分开讨论，都取决于我们操作和量化这两个概念的能力。当代文献通常用智商来指代智力，这个数值是用最新版本的韦氏成人智力量表（WAIS）测量出来的。那么创造力呢？吉尔福德介绍了"发散性思维"的概念（与"趋同思维"相对），这成为创造力研究和测量的基础。但发散性思维究竟是什么呢？詹姆斯·考夫曼在他充满创新性的著作《创意 101》（*Creativity 101*）中将发散性思维定义为"对没有明显、单一答案的问题的回答"。[20] 这听起来就好像，"发散性思维"是一种练习发散性思维的行为。

那么，我们究竟在测量什么呢？心理学家关心心理测验的生态效度（指的是心理测验在多大程度上反映现实生活中的认知需求），这是正确的。我们的测验的存在效度又如何？也就是它们在多大程度上反映重要的和必然的事情？当同事和熟人认为约翰尼"极其聪明"时，他们的意思是他"聪慧"或"精明"；当他们认为鲍比"智力低下"时，他们的意思是他"痴呆"或"愚蠢"。他们不知道约翰尼和鲍比各自的智商的三位（或者两位）数具体是多少，他们也不关心。他们关心的是我们在日常用语（与心理学研究或临床报告中的用语不同）中称之为"智力"的那种"看到时就能知道"的难以捉摸的个人素质。

这样一个隐含的假设已经渗透进了我们的文化中：这种难以捉摸的素质可以被一个数字所表示和量化。数十年来，大众文化坚定地认为"一般智力"这种东西是存在的，而神奇的智商就是它的体现。许多官僚、行政和法律安排都基于这种隐含的假设，学者也已经撰写了数百篇科学论文。然而，认为韦氏成人智力量表测出的智商是智力的有意义的衡量标准，这一判断本身可能就是选错单词带来的几乎可笑的后果。如果大卫·韦克斯勒将他著名的智商测验命名为"韦氏成人心理功能测验""纽约贝尔维尤心理功能测验""快乐心理学家的欢乐测验"或其他任何名称，只要不是"韦氏成人智力测验"，那么极有可能"智力"这个高级词语所隐含的多余含义就不会被附加到这个测验上面，人们也不会认为一个数值就能描述人类智力的高低。但事实却这样发生了。有人曾断言，智商所定义的个体差异能预测在所有认知任务中个体表现的差异。[21] 然而，除了担心"所有"这个词过于绝对之外，还应注意到，事实上智商是作为一个衍生指标被计算出来的，是由个人在大量具体任务中的表现总结而来的。所以，智商的个体差异本身就是表现的差异，这使上述论断成为一个循环论证，不足为据。

韦氏成人智力量表或者所有其他的智力心理测量指标，与人们相互传递的日常判断（我们据此将每个人标记在"聪明－愚蠢"的坐标上的某处）之间是什么关系？我们不知道。在我以前写的书《决策大脑》中，[22] 我提出了一个旨在阐明这种关系的实验。据我所知，尚未有人进行过这个实验。

让我们在这里勾画出这个实验的修改版本。首先，我们将非专业人士组成的受试者分成两组，这两组受试者的人口统计学构成相同，并且都不熟悉关于智力的心理学理论（不要心理学家）。这两个小组分别是"面试官"和"面试者"（可以分成两个不同的小组，或者分成一组，每个小组成员同时担任两种角色）。规定一段时间（可能是几个小时），让"面试官"与每个"面试者"进行自由或半结构化的互动。基于这种互动，每位面试官将根据"聪明－愚蠢"量表对每位面试者进行评分。获得每位面试者的分数后，实验人员计算出平均"聪明－愚蠢"值，最后产生排名。此外，每位"面试者"还将进行最新版本的韦氏成人智力测验（撰写本书时，它已经更新到了第四版，即 WAIS-IV），[23] 或其他常用的心理测量学智力量表的测验。以这种方式获得的"面试者"的智商也将被排名。智商排名与"聪明－愚蠢"值排名的相关性如何？这是一个有趣的问题，并且可以直接得到答案。让我们把它作为实验一。

关于创造力，也可以提出类似的问题。当我们判断某人有创造力而其他人缺乏创造力时，我们不知道他在发散性思维测验中表现如何，也并不在意。然而，当我们看到创意产业的专业人士和企业家的工作成果时，我们能够对他们的创造力有个大致的印象。科学家、艺术家和企业家经常将自己与同行进行比较，还会对同行进行比较。一些创造力研究项目使用了这类同行评议的数据。[24] 本着这种精神，具有活泼个性的诺贝尔奖获得者、重要的苏联理论物理学家列夫·兰道甚至开发出一种测量生产力和创造力的"对数量表"，范围从 0（创造力最高）到 5（创造力最低），以此为他的同行，重要的物理学家排名：牛顿是 0；爱因斯坦为 0.5；量子力学的创立者尼尔斯·玻尔、保罗·狄拉克、沃纳·海森堡和埃尔温·薛定谔都是 1；兰道本人是 2。[25]

兰道如果去做创造力研究中常用的发散性思维测验，他的表现会怎样？我们无法得知，但有充分的理由相信他会以鄙视的态度拒绝，因为这些测验"太过愚蠢"。兰道 54 岁时，在一场车祸中头部严重受伤，在莫斯科的布尔登科神经外科研究所住院。几年后，我开始在亚历山大·卢里亚的实验室做学徒。根据流传在那个研究所的传说以及兰道的遗孀写的回忆录，当神经心理学家找兰道做测验时，他显然感觉这种简单的测验是一种冒犯，冷酷而愤怒地将他们赶出了房间。[26] 但是，即使有可能让兰道进行一些发散性思维测验，也不能保证他会做得很好，虽然他是同时代最杰出的理论物理学家之一，他的同事认为他近乎天才，对他十分敬畏。根据杰出的创造力研究者基思·索耶的说法，这一领域的研究人员日益觉得，发散性思维测验"不是真实生活中创造力的有效测量方法"。同样，通过对大量研究的总体分析，我们发现，对儿童进行发散性思维测验，以此预测他们成年后的实际创造性成就，成功率相当低（相关系数为 0.216），智商测验也是如此（相关系数为 0.167）。[27]

现在让我们考虑一下实验二。找一些科学家（或艺术家、作家、企业家）作为样本，让他们使用"有创造力–无创造力"量表，匿名互相打分（他们都是同一专业领域的人）——希望他们把私人竞争和嫉妒放在一边。然后，我们计算每个参与者的平均得分，得出"有创造力—无创造力"值。最后，将所有人的"有创造力—无创造力"值进行排名。

然后，让我们的参与者接受创造力测验中常用的发散性思维测验（这次的参与者可能会比兰道态度更好些，因为他们中的大多数不是诺贝尔奖或普利策奖获得者），并将他们的得分进行排名。发散性思维排名与"有创造力 – 无创造力"值排名有多大关系？这又是一个有趣的问题，也有直接的答案，但尚未有人做过这个实验。

最后，让我们考虑实验三，它实际上是实验一的另一个版本，但要使用实验二的参与者。在实验三中，实验二的参与者是"面试者"（我们有了他们的"有创造力 – 无创造力"值排名），而"面试官"是对创造性工作了解不多，也没有特别兴趣的普通大众。"面试官"将根据实验一的规定，对"面试者"进行"聪明 – 愚蠢"评分，并为每位"面试者"计算个人"有无创造力 – 无创造力"值。现在我们将有两个具有存在效度的排名（一个是智力排名，另一个是创造力排名），它们依据的是现实世界中真人的判断，与韦氏成人智力测验（或其他的智力心理测验）无关，与创造力研究中常用的发散性思维测验也无系。"聪明 – 愚蠢"值和"有创造力 – 无创造力"值排名会不会有关系？我们可以用这种非常不同的方式来提出有关智力和创造力之间关系的问题。有朝一日我们得到了答案，可能会感到惊讶。

一些值得做的实验

由于公认的天才并不是很多，能用于神经影像学和解剖学研究的天才大脑更是少之又少，所以在大部分关于创造力和创新的大脑机制的研究中，研究对象都是相对普通的人，他们接受假定能测出创造力的测验。已经有许多研究将个体大脑差异与这种测验联系在一起——发散性思维测验、生成性能力测验等。人们可能会怀疑这些测验与真实能力（真正的创造力）的关系，我就是怀疑者之一。我研究了一些旨在衡量创造力的心理测验，发现它们的设计常常缺少了生机勃勃的自发性，也不够优雅和简约。这些测验给人的感觉是，做作、用力过猛，人为痕迹过重。旨在评估这些工作的成果的指标同样人为痕迹过重，不够优雅，不够自然。发散性思维测验的另一个大问题是，它们缺乏衡量创造力的主要标准：新奇性和实用性的结合。这正是创造力和新奇性两个概念有分歧的地方。比如，一种复杂、奇怪的堆砖块方式（与砖块有关的测验题似乎在"多用途"任务中特别受欢迎）可能是新奇的，但并没有什么用处。

尽管如此，在创造力测验中进行的一些研究真的很有趣和敏锐。这些研究通常采用托兰斯创造性思维测验（TTCT）。这个测验由埃利斯·保罗·托兰斯设计，是一组发散性思维测验的集合，它要求受试者想出同一个物体的尽可能多的使用方法，比如砖块；以尽可能多的方式修饰一个简单的设计；解决一些其他的天才任务。半个多世纪以来，托兰斯创造性思维测验一直是创造力研究的中流砥柱。[28] 有研究结果表明，人在这个测验中的表现与右顶叶的体积呈正相关。[29]

在另一项研究中，雷克斯·荣格和他的同事向一组年轻受试者发放"创造性成就问卷"，并让他们做三个发散性思维测验。将受试者的表现与各皮质区域的厚度联系起来时，他们发现了一种独特的模式：创造力越高，右半脑的角回和后扣带回皮质越厚，而左半脑的额叶、顶叶、枕叶和颞叶的多个区域中皮质则越薄。[30]

在一系列研究（其中一些已经在第5章中描述过）中，日本东北大学的竹内光和他的同事已经证明，一组健康的年轻人在发散性思维测验中的表现与他们右半脑的大小、右背外侧皮质以及右顶下小叶（一个由角回和缘上回组成的区域，已知其在复杂认知中起着核心作用）内白质的完整性呈正相关。[31]

因此，虽然有许多不要把复杂特质与特定大脑结构联系起来的警告，但当涉及右半脑的创造力时，"大小很重要"是真的——前提是在发散性思维测验和类似测验中的表现与某些真实的情况有关，与现实生活中的创造力有关。正如我们已经指出的那样，这更像是一种信仰，而不是一种被经验证实的关系。

提升我们对实验结果信心的一种方法是，从不同方法中寻找聚合性证据。眼下，这指的是结构和功能研究方面的证据。一组奥地利科学家研究了关于言语远程联想的"有洞察力的问题解决方案"的电生理相关性。由于实验是口头性质的，我们可以合理地期待左半脑会参与；然而，在实验的不同阶段，却是右颞叶和右前额叶区域表现出了与任务相关的变化。[32]在一项相关的研究中，实验任务是给出普通物体的替代性用法。这项实验的数据显示，原创性较高的受试者主要使用了右半脑（与任务相关的 α 同步），而在原创性相对较低的受试者身上，则没有发现左右半脑之间出现不平衡。[33] 在这些实验中，右半脑的参与具体是何种性质，我们尚不清楚，但它可以被解释为在第 7 章中描述的那种后额叶皮质上的额叶控制的放松。

额叶在创造性过程中发挥了作用，这是一个普遍的发现，但相关解释有些模棱两可。瑞典隆德大学的一个科学家小组通过测量局部脑血流量（rCBF），发现了在发散性思维任务中（这个任务就是砖块的不同用法）高创造力和低创造力的人之间的差异；前者的双侧大脑中，前额叶皮质都有明显的激活，而后者只有左半脑的前额叶皮质被激活。[34]

大量研究表明，当受试者在执行发散性思维任务和其他与创造力相关的任务时，大脑中的 α 频率（8~12 赫兹）常常会增高。[35] 为了搞清楚这种增高在创造性过程中的作用，北卡罗来纳大学的一个科学家团队使用经颅交流电刺激（tACS）人为增高额叶的 α 频率。结果，受试者在托兰斯创造性思维测验中的表现明显得到改善。[36] 额叶中的 α 频率是如何与创造力联系起来的？确切的机制尚不确定，但可能有点自相矛盾，因为在这种情况下，额叶对皮质其余部分的控制减弱，会导致暂时的额叶功能低下。但是，经颅直流电刺激（tDCS）又能改善受试者在这类类比推理式的、与创造力相关的任务中的表现。[37]

看起来，好像一些研究结果表明额叶高激活水平（额叶超活化）对创造性过程有用，而另一些研究结果则表明额叶低激活水平（额叶功能低下）对创造性过程有用。这与第 7 章中描述的前额叶皮质在创造性过程中的双重作用是一致的。困扰我们的问题仍然是：简短的快照式的测验，比如砖块的多种用法，能在多大程度上体现出现实生活中相应的创造力，而不是人的其他品质，比如节俭程度、反社会性，或者干脆什么都不是？

疯了有多糟糕

创造力与精神病

意大利犯罪学家切萨雷·隆布罗索（1835—1909）因其有争议性的理论而著称，他认为犯罪倾向是一种返祖的生物学特征，也反映在犯罪分子特有的身体和相貌特征上。我第一次接触他的理论是通过我的妈妈，她鲁莽不敬，且政治不正确（当时的苏联口语中称这种人为"意识形态上有错误"）。她曾经指着《真理报》（这是苏联共产党的官方报纸，也是苏联排名第一的报纸）头版显眼位置上的苏联领导人的照片说："看，他们看起来都像隆布罗索式的人。"这是她个人的、无情的"运动"的一部分，目的是使她的儿子（我）抵制苏联政治灌输的有害影响，虽然在10岁那年我并不知道她在说什么。

隆布罗索还有一个相比之下不太知名的理论，他在著作《天才之子》（*L'Uomo di Genio*）中对此进行了阐述。这个理论的内容是，艺术天才是疯狂的一种形式，是一种精神疾病。[38] 这是最有影响力的一种将创造力与疯狂联系起来的理论。一个疯狂的科学家或艺术家颠覆固有的概念，这一形象已经在公众、电影导演和科幻小说家的想象中代代相传。许多严肃的科学家也被创造力与精神病理学之间的关联所吸引；这个想法确实有一定的启发性。例如，有人认为，某些神经和认知特征（认知抑制解除、对新奇事物的兴趣以及神经之间的超连通性）是创造力和精神病理学的共同先决条件。[39]

事实上，"杰出人才"的定义决定了，他们跟人类平均水平有很大差异。在统计学上，正常神经构造的微小变异可能在某些领域具有优势，尽管要以其他方面的劣势为代价；本书前面讨论过的左利手可能就是一个例子。但绝大多数此类变异可能无法带来任何优势。绝大多数富有创造力的人不是疯子，而且绝大多数疯子也没有什么有意义的创造力。此外，还有多种形式的疯狂和多种形式的创造力，所以任何关于两者关系的认真讨论都必然具有一定程度的特殊性。事实上，在普通大众和患者本人眼中，精神分裂症、双相情感障碍、癫痫和图雷特综合征都与创造力有关。我认识一位患有图雷特综合征的年轻男子，尽管他的情况非常严重，但他拒绝接受药物治疗，因为他觉得他的病情带来了一丝创造力，他不愿失去这种创造力。

根据历史材料和传记的记载，有人断言贝多芬、拜伦、狄更斯、普希金、舒曼和凡·高都患有躁郁症，丘吉尔和拿破仑也如此。也有人认为，恺撒大帝、穆罕默德、圣女贞德、马丁·路德、彼得大帝和作家陀思妥耶夫斯基都患有癫痫；舞蹈家瓦茨拉夫·尼金斯基患有精神分裂症（关于凡·高，也有文章这样写）。其中一些断言是基于有据可查的记录，但许多只是基于相当有争议的证据的猜测。[40]

然后还有"不完整的数据集合"问题。列出一些有记录或怀疑患有精神疾病的有创造力的个体是相对容易的，而且这种列表可能令人印象深刻，但它具有欺骗性。这种关联只有在与患有这种疾病的总人数进行比较时才有意义，而且必须与普通人群的类似比例相比较。至少在原则上，可以计算出这些比例，并与现代的情况进行比较——现有流行病学和人口统计数据，并且可以与样本数据严格匹配。但是，除非我们愿意做出一些非常宽松的假设，否则很难估计出遥远的、甚至不太遥远的过去的情况。

还应该牢记"创造力"和"创意职业"的从业者之间的差异，而不是陷入这种语义混淆的陷阱。并不是每个作家、画家或音乐家都真正有创造力；事实上，他们中的大多数人可能并没有创造力。如果你从曼哈顿的餐厅服务员中抽取样本，他们中的大多数人会这样介绍自己：他们是演员、歌手或舞蹈演员（从技术上讲，他们往往确实是，但他们只是偶尔做做，几乎连兼职都算不上）。这会导致你断定"创意职业"的从业者常常充满幻想而不是脚踏实地。根据标准的不同，他们都可能在研究样本中被认定为"创意职业"的从业者，尽管实际上他们不是。恶毒的人甚至可能会争辩说，他们那些如痴如醉的妄想性自我认知是某种精神疾病，而不是真正的天赋或创造力。你会好奇这些"有志者"如果参加实验，会如何填写一些关于创造力的调查问卷，如"创造性成就调查表"（Creative Achievement Questionnaire）或"高夫形容词检查表"（Gough's Adjective Check List），这些问卷要求填写者对自己的创造性成就和特征进行评分。[41]

尽管如此，还是有一些严肃的研究探讨了创造力和精神疾病之间的关系。南希·安德烈亚森比较了30名有创造力的作家和30名对照受试者，及其各自的一级亲属的精神疾病发病率。在作家及其亲属中发现精神疾病的概率较高，特别是发现躁郁症的概率高于对照样本。[42]凯伊·雷德菲尔德·贾米森针对一组英国著名作家和艺术家进行了一项类似的研究，结果类似：在她的受试者中，情绪障碍发病率显著高于普通人群。同样，斯德哥尔摩卡罗林斯卡研究所的一个科学家小组报告说，躁郁症患者及其亲属以及精神分裂症患者的亲属（但不是精神分裂症患者本身）在创意职业中的比例特别高。所以这个模式似乎是普遍的，并且在几个西方社会中都存在。[43]

安德烈亚森和这个瑞典的团队都证明，不仅这些患者，而且这些患者的一级亲属中有不少人从事创意职业。人们通常这样解释这一发现：这意味着潜在的认知特征是遗传的。假设创造力与精神疾病之间的关系是真实的，那么其潜在的生物机制是什么？研究者已经提出了几种共有的遗传因素。其中之一与多巴胺D2受体基因DRD2的多态性相关，该基因与精神分裂症、追求新奇性和创造力有关（第10章中还会谈到这个基因）。[44]

匈牙利科学家绍博尔奇·克里提出了创造力与精神疾病之间另一种可能的关联。他的发现非常有争议性：特定的基因多态性与高创造力有关，其中创造力是用"创造性成就问卷"和托兰斯创造性思维测验的"假设问题"分测验评估出来的。此处涉及的基因是神经调节蛋白1（Neuregulin 1），它的一种变体与精神疾病风险、进行认知任务期间额叶和颞叶激活的减弱，以及内囊前肢中白质（包含连接额叶和几个皮质下结构的纤维）的密度和连通性降低有关。总之，这种基因变体容易使人患上精神疾病，还会破坏额叶的结构和功能，可能使人处于永久性的额叶功能低下状态，但根据研究结果，它可以增强创造力。至少可以说，创造力有很多种！[45]

创造力和疯癫的"额叶超活化"与"额叶功能低下"

假设某些形式的创造力和某些类型的精神疾病（两者都不是单一的概念）共享某些认知特征，甚至可能具有共同的因果关系，那么这些相似性背后的神经机制是什么？起作用的可能是多种不相干的因素或因素的组合，且这些因素不一定一致。

这些因素中的一些可能与额叶超活化和额叶功能低下的相互作用有关。正如我们在第 7 章中所论述的那样，创造性过程是由以下的交替过程所驱动的：先是额叶超活化阶段，深思熟虑，精心准备，当努力无效时，再进入产生"创造性火花"所必需的额叶功能低下阶段。额叶功能低下是创造力的先决条件，只要它是暂时的，并且大脑在额叶超活化状态和额叶功能低下状态之间切换的能力是完整的；这种切换越灵活，对创造性过程越有利。相比之下，与创造力相关的（不论是民间传说中的，还是科学证实了的，或者两者都有）大多数障碍的特征是持续的额叶功能低下，以及前额叶皮质和其他大脑结构之间的交流减少或被扭曲，这里的额叶功能低下不再是暂时的状态，而是相对永久的状态。精神分裂症、情感障碍、图雷特综合征和某些类型的癫痫发作都是这样。[46]

在所有这些疾病中，高效的创造性过程的两个先决条件——额叶超活化和额叶功能低下——之间的平衡被扭曲了。额叶功能低下往往过度，但额叶超活化则严重不足。由于两者之间的这种连续性被破坏，创造性想象力和不相干的随意联想（这是额叶损伤和精神分裂症的常见症状）有些接近；促进创造力所需的狂热但可控制的坚持不懈和纯病理性的持续症（额叶病理学和某些类型的癫痫的另一种常见症状）也有些接近。

尽管额叶功能低下常常是大脑障碍的主要特征，但确实会发生某些异常。一组中国神经科学家研究了随着时间的推移，特定大脑区域的生理激活水平的一致性模式，即区域同质性（简写为 ReHo），发现在双相情感障碍病例中，区域同质性降低了，特别是在额叶中。这意味着额叶的激活水平容易产生波动，不是一直处于功能低下状态。这种额叶超活化和额叶功能低下之间的波动倾向是否也能提升双相情感障碍患者的创造力？[47]

另外，神经连接模式的某些属性可能导致了创造力和精神疾病之间的关联。哈佛大学的雪莉·卡尔森提出，超连通性可能是精神疾病和创造力的共同因素。[48] 的确，正如我们在第 7 章中所论述的那样，某种最佳神经连通水平是将不同思想融合在一起的先决条件。但是大多数生物系统都是在倒 U 形曲线上：太少不行，太多也不行。倒 U 形曲线上可能有一个点，在这里，"恰到好处"和"太多"之间的界限模糊了，这一点对创造力和精神疾病都有促进作用。有人提出，在早期生活中，对神经连接模式精简不充分导致的神经连通水平过高是某些类型自闭症的机制，也是导致癫痫发作的危险因素。在某些精神分裂症患者及其一级亲属身上，也存在极高的神经连通水平。[49]

正如我们前面所讨论的那样，在健康的大脑中，当后联合皮质（特别是右半脑中的）在额叶功能低下状态中逃脱前额叶皮质的控制时，可能出现超连通状态。但在某些疾病中，由于神经连通水平过高，这种情况可能会呈现永久性特征——这也导致了一种功能上类似于永久性额叶功能低下的情况。尽管它可能带来一点好处，但总的来说，这不是一件好事。

创造性思维

创造力和创新能力是否能培养？如果能，如何培养？这样一个不严谨的问题引起了各种各样的反应，从对当前教育系统的广泛、严厉批评，到试图提出建设性替代方案。英国教育家肯尼思·理查森爵士以《学校扼杀了创造力吗？》（"Do School Kill Creativity？"）为题，发表了充满激情的 TED 演讲。这个演讲充满了俏皮话和精辟的宣言，如"今天创造力同识字一样重要"和"如果你不准备犯错，你就拿不出任何原创的东西"。这是对教育制度进行批评的例子。[50]

后者的代表是几个创新教育计划。无论它们的具体理论如何，所有这些计划的前提都是，假设创造性思维可以通过适当设计的教育干预来塑造；如果不能，那么提升创造性思维的失败就是可以理解的，而任何这样的尝试一开始就是蛮干。创造力到底能否提升？有确切的证据吗？由于我们已经知道，受试者在测验中的表现并不能代表其在真实生活中的创造力，所以，一个人的表现在思维测验中有所提升，也不能证明他的创造力得到了提升。有意义的证据必须植根于现实生活，但难点就在这里。一个令人信服的研究必须是纵向研究，跟随和比较不同教育计划下毕业生的生活和职业轨迹。为了不受特例的影响，该研究还必须涉及足够多的学生。实际上，该研究项目必须与评估新药物产品长期影响的项目类似。这就使它成为一个门槛高得吓人的研究。

不过话说回来，虽然没有令人信服的证据表明创造力可以通过教育来培养，但也没有证据证明它不能被培养。因此，几个研究团队没有屈服于这种"分析的无能"，而是以超凡的信心制订了这样的教育计划。尽管还没有得到我们刚才讲的那种经验证据的充分支持，但至少其中一些方案以合理的科学依据为指导。

尽管提高创造力往往是这些项目的既定目标，但"创造力"这个崇高却难以捉摸的概念通常被解构为几个更容易定义、更有针对性的认知和元认知过程，如心理灵活性、加工深度、批判性思维、抑制性控制等。这去掉了创造力的神秘性，在教育过程中可能是一件好事。所有这些方法都是由同样的前提驱动，即灌输元认知技能与教授诸如历史或地理这样的具体科目内容同样重要或者更重要，并且可以通过直接教学来实现。许多这样的计划已经被制订出来，至少已经被尝试过，涵盖了从幼儿园到大学的整个教育过程。[51] 其中的两个极端都是特别有趣的案例：心智工具（tools of the mind）和密涅瓦大学。

心智工具是俄罗斯流亡心理学家埃琳娜·博德罗娃与美国教育家戴博拉·梁合作的产物。[52]这是根据利维·维谷斯基的理论（我们在第 8 章中讨论了他的工作，现在才是真正应该援引他的地方——人类认知发展）发展而来的，自 1993 年以来，他的理论一直都在被使用，适用于学前班和幼儿园。从文化中内化而来的"心智工具"（mental tools）的概念是维谷斯基的认知发展方法的核心；实际上，他与亚历山大·卢里亚合著的最早的论文题目是《工具和符号》（"Orudiye i znak"）。[53]按照今天的说法，维谷斯基的"心智工具"大致相当于自律、抑制性控制和执行功能。埃琳娜·博德罗娃在苏联时期接受了训练，之后将维谷斯基的一些教育理念引入美国，并与戴博拉·梁一起使之适用于当地情况。这项工作所产生的方法包括：一是精心设计的社会性角色扮演游戏，旨在培养抑制、自我控制和合作的品质；一是旨在促进自我约束的教学。儿童被鼓励批判性地处理问题并寻求多种替代性解决方案。

对任何旨在灌输一般技能的课程，比如认知或体育技能之类，最大的挑战都是"迁移"：学生的进步是仅限于直接被用于培训的任务，还是能扩展到比接受的训练范围更广的任务中？迁移的范围越广泛，培训的价值越大；不可迁移的狭隘的进步效用很有限。

事实上，心智工具所灌输的认知技能似乎是泛化的和可迁移的。参与该项目的学生与那些接受传统教育的学生做同样的事情（不是培训中例行的任务）时，掌握心智工具的毕业生表现得更好。他们在注意力任务上表现得更好，心理操作的速度也更快。他们在更传统的学校教学领域也表现出色。参加这种教育项目的学生，其阅读和数学技能优于那些接受传统教育的学生。[54]最终的、唯一真正重要的问题是，他们在现实生活中的长期表现如何？该项目已经存在了足够长的时间，这个问题已经可以研究了，希望这样的研究很快出现。

一些参与心智工具项目的学生到了准备上大学的时候，可能会选择密涅瓦大学。这所大学很不寻常，是高等教育的真正实验之所。2012 年，企业家本·尼尔森创立了这所营利性大学，由风险投资基金资助成立。目前它被设想为提供多个本科学位的"未来的大学"。这所大学毫不掩饰自己的精英主义立场，虽然听起来可能有些矛盾，但这种精英主义是好的。它的选拔过程强调自主学习的天赋和能力、对知识的好奇心以及批判性思维——这是所有参与心智工具项目的学生都可能拥有的素质。与大多数私立大学相比，密涅瓦大学的学费保持在非常低的水平，招生过程不看家庭收入和种族背景，其学生群体比大多数美国大学更具国际性。密涅瓦是罗马智慧女神的名字（大神朱庇特的女儿），因此密涅瓦大学有必须坚守的传统以及崇高的使命：培养社会领袖，而不仅仅是狭窄领域的专家。

虽然这两种方案——心智工具和密涅瓦大学——针对的是教育领域的两端（学龄前及幼儿园的儿童，大学生），但它们都基于认知科学，并且支持类似的原则。密涅瓦大学的课程强调深度认知加工而不是死记硬背，调强领导力、有效的团队合作、有效的沟通、批判性思维以及替代性解决方案。其重点在于打破学科之间的传统界限（巴尔干化），开发普遍的认知工具（思维习惯）和概念（基础概念），以及解决与社会相关的大问题。密涅瓦大学避免使用讲座的形式，其管理者说，"讲座是一种很好的教学方式，却是一种可怕的学习方式"。相反，在那里，大量的关于事实内容的材料都是由学生通过各种在线资源自行获得的。在课堂上（课堂是虚拟的），学生们参与讨论，并学习如何应用所获得的知识。广泛接触世界并沉浸其中是密涅瓦大学教育过程的核心。在学习过程中，学生会在南美洲、欧洲和亚洲的几个主要城市各待一段时间。所有这一切都是按照精心设计的课程进行的，教育过程由一群有成就的教师指导，其中两位是杰出的认知神经科学家。[55]

心智工具和密涅瓦大学是通过教育直接塑造思想的最有趣的实验，除此之外还有其他的。一个非常聪明的人（也就是我已故的讲德语的父亲）喜欢用修辞的口吻问："为什么神童很多（Wunderkinder），而'神人'（Wundermenschen，他发明的词语）很少？"也许随着这些计划的成功，"神童"到"神人"的转化率会大大提高，这样世界将会更好。

培养创造性思维这个想法现实吗？发展心理学家、教育家、政策制定者、大企业家甚至是军队都在思考这个问题。我们对这个问题没有明确的答案。但无论答案最终是什么，它不会是非此即彼的"是"或"否"。答案——可能是一系列答案——将不得不更加细致，考虑到许多类型和不同程度的创造性成就，以及各种创造性思维。我们还需要更好的方式来定义和衡量众多领域的创造力。有一点很清楚，即纸上谈兵是不行的，我们必须不断尝试。超越讲授具体内容和技巧，培养高级的元认知的思维习惯，这是朝着正确方向迈出的一步，以后我们还会迈出更多步。

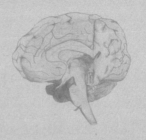

有创造力的大脑

一些厉害的大脑

就算我们将一个人的大脑解剖开来，像创造力这样珍贵而独特的天赋，哪能一眼就看得出来呢？这个想法不靠谱，简直是对创造力的亵渎。但是如果有人注意到神经科学期刊上充斥着关于大脑形态（区域大小，体积，表面积）的个体差异与认知表现的文章，那么这种反对意见就开始显得空洞了。那么，为什么不能这样来研究创造力呢？我们有一小部分大脑标本，被分散保存在世界各地的各种科学机构和博物馆，科学家对它们进行过精心研究。这些大脑的主人在历史上具有非常高的地位，他们确实非常有创造力——不管这是好是坏。下面有一些例子。

天才

阿尔伯特·爱因斯坦的大脑曾经做出了多大的创造性贡献，这里就不赘述了。但他去世后，他的大脑的遭遇有点可怕。这位伟大的科学家在 76 岁时去世，他的大脑由病理学家托马斯·哈维进行了解剖和保存。许多年间，哈维一直将这颗大脑隐藏在公众的视野之外。他是否得到了爱因斯坦及其家人的许可？这是一个有争议的问题。20 多年以后，公众才知道爱因斯坦的大脑被保存了下来。这颗大脑的各个部分最终被分别保存在美国国家卫生与医学博物馆、普林斯顿大学医学中心以及宾夕法尼亚大学的米特博物馆。已经有人对爱因斯坦的大脑进行了几次科学研究，其中大部分使用的是切片的照片而不是大脑本身。

这其中较为著名的研究之一，加拿大麦克马斯特大学的桑德拉·维特森和她的同事进行的一项研究发现，爱因斯坦的大脑缺乏顶叶岛盖和大脑外侧窝的一部分。这一不寻常的皮质解剖结构可能导致另一个区域——顶下小叶的扩张。顶下小叶是多模态联合皮质的一部分，我们已知它对特别复杂的认知过程很重要。这是爱因斯坦的天才的秘密吗？现在还只能猜测。[1]

最近由迪安·福尔克及其同事基于切片的照片进行的一项研究揭示了更多的细节，这些细节也许与爱因斯坦的天才的本质，或者至少是他的爱好有关。爱因斯坦的左手的表征在运动皮质中非常大，形成了一个"旋钮形褶皱"。这种特征常见于使用右手的小提琴家的脑部。爱因斯坦确实使用右手演奏小提琴。这个特征如果与他的物理天才有关，也只能是一点点。更可能与他卓越的认知能力相关的是前额叶皮质的不寻常形态。他的脑回非常复杂，前额叶皮质的整体表面积比正常人大。他的颞下叶区也比一般人大，而这个区域是高阶认知的关键。还有大量的其他发现，它们与爱因斯坦的创造力的关系更难以捉摸。这些发现包括左半脑中异常大的初级躯体感觉和运动皮质。与右半脑相比，爱因斯坦的左半脑的顶下小叶异常大，而顶上小叶则相反。根据这些研究者的观点，爱因斯坦大脑的总体规模是"常规的"。[2]

爱因斯坦的胼胝体（也就是连接两个半脑的很大的白质束）比任何年龄的正常人都大。整个胼胝体是如此，胼胝体的压部尤其大，正是它提供了两个半脑顶叶之间的交流。[3] 加州大学伯克利分校的马里恩·戴蒙德和他的同事则发现，爱因斯坦大脑中神经胶质细胞的相对数量也与众不同：在左顶叶区域，它们与神经元的比率异常高。[4] 对于这一发现，人们可以做出许多大胆的推测，但我认为，大脑这一区域中神经胶质细胞的增殖可能与它广泛参与爱因斯坦的思维过程有关。根据爱因斯坦自己的说法，他的思维更多的是视觉和空间图像的形式，而非语言推理或数学形式。爱因斯坦大脑的独特之处既可能是由他独特的创造力造成的，也可能是其原因。

革命者

不管人们如何看待 20 世纪的历史，弗拉基米尔·伊里奇·乌里扬诺夫都是其主要塑造者之一。他的化名——列宁更为世人所熟知。他是苏联的缔造者，把乌托邦式的幻想变成了政治现实。苏联在国际上的影响要比衰弱的俄罗斯帝国大得多。不需要使用托兰斯创造性思维测验，我们就可以假定，这位开创了一个建立在政治错觉之上的世界超级大国的人拥有某种创造力。列宁去世后，他成为国家授权的严格奉行准宗教崇拜的对象，并被苏联政府正式赋予天才地位。

不管是不是天才，列宁无疑是一个非常聪明的人，也是一个异常灵活的政治战略家，很可能是 20 世纪最有影响的人之一。他出生在一个很有教养的多民族家庭（他的祖先中有俄罗斯人、瑞典人和犹太人）中，是一个小贵族的后裔。除了政治活动之外，他还是一位多产的作家，对哲学有兴趣也有一定的了解，他称自己为"记者"。在政治权力和声望达到顶峰时，列宁患上了中风，这种病主要影响他的左半脑，越来越妨碍他统治自己所开创的国家的能力。列宁在 53 岁去世，此后，他的大脑被病理学家和神经学家完整保存下来并进行了细致的研究，目的是揭开他的天才的秘密。"列宁的大脑"这一项目为位于莫斯科的大脑研究所奠定了基础，多年来，该研究所已经发展成世界上最大的大脑库之一。它保存着以下天才的大脑：获得诺贝尔生理学奖的伊万·巴甫洛夫；舞台剧导演、美国"方法派表演"的奠基人康斯坦丁·斯坦尼斯拉夫斯基；著名电影《战舰波将金号》的导演谢尔盖·艾森斯坦；未来派诗人弗拉基米尔·马雅可夫斯基；独裁者约瑟夫·斯大林；20 世纪俄国社会的其他真假名人。

但是列宁的大脑仍然是该系列的核心。当时该研究所专门从德国请来了著名的神经解剖学家奥斯卡·沃格特，解剖了列宁的大脑。科学家只研究了列宁的右半脑，因为左半脑因脑血管疾病已经受到破坏。科学家做了很多大脑的灰质和白质的切片。这次研究的发现包括：大脑中有异常复杂的沟和回，特别是在额叶中；由于非常多的沟内成分（位于沟内深处的皮质），皮质的整体表面积非常大；极其明显的过渡性（限制营养型）皮质，尤其是在额叶区域；面积特别大的多模态联合皮质区域，尤其是额叶，也包括顶叶和颞叶；第三层锥体神经元数量异常庞大，我们在第 7 章中已经讨论过这种神经元在复杂认知中的重要性。列宁的额叶似乎在大小和连通性上都得天独厚——我们几乎事先就期待在一个杰出的实干家和领导者身上找到这些，他在哲学上的自命不凡就更不用说了。正如阿尔伯特·爱因斯坦的情况一样，列宁大脑的整体尺寸是正常的。[5]

冒名顶替者

一个有创造力的天才，其独特之处并不一定反映在大脑的神经解剖结构上，一个著名的大脑被混淆的例子使这一点变得更加明显。高斯被誉为"数学王子"和"有史以来最伟大的数学家"。这位伟大的数学家去世后，其大脑在哥廷根大学医学中心的伦理学和医学史研究所得到了精心的保存，并得到了广泛的研究。直到有一天，马克斯·普朗克研究所的神经科学家雷纳特·施魏策尔发现，这颗备受崇敬的大脑实际上属于哥廷根内科医生康拉德·海因里希·富克斯。1855 年，他们同时死亡后，他们的大脑很可能在不经意间被拿错了。这两个大脑在重量和大小上是相似的，高斯的大脑显示出了某些与年龄相适应的变化，这些变化在他去世时的同龄人身上很常见。[6]

科学家花了很长时间才发现这两颗大脑被拿错了，这甚至是被偶然发现的，这一事实表明，大脑的主要结构不能让人立即区分出普通人和天才。事实上，这两颗大脑在形态学上都不引人注目；在它们的大体结构中，没有任何明显的东西可以区分出历史上最伟大的数学头脑，与一个大概也算聪明但总体上普通的同时代人。具有讽刺意味的是，研究者发现的唯一不寻常的特征是：一个不连续（分裂）的中央裂隙，一个分隔顶叶和额叶的大褶皱（沟）。在混淆被发现之前，这一特征被错误地认为归高斯的大脑所有，实际上却属于富克斯的大脑。对那些试图仅从宏观形态学研究中分辨出有创造力个体的大脑的独特生物学特征的人来说，这是一个警示。大脑的宏观形态也许可以揭示创造力和才华的秘密，但也可能不会。不幸的是，在对大脑形态的研究中，更有可能出现的是各种各样的偶然发现——扩大的脑室、动脉瘤、垂体腺瘤、血管瘤、钙化囊肿和小血管疾病，而不是通往天才之路的神经解剖学特征。

但是，那两颗确实属于卓越的个体的大脑又如何呢？爱因斯坦和列宁是大致相同时代的人物，尽管其中一个比另一个多活了一代人的时间。他们在 20 世纪的历史上都留下了不可磨灭的印记，尽管是非常不同的印记，他们的才华的性质显然也非常不同。最终，实践证明，任何试图将大脑的特殊解剖学特征与大脑的独特表现联系起来的尝试都没有确定的结果，往好了说是猜测，往坏了说是捕风捉影。事实是，两颗大脑确实有某些共同的特点：都有异常发达的额叶、异常发达的整体皮质脑回以及区域间的高度连通性——虽然在爱因斯坦的大脑中，这种连通性表现为左右半脑间的连通性（胼胝体），而在列宁的大脑中表现为半脑内部的连通性（第三层锥体细胞）。不过，从根本上说，这些发现似乎都不能为这两个不同寻常的人的心智特殊性提供解释。根据我们对大脑的了解，这些发现在许多高智商的普通人身上也普遍存在。

创造力的连通性

这里描述的两个有价值的大脑有一点都很突出：额叶异常发达。它们的连通性虽然不同，但都非常显著。爱因斯坦的大脑拥有异常厚的胼胝体，尤其是在压部，它为包括顶叶在内的左右后联合皮质之间的交流提供了保证，而顶叶对空间推理能力至关重要。相比之下，列宁的大脑在锥体细胞的数量上不同寻常，这种细胞的顶端长轴突提供了额叶和同一半脑不同区域之间的交流。两颗大脑的这些特征可能完全是两人各自才能的附带结果；也可能，这两颗大脑能反映出爱因斯坦是一个深思熟虑和擅长抽象思维的人，而列宁是一个充满活力和擅长战略决策的人。我们永远无法确知。但这也为本书开头提出的两个更广泛的问题打开了大门，并提出了本书的一些核心主题：

- 前额叶皮质对创新和创造力的影响是什么？
- 大脑中的连通性对创新和创造力的影响是什么？

在某种程度上，这两个问题并不是完全独立的，因为额叶与大脑其余部分的联系之紧密，超过神经解剖学上的任何其他结构与大脑其余部分的联系。在这两个问题中，第一个问题被研究的历史较长，特别是当其涉及额叶的成熟问题时。什么是一个有代表性的时代，在这个时代可以出现改革范式的创意和发现？它与额叶成熟和大脑内部的连通性有什么关系？阿恩·迪特里希和纳拉亚南·斯里尼瓦桑调查了1901—2003年的诺贝尔物理学、化学和生理学 / 医学奖获得者，并对后者的年龄进行了统计。他们的论文题目野心勃勃——《开始革命的黄金年龄》（"The Optimal Age to Start a Revolution"），其结论是：这一黄金年龄通常是 20 多岁到 30 岁出头。[7] 当然，对所有这些估计都必须持保留态度。本书中唯一真正的革命者列宁，在 1917 年成功地建立了社会主义国家，那年他 47 岁。但 20 多岁到 30 岁出头有什么神奇之处呢？迪特里希和斯里尼瓦桑认为这就是额叶的成熟期。的确，额叶需要很长时间才能成熟，直到人类生命的第四个十年，它们的功能才完全发育成熟。

将复杂的认知特征与单一的大脑结构联系起来，这听上去很诱人，但方向错了，几乎肯定会使人误入歧途。要提防"额叶崇拜"这个陷阱；不要把所有人类独有的、智力方面的、复杂的东西都归因于额叶——在神经心理学文献中，这种倾向相当明显（我本人也可能对这种盲目崇拜有所贡献）。几乎可以肯定，前额叶皮质在这个过程中起着关键作用，但它绝不是唯一的参与者。如果我们相信创造性过程取决于许多大脑结构的互动，而不仅仅是某一个"创造力的大脑中心"的产物，那么许多不同的大脑结构可以迅速有效地进行沟通就必然是这个过程的核心。这不可避免地将大脑的连通性带进了我们的视野。

这进而导致了以下想法，虽然会让人觉得简单幼稚，但它可能捕捉到了创造新奇事物的大脑机制的重要方面。我们已经讲过，任何新奇的想法在很大程度上是之前积累的知识和概念的重新组合，这些知识和概念之前并没有被整合到连贯的网络中。那么，高度互联的大脑就是创造成功的先决条件。不同的大脑区域在创造性行为中互动和合作的能力可能是成功的关键。此外，连通性架构中细微的个体差异可以解释不同的认知风格和不同类型的创造力，比如艺术与创业。毕竟，在比较爱因斯坦和列宁的大脑时，研究者发现前者的前后脑之间的连通性很好，而后者的半脑内部的连通性很好，其他连接模式也不相同。这种不同很可能也会出现在许多普通人身上，尽管他们"普通"，但仍然具有一定的创造力，并在各个领域为社会做出了有意义的创新，这样，我们就得到了一个问题：作为生物变量的大脑连通性的个体差异，与作为认知特征的创新能力之间的关系如何？这个问题由两部分组成：大脑连通性是否存在稳定的个体差异？如果存在这种差异，那么它是否与个体在认知特征上的差异有关系？

耶鲁大学的一个神经科学家团队使用功能性磁共振成像进行研究，回答了这两个问题，两个答案都是"是的"。研究了许多受试者大脑中的功能性连接模式后，他们发现了个体连通性的"指纹"，也就是每个人的大脑连接模式。每一种模式都是特定受试者独有的，在不同的认知任务中和休息时都是稳定的。此外，知道一个人的大脑连接模式，就能预测他在矩阵推理任务———组通常被用于衡量"流体智力"的题目——以及持续性注意相关的任务中表现如何。实验证明，人脑中最特别的连通性网络涉及额叶和顶叶区域。[8]

在进一步讨论之前，我们先考虑一下"大脑连接模式"。既然已经走过了这座桥，就让我们沿着"简单朴素"的推理路线继续前进，并在大脑连接模式的时间和空间方面进行区分。

这时，就必须考虑小世界网络（已经在第 7 章中介绍过）和髓鞘形成。在大脑连接模式的空间方面，即大脑中相距较远的回路能够在多大程度上互动，受到大脑在多大程度上拥有小世界特性的影响，其在创造力方面的基本作用在第 7 章中讨论过。在大脑连接模式的时间方面，即不同大脑区域的沟通速度，也受到小世界特性的影响；同时，又会受到长路径髓鞘形成程度的影响。让我们分别讨论大脑连接模式的这两个方面。

小世界特性的遗传

在第 7 章中，我们已经讨论了小世界特性，这一特性保证了即使是神经网络中非常遥远的元素也能通过相对较少的步骤连接在一起。我们还讨论了它们赋予神经网络处理认知复杂性的能力所带来的优势。然而，到目前为止，一个重要的问题仍未得到解答：个体差异问题。创新能力和创造力是非常多样化的品质。有些人天生就具有这些品质，有些人则不然。如果神经通路的小世界特性与上述认知特性有关，那么它们也必然表现出非常明显的个体差异。有证据证明这种效应吗？事实上，有。一组来自北京的神经科学家利用弥散张量成像技术，研究了智商和大脑网络特性之间的关系。智力（至少在智商测验中测出的智力）与小世界特性在个体大脑中的表达程度之间有明显的关系。[9]

另一种解决这个问题的方法是找出神经组织的小世界特性是否具有遗传性，以及在何种程度上具有遗传性。来自阿姆斯特丹自由大学的神经科学家对 573 对双胞胎和他们的兄弟姐妹展开研究，比较所有受试者的静息状态脑电图中的连接模式。[10]他们对同卵双胞胎和异卵双胞胎进行检查，并与其非双胞胎的兄弟姐妹进行比较。这种比较特别有趣，因为它允许我们将遗传因素与环境因素分开，而环境因素实际上带来了某些性状的个体变异。结果证明，大脑的两个至关重要的小世界特性是高度可遗传的，并且受遗传控制：大脑内部的局部和全局互联程度。①

这些发现在很多方面都是值得注意的：它们显示了小世界特性的非常明显的个体差异，以及这些特性受到遗传的强有力的控制的事实。目前还不清楚小世界特性的遗传基础的确切性质。对这一问题的解释应该是未来研究的主题，而研究小世界特征的遗传控制与各种认知特征的遗传控制的关系应该是理解创造力和创新的下一个自然步骤。由于小世界特性在包括注意力缺陷多动症在内的几种疾病中都有改变，所以破译它的遗传基础可能还有助于阐明这些疾病的机制。[11]

拥有一层外衣的好处

髓鞘质是长轴突通路周围的脂肪包衣组织，它对距离遥远的大脑区域之间的有效沟通至关重要，而髓鞘受损也与一些疾

---

① 更具体地说，46%~89% 的聚类系数（局部互联性指数或集群指数）和 37%~62% 的平均路径长度（全局互联性指数）似乎都受到遗传控制。

病有关，比如精神分裂症。事实上，额叶的功能成熟在很大程度上取决于大脑中长通路的髓鞘形成。由于前额叶皮质是大脑的"首席执行官"或"神经管弦乐队的指挥"，它对"神经管弦乐队"的贡献特别依赖它与距离遥远的大脑区域之间的沟通能力，因此也就依赖长通路的髓鞘形成。

髓鞘形成和认知能力之间的任何可能的关系都特别有趣，因为髓鞘质是一种普遍存在的特征，几乎遍布整个大脑。这就把"G因子"带入了讨论中。G因子本质上是一种推测性的结构，假定存在一种单一的认知特性，它会以统一的方式影响全部（或至少是大部分）的个体认知，并且在个体之间可以非常多变，也就是众所周知的一般智力。由于第9章中所讨论的原因，一段时间以前，人们做出了一个更牵强的假设：这种推测性的结构可以通过韦氏成人智力测验被测出来，并且可以用一个数字来量化——韦氏智商。

但这就迫使我们提出了以下问题：如果存在一般智力，那么它的生物学基础是什么？如前所述，要成长为一般智力的生物学基础，一种特定的大脑特性必须在大致相同的程度上影响到每个人的大脑，或者至少影响直接参与高阶认知的大脑结构。此外，这种特性在所有个体的生命周期中都必须保持不变，或者在个体间以统一的速度变化，并且在个体间表现出相当大的可变性。但是，即使"一般智力"的概念是基于现实的，它与三位数或两位数的韦氏智商的关系也远不够清楚。

正是因为在大脑中识别这一生物变量很困难，所以像我这样的人怀疑一般智力的存在。但是，大脑的髓鞘形成可能比大多数变量都更适合作为这样一个变量（有一点除外：它在整个生命周期不是恒定的，因为超过某个年龄后，它往往会退化）。与其他遗传或非遗传的因素不同，影响髓鞘形成的因素更有可能影响整个大脑。假设有一个 G 因子影响着人的整体智力，并广泛分布在不同个体之间，那么为何 G 因子会有个体差异呢？大脑的髓鞘形成的个体差异就是一个可能的原因。

　　智力与大脑的髓鞘形成之间的关系是爱德华·米勒在 1993 年提出来的。[12] 在涉及新奇的思想、内容或艺术形式的创作时，髓鞘形成可能尤为重要。正如我们之前所讨论的，很少有思想或概念是全新的。在大多数情况下，创造性过程涉及将各种各样的旧信息和旧概念的片段以新奇的方式并置在一起，这些信息和概念以前并没有像连接良好的神经网络一样被连接和存储在一起。从这个角度来看，如果不同大脑区域之间的连接效率在创造性过程中没有发挥作用，那就怪了。"定向漫游"是产生新见解和创造能力的基本过程，我们在第 7 章已经讨论论过，它也依赖大脑结构之间强大而有效的连接模式。还记得这一章前面所描述的两个杰出个体的大脑吗？一个有非常厚的胼胝体，支持了两个半脑之间的交流，尤其是连接了两个半脑顶叶的压部；另一个有非常发达的同一半脑内部的连接模式；两者胶质细胞的含量都异常高（少突神经胶质细胞在髓磷脂的生产中很重要）。有人认为，白质和皮质的连通性的增强是进化过程中认知能力扩展的决定性因素。[13]

　　在整个大脑发育过程中，特别是在人类大脑中，髓鞘形成的速度明显很缓慢，它一直延续到 20 多岁至 30 岁出头，甚至

40 岁出头（在这个过程中个体差异可能比较大）。[14] 乔治·华盛顿大学的丹尼尔·米勒及其国际团队进行了细致的研究，将人类和黑猩猩的大脑中的这一过程进行了比较，两者的差异特别能说明问题。[15] 在这两个物种中，个体发育过程中都包含髓鞘形成，但速度相差很大。在婴幼儿时期，黑猩猩大脑的髓鞘化率已经是其成年大脑髓鞘化率最大值的 20%，而到了青春期时，髓鞘化率几乎达到了 97%。相比之下，与完全髓鞘化的成人大脑相比，人类婴儿的大脑髓鞘化率低于 2%，青少年大脑的髓鞘化率为 60%。髓鞘化在 28 岁以后，人生第三个十年结束时达到顶峰。在人类和黑猩猩的额极皮质中（这是认知等级中最高的部分），该过程特别缓慢。

因此，人类大脑髓鞘化率达到顶峰的年龄，与迪特里希和斯里尼瓦桑描述的最有创造力的年龄似乎一致，前额叶皮质的功能成熟可能只是这个大趋势的表现形式之一。因为右半脑的布线比左半脑更依赖长髓鞘化通路，所以右半脑可能也是在这个年龄段才达到功能上的成熟。由于"定向漫游"主要依靠右半脑，所以这个过程也将从大脑髓鞘形成中受益。

但是，将最有创造力的年龄与大脑某一系统的成熟联系起来，这只能解决难题的一部分。假设这个系统（无论这个系统是什么，髓鞘化通路也好，额叶也好，右半脑也好，以上所有或其他系统也好）的全面发展标志着最具创造力的生命阶段的开始，那么，又是什么标志着这个阶段的衰落呢？根据一些作者的说法，这种衰落发生于人生的后几十年。

再一次，髓鞘形成可能至少是这个谜题的一部分答案。大脑的髓鞘形成在 30 岁左右达到高峰，之后开始迅速衰退，髓鞘化纤维开始出现损失，从而损害大脑整合各种信息的能力。在丹麦进行的一项研究比较了不同年龄受试者的大脑中髓鞘化纤维的总长度。这个研究发现，从 20 岁到 80 岁，髓鞘化纤维的损失约为 45%，每 10 年约损失 10%。考虑到髓鞘形成的高峰可能在 20 岁之后，与衰老有关的脱髓鞘作用和髓鞘化纤维丢失的相关斜率可能更陡。[16] 韦恩州立大学的纳夫塔利·拉兹及其同事使用一种被称为髓鞘含量成像（MCI）的新方法进行研究，他们发现，幸运的是，只有在连接高阶皮质区域的神经通路中，与衰老相关的髓鞘消耗才特别显著，这些高阶皮质区域可能涉及最复杂的认知。[17] 而且，比起左半脑来，右半脑更多地依赖长通路的连接模式，所以与衰老相关的髓鞘消耗可能对右半脑影响更大。这可能导致随着年龄的增长，右半脑比右半脑萎缩得更快。[18]

对 N- 乙酰天门冬氨酸的研究为我们认识髓鞘质在认知中的作用提供了另一个窗口。N- 乙酰天门冬氨酸是大脑中最普遍存在的分子之一，其浓度通常被视作神经完整性的标志。科学已证明，N- 乙酰天门冬氨酸的浓度与健康个体的认知能力相关；[19] 并且，N- 乙酰天门冬氨酸浓度的降低与许多神经系统疾病中的认知功能下降有关。[20]N- 乙酰天门冬氨酸高度集中在神经元中，但更高度集中在髓鞘质和少突胶质细胞中（少突胶质细胞是形成髓鞘质所必需的一种胶质细胞）。这表明 N- 乙酰天门冬氨酸的浓度与认知表现之间的关系在很大程度上反映了髓鞘质在认知中的作用。[21]

　　科学家已经指出，创新能力和创造力具有广泛的个体差异。因此，这些特征背后的任何生物属性也必然表现出广泛的个体差异。那么，对于神经通路的髓鞘化，是否有这种差异的证据？这个问题可以通过扩散张量成像来解决。弥散张量成像是一种磁共振成像技术，通过检查水分子的弥散方向，我们能够评估长通路髓鞘化的完整性和程度以及其他变量。弥散的方向越不随意、越受限制，意味着通路越完整，越能有效地传输信号；弥散受限的程度用部分各向异性系数（一项衡量白质完整性的指标）表示。[22]

　　来自德国特里尔大学的一组神经科学家使用弥散张量成像方法，通过研究连接两个半脑的主要通路束（也就是胼胝体），来考察神经连通性。在对惯用手的影响进行研究时，他们发现了最引人注目的事：左利手者的胼胝体通路的分散程度比右利手者明显更低（目前还不清楚该发现是限于"实践中的"左利手，还是也适用于由左利手改过来的右利手）。[23]在一定程度上，这一发现与第6章中的论断一致，即左利手与寻求新奇性、创造倾向有关。更广泛地说，这一发现指向一般人群中长通路髓鞘化程度的变化。

　　一组日本神经科学家发现，有更直接的证据表明，白质完整性的个体差异与在常用的创造力测验中表现出的个体差异之间有关系。竹内光及其同事称，在一个健康的年轻人样本中，对发散性思维的测验结果与受试者额叶、胼胝体、基底神经节、颞顶区和右顶下小叶中白质的部分各向异性存在正相关。[24]这里特别有趣的是，认知和白质完整性之间的关系并不局限于大脑的特定部分，而是似乎相对普遍，能促进非常遥远的、包含不同类型信息的大脑结构之间的沟通。

没有外衣的好处

创造力与增强的神经连通性有关，这一想法很吸引人，但它并没有得到研究的普遍支持。达娜·摩尔和同事研究了受试者胼胝体大小与其在托兰斯创造性思维测验中的表现之间的关系。[25] 托兰斯创造性思维测验由许多分测验组成。在这项研究中，研究者就使用了一种分测验。研究者向受试者展示一些图形或线条，要求他们想出尽可能多的设计方案，将这些形状和线条组合起来。[26] 我前段时间做过类似任务，这里是我的答案（见图 10.1）。

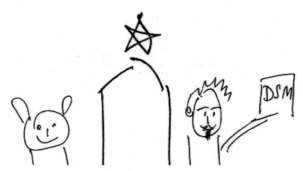

图10.1　格里姆林、克里姆林宫和克雷佩林

注：这个实验的任务是，以尽可能多的方式修饰两条垂直线，并把图像连接起来，变成一个故事。"格里姆林前往克里姆林宫，好让克雷佩林检查他的大脑。"（埃米尔·克雷佩林是 19 世纪最重要的精神病学家之一，也是现代精神病学的创始人之一。）

也许你会感到意外，这些研究者发现，受试者的胼胝体大小与其在测验中的表现呈负相关。这种负相关对胼胝体压部而言特别明显，也就是胼胝体中连接两个半脑顶叶的部分。[27] 这一发现的意义尚不明确。可能与托兰斯创造性思维测验的特性有关，而不是与创造力本身有关，因为"这个测验能够衡量真实生活中相应的创造力"这种观点本身就是推测性的，包括我在内的许多人都质疑这个观点。请记住，阿尔伯特·爱因斯坦的胼胝体的压部非常大，但他的创造力显然要比由托兰斯创造性思维测验测出的创造力强很多。但这也可能意味着，并非大脑连接模式的所有方面对所有认知挑战都同等重要。举例来说，这可能意味着，至少对某些任务来说，从左半脑受到的刺激性影响中解脱出来，可能对右半脑生成新内容的能力非常有益。

这种解释与我的朋友，澳大利亚神经科学家艾伦·施耐德和他在悉尼大学智力研究中心的同事的研究结果一致。他们研究了"跳出思维定式"的思想。艾伦对一组健康的年轻受试者使用经颅直流电刺激（tDCS），用阴极刺激抑制左颞叶，并用阳极刺激激活右颞叶。结果，受试者解决"九点问题"和"火柴算术"问题的能力得到了极大的提升。这两个测验是通常用来测验创造性思维、令大多数人望而生畏的难题。[28]

"九点问题"要求用不超过四条线连接九个点。对大多数人来说，这个问题无法解决，因为他们心中有一个隐含的假设：线必须停留在由点构成的矩形的边界内，并且每个点只能穿过一次。事实上，该任务没有规定这些约束条件，而如果没有这些约束条件，解决方案就会变得非常简单。[29]在"火柴算术"问题中，受试者必须克服以前形成的习惯（思维定式），才能找到正确的解决方案。大多数人觉得这很困难。[30]图10.2展示了这两个问题。

　　额叶的连通性在创造性思维中的积极作用也受到了挑战。在一个使用弥散张量成像的研究中，雷克斯·荣格及其同事发现，人的额下区域的部分各向异性与其在发散性思维测验和经验开放性测验中的表现呈负相关。[31]额叶的部分各向异性降低，意味着额叶对后皮质和皮质下结构的控制减少。在由额叶超活化和额叶功能低下交替支配的过程中，额叶的部分各向异性降低会阻碍额叶超活化，但可能会促进额叶功能低下。在这项研究中，从眶额皮质投射到各种边缘结构（包括杏仁核和脑岛）的所谓"钩束"（uncinate fasciculus）尤其受影响。科学家已经在几种精神疾病，如精神分裂症和情感障碍中观察到对这种神经通路的损害。[32]在功能上，该通路与第4章中讨论过的默认模式网络密切相关。与此一致，在健康的大脑中，左半脑中这一通路比右半脑中更健壮，但在精神分裂症患者的脑中则不是这样。[33]我们只能推测，默认模式网络受到的干扰间接影响了其他分布式神经网络中的进程，而这种影响可能会增强中央执行网络——这个网络与默认模式网络呈反相关。

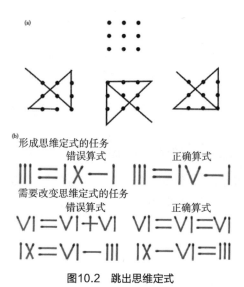

图10.2　跳出思维定式

注：（a）"九点问题"。实验任务是用不多于四条线连接九个点，同时笔不能离开纸。以上是一些答案。（b）"火柴算术"。实验任务是只挪动一根火柴，使错误的算式变得正确。

综合来看，这些发现听起来非常矛盾：一会儿更强的额叶连通性更有利，一会儿更强的额叶连通性不太有利；一会儿大的胼胝体具有优势，一会儿小的胼胝体具有优势；一会儿更活跃的前扣带回皮质是好的，一会儿不太活跃的前扣带回皮质是好的。这些研究结果中有许多还不能被重复检验，除了为这令人泄气的事实担忧之外，人们应该如何理解这么多矛盾呢？最终，这些不同的和看似矛盾的发现之间的不一致可能根本不是矛盾，而是反映了这样一个事实，即通向新奇性和创造性，可以有多种方式，也可能取决于多种不同的大脑系统。一个人越沉浸在创新和创造力的大脑机制中，就越会得出这样的结论：创造性过程并不是单一的。正如我们已经确定的那样，通向创造性解决方案的路径在不同的个体中可能会有所不同，即使他们从事大致类似的事业（想想贝多芬和莫扎特、高斯和伽罗瓦）；在同一个人从事不同的事业时，也会有所不同；同一个人在生命的不同时期从事类似的事业时，或者在解决问题的不同阶段，也可能会有所不同。甚至在任何一种创造性的追求中，不同组成部分之间也存在紧张关系：额叶超活化和额叶功能低下；接受经验的指导和摒弃经验；等等。一个具有创造力的人试图理解自己的大脑时，可能会寻求一致性、优雅性和简约性，但是，这一探索行为背后的神经过程既不一致也不简约。同样，大脑的整体组织也不一样。就像进化的所有产物一样，大脑是"分层自适应"和"重新调整用途"的大杂烩。

最后，连通性很重要，无论你如何看待它。过去几十年的神经科学研究使人们认识到，大脑的功能远远大于其各部分的总和。它的很多甚至大部分计算能力都来自大脑区域之间丰富而复杂的连接模式，我们现在才开始充分意识到这一点。为了了解大脑错综复杂的接线图，一项跨国研究项目被启动，即"人类连接组项目"。许多领先的大学参与了这个项目，并结合结构性磁共振成像（sMRI）、扩散磁共振成像（dMRI）、静息状态功能性磁共振成像（rfMRI）和认知任务功能性磁共振成像（tfMRI），以及检验连通性的遗传的程度和机制所必需的遗传学方法。[34] 无疑，我们很快就能更好地了解连通性在认知中的作用。

"创造力基因"真的存在吗

创新和创造力与某些基因相关吗？关于不同大脑结构中众多基因的表达，人类已经了解了不少。这些知识能够引导我们发现与创造力相关的基因吗？人类和其他物种的创造力的大脑机制之间存在一致性，这对我们有所帮助，因为在动物模型中研究大脑中的基因表达往往更容易。但是，必须小心行事。很多人试图找到基因和认知之间的简单关系，这是错误的。认知特征和基因的关系非常复杂，不是简单的一对一映射。对创造力的探索更加复杂，因为创造力是许多不断变化的成分的产物：生物、文化和社会。

创新和创造力的天赋是遗传的吗？第一个严肃地提出这个问题的是弗朗西斯·高尔顿爵士（1822—1911），他本人是一位多才多艺的科学家，也是查尔斯·达尔文的堂兄。高尔顿发明了一种被称为"历史测量学"（historiometry）的方法，他用这种方法分析了杰出人物的亲属中具有突出才能的个体的比例。他在著作《遗传的天才》（*Hereditary Genius*）中对这项研究进行了总结：超凡的能力确实能遗传。[35]

今天，这个问题可能的答案是，"有时，在某种程度上会遗传"。确实存在一些有代表性的创造性人物辈出的家族，涉及广泛的专业和职业。玛丽·居里，她的丈夫皮埃尔·居里和他们的女儿艾琳·约里奥-居里都是诺贝尔物理学奖获得者。大仲马和小仲马都是著名作家，他们是父子关系；有史以来最伟大的作家之一列夫·托尔斯泰，他的远房表兄阿列克谢·托尔斯泰也是著名作家。安德烈·马尔可夫是著名的数学家，他创立了数学概率论中"马尔可夫过程"这一分支；他的儿子也叫安德烈·马尔可夫，以数理逻辑方面的工作而闻名（他是我在莫斯科大学最喜欢的教授之一）。乔治·布尔在19世纪所做的工作奠定了20世纪计算机科学的基础，他的曾孙杰弗里·辛顿是当代人工智能的先驱之一。我已故的朋友、作家和神经学家奥利弗·萨克斯有众多表兄弟，其中包括：著名的以色列外交官和学者阿巴·埃班；诺贝尔奖得主、数学家兼经济学家罗伯特·约翰·奥曼；英国舞台剧和电影导演乔纳森·林恩；漫画家阿尔－卡普；更不用提奥利弗的母亲，她是英国第一批女性外科医生之一。萨克斯家族特别有趣，因为他们与大多数其他有才华的家族不同，由多种人才组成。但家族聚集并不一定意味着遗传性，因为共享的环境和文化因素以及角色榜样也可能发挥作用。此外，大多数著名的有创造力的人都出身于平淡无奇的普通家庭，用通俗的话来讲，他们的创造性才能是"零星"出现的。

具有较长历史的是一个更温和的追求，即探索对追求新奇性（通常被认为是创造力的前兆）进行遗传控制的研究。在一些最早的研究中，以色列和美国的科学家小组分别研究了两个独立样本，他们都发现，追求新奇性的人格特征与控制多巴胺受体D4的D4DR基因的两个多态性之间存在联系。[36]这些结果使人充满希望，后续出现了大量旨在澄清这种关系的研究。但是，当对这些研究中的一些进行再分析时，结果又不太一致，这令人费解。[37]

比起追求新奇性来，创造力是一种更复杂的多维构造，这使它更不可能被单一基因或一小组基因所控制。尽管如此，还是有科学家尝试确定创造力的遗传基础，并且在不同程度上取得了成功。德国吉森尤斯图斯－李比希大学的马丁·罗伊特及其同事研究了创造力与可能影响有关复杂认知的主要神经递质系统的三种基因多态性之间的关系：多巴胺，去甲肾上腺素和血清素。第一个基因儿茶酚氧位甲基转移酶 VAL158MET 能使突触间隙的儿茶酚胺失去活性，从而影响多巴胺能和去甲肾上腺素能的传递。这个基因涉及与额叶相关的认知功能，如注意力和工作记忆，一直是一个新潮的研究焦点。第二个基因 DRD2-TAQ IA 影响多巴胺受体 D2，也与追求新奇性有关。第三个基因 TPH-A779C 在色氨酸转化为血清素的过程中起调节作用。罗伊特小组研究的基因多态性是这三种基因特别有效的版本，他们对 92 名健康的受试者进行了研究，考察这些基因与受试者在柏林智力结构测验（Berlin Intelligence Structure Test）"创造力"分测验中的表现之间的关系。他们发现，后两个基因分别与受试者在测量口头和图形创造力的分测验中的表现相关。相比之下，第一个基因令人失望，与研究中使用的创造力指标没有任何关系。在这三个基因中，没有一个与智力测验结果有关联，并且在研究中使用的创造力测验结果和智力测验结果之间，仅有中等程度的相关性。这使这两个概念的关系以及研究它们所使用的方法更令人费解了。[38] 在斯德哥尔摩的卡罗林斯卡研究所，一个研究小组在进行了多次发散性思维测验后，也发现 D2 受体与创造力相关。他们的报告显示，创造力分数与丘脑（一种由大量与新皮层密切互动的神经核组成的皮质下结构）中 D2 受体的密度之间呈负相关。[39]

还有几项研究关注音乐创作能力的遗传基础。其中一些研究表明，特定染色体与音乐创作能力的必备条件之间存在明显联系，如绝对音高。有趣的是，这些联系在不同人群中有所不同：在欧洲血统的受试者中，8q24.21 染色体的遗传作用最大，7q22.3、8q21.11 和 9p21.3 染色体也有一定作用，但小一点；而在东亚血统的受试者中，只有染色体 7q22.3 能够遗传这种天赋。[40]一个芬兰神经科学家团队研究了音乐创作能力的遗传基础，他们将音乐创作定义为受试者自述的音乐创作、改编或即兴创作。他们发现，音乐改编能力与 16 号染色体有关，作曲能力与染色体 4q22.1 相关。[41]耶路撒冷希伯来大学的一个以色列科学家小组发现，创造性舞蹈表演与 AVPR1a 和 SLC6A4 基因多态性有关。[42]

还有更多这类将各种创造力与特定基因联系起来的研究。我可以继续描述下去，但本章不是该领域的综述，所以我先不说了。相反，让我提供一些关于这些研究的一般性思考。总的来说，我发现关于创造力的遗传基础的研究既充满希望又令人泄气。充满希望是因为每个研究结果都很有趣，并且因为这种研究数量庞大，它们可能迟早会带来重大突破。令人泄气则是因为，迄今为止，还未能实现什么重大的突破。

这可能有几个原因。一些原因与如何定义创造力有关，因为各个研究所采用的检验创造力的方法常常比较随意和狭隘，没法证实它们与现实生活中的创造力有关。正如我们在第 2 章中对创造力的解构所表明的那样，创造力是一种派生的而非原生的认知特性，它依赖一些潜在的、更基本的认知和神经特性及其相互作用。此外，通往创造力的不同途径可能是相互作用的各种属性以各种比例进行各种组合的结果（喜欢矛盾修辞法的读者应该可以毫不费力地接受"派生性创造力"的概念）。值得注意的是，控制多巴胺受体的一些基因与创造力有关，也（直接或间接）与追求新奇性有关；之前讨论过的"创造性舞蹈基因"AVPR1a 也与社会行为有关。追求新奇性和亲社会行为都是第 2 章中列出的创造力的基本先决条件。直接寻找创造力的遗传基础比较困难，但创造力更基础、更广泛的认知先决条件的遗传基础可能更好找。

创造力在认知意义上可能是一种派生的特性，与此类似，它在神经意义上可能也是派生的。我们在本章的前面和本书的其他地方讨论了几种更基本和更广泛的创造力的神经先决条件，包括高度的神经通路髓鞘化、神经网络的小世界特性的高表达、强大的额叶、右半脑的高度发达、由脑干（腹侧被盖区和蓝斑）中儿茶酚胺能核控制的各种唤起状态等。不同于直接寻找创造力的遗传基础，去研究上面这些创造力的更基本、更广泛的神经先决条件的遗传基础可能更有成效。

关于大脑这些广泛属性的遗传基础，人类已经了解了不少。我们已经确定，几种蛋白质控制着髓鞘形成过程，包括髓鞘相关糖蛋白和环核苷酸 3″- 磷酸二酯酶（CNP）。[43] 大脑皮质中不对称表达的几种基因也已被鉴定出来。[44] 本章前面讨论了小世界网络特性的个体差异。有证据证明这个特性有遗传性，因此寻找其潜在的遗传基础是未来研究的另一个有希望的方向。研究创造力的这种广泛的神经先决条件的遗传基础，可能会对理解其基本机制有很大的帮助。

到目前为止，揭示创造力之谜的努力之所以会失败，背后的其他原因与我们对创造力的遗传基础的期望有关。正如前面提到的，考虑到整个创造力概念非常复杂，通往它的途径有很多，而且通往创造力不可能只有唯一的"钦定道路"，期望它只与单个或是一小组基因或酶有关是幼稚的。让我们想想一个有启发性的类似例子：智力。前一章我们讨论了对智力的研究中的许多局限性，得出的结论是，虽然智力具有高度可遗传性，但智力不取决于单个或少量的遗传因素。相反，它涉及许多基因，每个基因在决定智力的个体差异时都发挥着极小的累加效应。这些发现是英国和挪威科学家合作进行的一项雄心勃勃的多中心研究的结果，他们研究了 3 511 名无关系的成人受试者在认知任务中的表现与 549 692 个单核苷酸多态性和基因图谱之间的关系。他们的结论是，"晶体智力"（已经学到的知识）中约 40% 的个体差异和"流体智力"（解决新问题的能力）中约 51% 的个体差异可以通过遗传来解释，但这些差异是由非常庞大、难以确定的遗传因素的综合效应控制的。长染色体对个体差异的贡献大于短染色体，这进一步证明许多核苷酸参与了这一过程。[45] 这些发现意味着，候选单核苷酸多态性（不管它们是什么）的子集可能以多种组合的形式出现，以各种不同的方式塑造智力，从而产生多种智能。

几乎可以肯定的是，同样可以推测，甚至可以更加肯定创造力的遗传基础是同样的情况。这进一步挑战了创造力是一种单一特性的观念，相反，它支持"多元创造力"的观念。常用的创造力测验和问卷（那些关于发散性思维和其他问题的问卷）与现实生活中的创造力的关系并不确定，因此，这类与各种特定类型的基因表达相关的研究，其启发性价值也不确定。有可能它们无助于澄清问题，反而会混淆视线。除了这种试图找出特定的遗传因素与主观设定的认知测验（包括创造力研究常用的手段，发散性思维测验）之间的直接关系的研究，更有效的手段是自上而下、层次分明的多步骤的方法。其中第一步就是，寻找与前述的、广泛的认知特性和生物特性相关的遗传控制。我们不该期望，大脑中某些间接支持创造力的一个或多个活动部分的特性会与特定的、已知或潜在可识别的蛋白质、基因及其表达的组合有关，也不该期待能找到它们。与其寻找特定的基因，不如去寻找整个基因组中的复杂基因集合，并且进一步期望这种不同的集合可能会形成相似的认知特性（记住，有许多通往创造性的途径）。

在确定了这些基因（或更可能是基因集合）之后，人们可以更直接地探索它们在特定的认知特性（包括创造力）中的作用。第二步，研究它们在具有不同创造力类型和水平的个体身上的表达。这种方法的一个额外优势是，大量哺乳动物（也许不仅是哺乳动物）物种都可以被用作鉴定候选基因的模型，因为很可能相关的广泛生物学特性及其遗传控制在不同物种中都存在。一旦确定了是哪些基因或基因组合，我们就可以在现实生活中比较创造力不同的个体身上这些遗传因素的表达差异；

方法则是进行广泛的认知测验，研究人的创造力，并且如果操作适当的话，还能考察其他物种的"创造力"。

总之，让我们考虑园艺方面一个的比喻。试图弄清楚如何"种出"蔬菜炖肉可能不是一个好主意。很显然，一个更有希望的想法是改善我们种植胡萝卜、洋葱、土豆以及其他蔬菜的方式。更了解酒的读者会同意，为了改进鸡尾酒的配方，首先必须确定其成分。同样，如果我们重点研究创造力的基本组成部分的遗传控制，很可能比直接研究创造力本身的遗传机制更有成效——至少在不久的将来是这样。

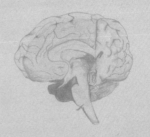

结　语

总结和展望

这本书会改变读者对人类创造力本质的看法吗？如果会，又是怎样改变的？"创造力"是一个宏大的词，其含义看似不言而喻，然而，我们已经知道，与这种常识性的直觉相反，创造力并不对应某种单一的、精确的现象或属性。正如我们在前一章所述，创造力是一种派生性现象，是许多认知特性的产物，依赖许多大脑系统协同工作。它可能有多种形式，要产生创新性成果也有很多途径。创造力是神经生物学和文化之间复杂的相互作用的产物，无法与单个大脑结构或简单的遗传控制联系起来。正因如此，讨论完创造性过程的各个组成部分，我们就几乎"游览"完了整个人类大脑。根据定义，创造性过程与新奇性有关，于是额叶和右半脑进入了我们的视野。创造性过程受益于对以前积累的知识和概念的良好掌握，后者取决于左半脑。这个过程还必须以对重要性和相关性的敏锐为指导，而这又依赖额叶和多巴胺的信号传导。

虽然创造性过程要以相关性为指导，但它不应该被一致性所阻碍，因为一致性把起微调作用的前扣带回皮质带进了我们的论述中。创造性过程要获得成功，需要两种状态交替：由额叶超活化的皮质引导的以目标为导向的持续努力；额叶控制暂停，额叶功能低下状态中看似毫不费力地出现的灵感；我们将这两种状态之间的复杂情况称为"定向漫游"。只有灵活的脑干才能够提供多种大脑唤起状态，并在它们之间切换。为了能够连接不同的想法和信息，大脑内部必须紧密相连，并具有小世界特性。

然而，归根结底，创新成果的命运受到社会的支配，这里的社会包括众多不是特别有创造力的消费者，他们可能接受创新成果，认可其创造性，也可能忽视和遗忘创新成果。后一种悲惨的结果可能是由于这项创新成果真的无关紧要，这也是许多创新尝试的命运。但是，一个创新的想法被忽视，也可能是因为它远远领先于当时的时代精神，社会未能认识到其潜在的相关性或价值。第二种情况特别令人难过，所以我决定将这本书献给那些未留下姓名的、未被同时代人认可的有创造力的天才，他们的贡献被忽视和遗忘，只是因为他们远远超过了时代。这种创新精神无疑一直伴随着人类文明的历史，但我们永远不会知道这些人的名字。我们无法为他们做什么，只能献上一本微薄的书。

创新和创造力研究的未来如何？显然，它将受到创新和创造力本身未来变化的影响，任何倾向于依靠现有的数据来做出预测的人都可能是在自欺欺人。尽管如此，还是可以做出某些谨慎的预测。在进行这些预测时，我们将从本书开头提出的问题开始，即应区消费新事物和创造新事物。

对创新成果的消费

"消费者的分享"

这本书为什么要讨论消费者如何接受创新成果？让我们提醒自己，创新成果的定义是新奇性和价值性的结合；什么是有价值的，什么是没有价值的，这一判断是由社会做出的，而不是由有创造力的个人做出的。大多数时候，对创造力本质的探究关注的是如何产生新的想法、新的成果或任何形式的创新；它也是本书的焦点。相比之下，没什么人关注创新成果如何被消费。但我们经常忘记，创新成果和创造力是一部两幕剧：所有后续创新成果都是某个人的创造力的产物（第一幕），然后被整个社会所消费（第二幕），这反过来影响未来的创造性活动，如此不断循环。在关注第一幕的同时，我们忽略了第二幕，忘记了它与推动文明向前发展同样重要。

正如我们在本书前面所讨论的那样，一种创新成果要想被认为是真正的创造性贡献，而不仅仅是特殊的幻想，它必须与社会产生共鸣并对社会产生影响。无论是科学创新、艺术创新，还是技术创新，都必须使社会掌握其价值并接受它（不一定立即接受，但得在合理的时间内），不然它就会被遗忘，不会留下痕迹，我们也将不会再谈论它。因此，从一开始，消费者就与创造者在决定新产品、新理念或新艺术形式的命运时同样重要。

埃里克·坎德尔在《思想的年代》（*The Age of Insight*）一书中研究了视觉艺术中"旁观者的分享"的概念，暗示观看画作不是一个被动过程，而是一个以自身认知需求为特征的积极参与过程。[1]从更广泛的意义上讲，在塑造创新成果的命运时，离不开"消费者的分享"。无论未来的创造性过程采取何种方式，"消费者的分享"所形成的认知挑战都可能会增加，而且对神经过程的需求在数量和性质上都会发生变化。消费者对创新成果的反应是创新周期中不可或缺的一部分，值得仔细研究。

为什么"消费者的分享"是一个值得研究的主题？它有趣就有趣在，虽然创新成果是由相对较少的有创造力的个人或团队制造的，但却被数千、数百万甚至数亿人消费。想想互联网和智能手机。它们首先由少数有远见的学术机构和高科技中心构思出来，后来在世界范围内变得无处不在，直接或间接地影响了地球上几乎每个居民的生活。

为什么今天对新事物的消费比以往任何时候都更值得研究？今天"消费者的分享"特别有趣的原因是，公众面临并吸收创新成果的速度正在加快。在过去的停滞社会中，创新很少，而且两项创新成果会相隔很久。因此，这些消费者，也就是众所周知的群众，不必更新他们的知识、概念或技能。基本的知识库一旦形成，就可以携带一辈子，几乎没有任何更新。一个人和一代人可以在不消费太多（如果有的话）创新成果的情况下度过一生。因此，"消费者的分享"并不是创新和创造力的社会动力的重要因素。

但在如今发展越来越快的社会中，广大消费者不断受到获取新技能和接受新概念的挑战；至少在可预见的未来，这一过程会加速，范围会扩大。想想轮子，它在公元前 5 000 年左右就被发明了，但各个古代社会几个世纪后才广泛采用了这项技术。相比之下，在 20 世纪末，只用了几十年的时间，互联网就成为一种普遍的通信手段。

在充满活力的社会中，创新和创造力的"消费者的分享"成为社会动力学中一个非常重要的因素，其重要性尚未被充分理解和研究。虽然社会接受创新成果的方式还没有成为关于创造力的传统叙事的一部分，但在一个信息化的动态社会中，这一定会成为现实。一个普遍的现象是，创新被引入社会的速度、在社会上传播的速度的变化往往被忽视，但它对社会的影响是深远的。随着消费群体接受创新成果的速度不断加快，这一过程对消费者认知甚至大脑的要求也会发生变化。这些变化会带来什么后果？凭借现有的知识，我们甚至无法大致预测这些后果的影响范围。尽管如此，我们将在这里研究其中两点：多接触新奇事物可能会影响大脑的衰老进程；虚拟现实的出现给消费者的大脑带来了前所未有的挑战。

大脑衰老和"自动驾驶"的终结

一种有趣的可能性是，不断接触新奇事物会影响并且可能已经开始影响人类大脑的衰老方式，并且会带来好的影响。这种观点听起来很牵强，但它可能有助于解释最近社会上痴呆症发病率的一些变化。

许多悲观性的预测认为，痴呆症将大肆流行，但在此背景下，出现了一丝意想不到甚至令人惊讶的希望：痴呆症的发病率正在下降。根据弗雷明汉心脏研究（Framingham Heart Study）提供的数据，在过去的几十年里，人们已经注意到这种下降趋势。与 20 世纪 70 年代末至 80 年代初相比，在 20 世纪 80 年代末至 90 年代初，痴呆症的发病率下降了 22%；在 20 世纪 90 年代末至 21 世纪初，发病率下降了 38%；在 21 世纪初至 2010 年初，发病率下降了 44%。在此期间，被确诊为痴呆症的人的平均年龄增加了 5 岁，这意味着，即使那些不幸患病的人，最终也能够"更久地保持自己的认知能力"。奇怪的是，只有在至少接受过高中教育或具有更高学历的人群中，才能看到患痴呆症的风险降低。当考虑与血管疾病、卒中、心房颤动和心力衰竭相关的已知危险因素时，它们随时间的减少仍不能完全解释痴呆症发病率的下降。[2]

该研究结果与一些早期研究的结果一致，这些研究也显示不同人群痴呆症的患病率和发病率均有所下降。这些研究基本上没有引起注意，因为它们与人们通常做出的假设相反——人们通常认为，痴呆症患病率会上升而不是下降，因为人们越来越长寿，人口统计学也确认整体人口中的老年人群在增加；但实际的研究结果就是这样。杜克大学人口研究中心的一组科学家发现，在 65 岁及以上人群中，严重认知功能障碍的患病率从 1982 年的 5.7% 降至 1999 年的 2.9%。[3]

同样，根据一项基于健康与退休研究（Health and Retirement Study）的多中心合作项目，在 70 岁及以上人群中，显著认知障碍的患病率从 1993 年的 12.2% 下降到了 2002 年的 8.7%。更晚近的一项比较研究显示，这种趋势仍在继续。65

岁以上老年人痴呆症患病率从 2000 年的 11.6% 下降到了 2012
年的 8.8%，这是一次非常显著的下降。在同一时期，被确诊
为痴呆症的人的平均年龄从 80.7 岁上升到了 82.4 岁，这也是
一个重大变化。[4] 所有这些研究都发现，教育是预防老年痴呆
症的保护性因素。

欧洲的研究揭示了类似的趋势。在德国，2006—2007 年和
2009—2010 年痴呆症的发病率显著下降。与此同时，痴呆症的
发病年龄显著升高，因此在 65 岁的人群中，剩余生命中未患
上痴呆症的平均时间在男性中每年增加了 1.4 个月，在女性中
每年增加了 1.1 个月。[5] 在英国、荷兰和瑞典，科学家也注意
到了类似的趋势。[6]

这些很好但有些出乎意料的趋势背后的原因是什么？通
常，人们会提到脑血管和心血管健康的改善，但弗雷明汉心脏
研究显示，这些变化并不能完全解释痴呆症发病率的下降。事
实上，尽管健康与退休研究项目所研究的人群中高血压、糖尿
病和肥胖的患病率都提高了，但观察到的痴呆症患病率还是下
降了，这使研究结果更令人费解。研究者也提到，高等教育是
一种神经保护因素；个体成年后的职业活动的复杂性也有这种
作用。研究者用了"认知储备"这一概念，即终身进行艰苦的
心理活动的产物。[7] "认知储备"相关的研究结果特别具有启
发性，因为这意味着一个人怎样使用大脑、使用多少大脑对大
脑的健康有影响。事实上，有人认为，积极的终身认知活动不
仅可以激活衰老的大脑，而且可以帮助大脑对抗痴呆症。[8]

但是，科学文献中未被注意到或至少未被评论的是：痴

呆症发病率的下降与大规模生产和不断变化的消费者数字技术（个人电脑、手机和其他移动设备，以及互联网）同时出现。从 20 世纪 80 年代后期开始，这些技术开始充斥发达社会。即使是那些懒得思考、厌恶高科技的"沙发土豆"（美国俚语，意指那些整天无所事事，蜷在沙发上看电视的人）也越来越被吸引到了数字世界，被社会变革所推动，拥抱和利用这些不断发展的消费者数字技术。这种趋势并不限于年轻人，老年人对这些技术的使用也越来越普遍。大众新数字技术的激增，正好比痴呆症的发病率下降早了 10 年或 20 年，这恰恰是人们期望两者之间具有因果关系的合理时间差。

这提出了一个有趣的问题：消费者数字技术的日益普及及其持续更新和变化迫使消费者以人类历史上前所未有的速度接受新奇事物，这是否导致了痴呆症发病率下降，延迟了痴呆症发生的年龄？健康与退休研究项目的另一个发现——一个反直觉和"政治不正确"的发现——也可以用数字技术假设来解释：超重人群中痴呆症的患病风险低于正常体重者。相反，在体重不足的人群中，痴呆症的患病风险会升高。是不是有这种可能：人们在减肥活动中花费的时间越多，在数字技术和其他认知挑战上花费的时间就越少？数字技术的使用与老龄化人口中痴呆症患病风险之间的（可能是相反的）关系是一种有趣的可能性，我们可以而且应该对此加大研究力度。

关于大脑"用进废退"的说法已经存在了很长时间，以至于听起来像是一种陈词滥调，但在新奇时刻不断涌现的时代，这个概念具有了新的含义。要发挥神经保护作用，认知活动必须具有挑战性、多样性和新奇性。然而，正如我们在本书的开头论述的那样，不久之前，人们还能在不需要太多认知努力的情况下，作为受人尊敬的专业人士过上幸福和成功的生活。在信息停滞的环境中，即使是高级专业人员（医生、工程师或大学教授）也可以成为旁人眼中的严肃知识分子，同时在心理上基本是"自动驾驶"，不用付出持续努力。"自动驾驶"是可能的，因此具有不可抗拒的诱惑性——使用相同的诊断技术为患者开出相同的药方，使用相同的程式设计机器，使用相同的备课笔记授课多年。

对没有那么崇高的职业的从业者来说，情况更是如此。在每一种职业中，对"自动驾驶"的依赖都随着年龄的增长而增加。除非生活发生重大改变，比如沉浸在一种完全不同的文化中、完全改行、突然变成海豚或者被运送到月球上，否则，随着年龄的增长，一个人面对新奇事物的机会通常会减少，对固有模式的依赖也会增加。但这意味着，随着年龄的增长，"用进废退"的假设变得越来越空洞，其基本的神经保护作用也会消失。即使在所谓的正常衰老中，对解决复杂问题最关键的皮质结构——前额叶皮质——也最先受到衰老引起的脑萎缩的影响，这不是偶然的。[9] 根据一些数据，追求新奇性的右半脑比左半脑先受到这种萎缩的影响。

但是在新奇事物层出不穷的时代，依赖心理上的"自动驾驶"将变得越来越不现实，对每个社会成员来说都一样，即使对那些不是传统意义上的"脑力劳动者"也是如此。一个典型的社会成员将被迫以越来越真实而不是敷衍的方式使用大脑。

大量、快速地接触新奇事物对大脑衰老有什么影响？是否能改变衰老影响大脑的方式，使前额叶皮质和右半脑不再是衰老过程中最脆弱的目标？是否会改变痴呆症的认知模式和发展历史？是否会预防和延缓衰老对认知的损害，甚至防止痴呆症的发作？在过去几十年间，发达社会中痴呆症发病率的下降，是否有可能标志着这种趋势的开始——因为这些社会越来越受到新奇性的驱使，这迫使人们不再使用心理上的"自动驾驶"模式？这些都是诱人的可能性，但我们需要更好地理解它们。创新文化与大脑衰老之间的关系应该成为未来研究的主题，这具有深远的社会影响。

多重宇宙中的简·布莱恩

被新奇性驱动的社会将越来越技术化，未来的技术将采取多种形式，这是不言而喻的事实。对互联网、社交媒体和数字设备的弊病感到惋惜，并对它们使人们疏远和肤浅化的结果表示哀悼，这已成为时尚。就算这些担忧是合理的，也没什么用，因为它们不可能逆转甚至减缓数字技术的涌现。好好忍受吧！但事实是，这种担忧甚至不是合理的。作为一个物种和一个文明社会，我们已经经历过类似的时间点。几千年前，书面语言的出现很可能在那个时代引发了类似的疑虑。那时候人们的普遍经验是，作为一个群体的一部分，围绕在篝火旁，听一个智者讲故事。比起这种讲故事的精神传统，阅读本质上是一种更孤立的活动。在某种狭隘、陈旧的意义上，书面语言确实具有肤浅化的效果，因为它可以减轻人们尽力使用记忆力、记住大量信息的需要。

　　新技术的出现将采用哪些具体的形式？我们真的不知道。正如历史所表明的那样，即使是最伟大的科幻小说家（琉善，儒勒·凡尔纳，赫伯特·乔治·威尔斯等人）也没法预言未来。但无论发展的轨迹如何，过程都是不可改变的。面对创新的浪潮，即使是最保守和最不情愿改变的消费者也无法躲避，而不断学习新东西的压力将是无情的，而且来得越来越快。知识史是一个深奥的领域，旨在对人类所有领域的知识总量及人类文明史上知识变化和扩展的速度进行分类。甚至有名为《知识史：过去，现在和未来》(*A History of Knowledge: Past, Present, and Future*) 的书，其作者（非常合适地）是《不列颠百科全书》的编辑查尔斯·范·多伦。[10]

　　作为一门学科，知识史传统上一直关注科学知识的积累速度，但创新的知识史学家有朝一日可能会受到如下挑战：量化特定历史时期一个毫无野心、毫不显眼的普通人要想有条不紊地驾驭环境所需要的全部知识和技能。他还可能需要计算在特定历史时期，人们必须以怎样的速度积累或更新知识，并将其绘制成曲线。这条曲线会不会类似于摩尔定律或其他指数曲线？人们有理由认为：会。因为科学和技术的创新影响到普通人，也影响到发烧友和不情愿的消费者，这种影响很可能与社会知识的总量及其积累、更新的速率大致成比例。

　　在美丽新世界的许多未来的奇迹中，有一个可能会特别深刻，并对人类思维和人类大脑的运作方式产生影响：虚拟现实的出现，以及它最终将带来的融合革命。目前，普通人对虚拟现实的接触有限，或完全没有；有限的接触主要是游戏、教育、专业培训、身体康复以及电影中的一些情节等。但是，在不久的将来，会有那么一个时刻，虚拟旅行取代实际旅行，多感官图像流取代口头传达的信息（如果不是完全取代的话，至少也在很大程度上可以取代）。这将如何改变认知以及大脑本身？这将对"旁观者的分享"，也就是消费者的认知提出什么要求？世界会变得更复杂还是更简单，更令人困惑还是更简单明了？

正如我在本书开头所论述的那样，从现在开始，几代人以后，人们可能会生活在这样一个世界中：物理现实和虚拟现实几乎完全融合在一起，虚拟世界的规律可以在多个世界中被构建，甚至可能是以相互矛盾的方式。迄今为止，众多"平行宇宙"（有时被称为"多元宇宙"）是量子力学和科幻小说中更为深奥的专属领域，到时它们将成为肉眼可见的普通生活的一部分。一个正常的人类将如何在平行宇宙间穿梭，并适应这种生活？要解决这个问题，神经科学必须探究虚拟现实的"多元宇宙"及其对大脑的影响问题。

持怀疑态度的读者肯定会想起，"多元宇宙"一词是由心理学家威廉·詹姆斯在19世纪末创造出来的，当时他是在认知语境中使用这个词的（他的原话是"道德多元宇宙"），几十年后物理学家才改造了这个词的意思。[11]虽然"平行的精神世界"这个词听起来并不直观，但在人类这个物种的整个历史中，"平行的精神世界"都是生活经验的一部分。唤起记忆并在脑海中召唤出任意图像的能力一直是这种平行宇宙的源泉。

语言的出现使这种能力被成倍地放大。语言允许我们构建如下
的平行现实：这些现实可能与物理现实之间存在矛盾、冲突。
尽管存在冲突的可能性，但在我们的思想中，通过语言构建的
平行现实经常与物理现实相融合；在我们的大脑中，通过这两
个渠道（语言和物理现实）接收的信息也交织融合在一起。有
时这种融合是无缝的，以至于两个信息流之间的边界模糊不
清；有时则会导致令人不安的不和谐。但是，健康的人通常能
够区分实际的、物理的现实与通过想象和语言构建的"平行宇
宙"。当某些精神和神经系统疾病使这种能力崩溃时，我们就
将这些疾病称为"精神病"。

　　但是，在未来，人类大脑处理这种区分的能力还远远不能
确定。在高科技语中，物理现实和虚拟现实融合的环境有时
被称为"增强现实"。随着沉浸式的虚拟现实和增强现实越来
越渗透到我们的生活中，物理世界和数字世界之间会不会越来
越难区分？如果在某些环境中，为了某些目的，不做出这种区
分，"旁观者"才会过得更好，那该怎么办？所有这些将如何
以人类或所有其他物种都没经历过的方式挑战人类的心灵和
大脑？

　　人类经验将受到虚拟现实的深刻影响，这一信念是最有资
格对未来技术进行预测的人所共有的。脸书的创始人马克·扎
克伯格认为，虚拟现实的游戏应用只是个前奏，后面还有更巨
大、但愿也更好的东西。扎克伯格花了 20 亿美元收购虚拟现
实开发公司 Oculus VR，确实投资巨大。这是扎克伯格在宣布
收购时写下的话：

　　想象一下你坐在球场边的座位上，或者与世界各地的学生和教师一起在教室里学习，或者面对面向医生咨询问题——只要戴上护目镜就行。这确实是一个新的沟通平台。如果能产生真实感，你就可以与生活中实际认识的人分享无限的空间和体验。想象一下，不仅可以在线与朋友分享某些时刻，还可以分享完整的体验和冒险经历……我们相信有一天，这种身临其境的增强现实将成为数十亿人日常生活的一部分……[12]

　　其他的科技巨头也加入了这场游戏。微软推出了 Camradre 项目。这个项目由杰伦·拉尼尔领导。拉尼尔是博学的计算机科学家，人们通常认为是他发明了"虚拟现实"这个词。Camradre 项目要创造一个多用户增强现实环境，在其中，不同的人将与相同的虚拟物体或场景进行交互。[13] 创业公司也参加了虚拟现实的开发，其中一家名为 Magic Leap 的公司筹集了超过 10 亿美元。

　　虚拟现实或增强现实驱动的"认知多元宇宙"的前景充满了对认识论和本体论之间的界限的哲学认识，以及对"现实"的定义本身的深刻哲学思考。正如引言中提到的那样，过去不少伟大的思想家，像伊曼努尔·康德和赫尔曼·赫尔姆霍兹，都被感知到的事物和真实的事物之间的关系问题所吸引。人们只能想象他们会如何对全新的虚拟世界做出反应。但更有意思的是去想象，沉浸在这些虚拟环境中的普通人类的思维和大脑将如何运作，以及这些变化将对心理构成带来怎样的变革。

今天的虚拟现实技术仍然处于萌芽状态，无法开始探索所有可能性。目前，对大脑与虚拟现实之间相互作用的研究主要围绕着虚拟现实在康复和教育中的应用。很少有研究关注虚拟现实对大脑更基本的影响。在撰写本文时，这类研究中最引人注目的似乎是关于大鼠的海马体活动的研究，不过可能很快就会发生变化。[14]如果我们要了解数字创新成果的消费者所面临的认知挑战，那么将成为被深入研究的主题之一的是：在不远的未来，完全沉浸在虚拟现实或增强现实环境中的人的思维和大脑，以及这些创新成果对消费者大脑的影响。

创造创新

文化语境中的心智

以前那种一个天才独自进行智力探险、最后一鸣惊人的浪漫故事，现在基本上不可能发生了。为了反映从个体到团队的变化趋势，人们甚至创造了"协作智能"（collaborative intelligence）这个术语。这并不是说以前没有协同努力。从广义上讲，即使一个孤独的有创造力的个体，也不是真正孤独的，因为他站在昔日巨人的肩上，这些巨人都是隐含的团队成员，不管他是这些巨人的"灵魂伴侣"还是他们的智力对手。所有创造性过程都发生在文化语境中，这就是说，创造性过程都是协作性的。在《群体天才》（*Group Genius*）和《解释创造力》（*Explaining Creativity*）两本著作中，[15]凯思·索耶提供了许多这样的例子，有纵向的（借鉴早期工作），也有横向的

（与同时代人互动），科学、艺术和商业领域都有。

即使在更直接的意义上，创造性过程也越来越多地由一个团体而不是个人驱动。在科学领域，发现和创新越来越多地由不同规模和组成成员的团队完成。科学期刊的每一位读者都一定会注意到，在过去的几十年中，科学论文的作者名单越来越长，由单个作者完成的论文越来越少。作为一个个体，我有时会为这种变化感到惋惜，因为在气质和风格上，一种孤独的智力追求一直是我的首选"作案手法"，而且我认为有许多像我一样的科学家和学者；但是，这种遗憾是没用的，我们得接受现实。

随着新的艺术形式越来越多地与技术交织在一起，这种趋势也可能在艺术上占据优势地位。这意味着，理解创新的本质和创造性过程的努力一定不能再完全围绕着有创造力的个体，甚至不能再主要围绕着有创造力的个体；它必须越来越强调对创造性协作的研究。理解一个成功的创造性团队"要做什么"和"不要做什么"本身就是一个创造性的过程。已故的 J. 理查德·哈克曼是哈佛大学社会和组织心理学教授，也是团队研究领域的领先专家。据他说，上述理解不但是创新性过程，而且还很不简单。[16]

广泛的社会、文化和人口变化会影响创造性过程。长久以来，人们有个根深蒂固的观念，即随着年龄的增长，创新能力会逐渐丧失。这个观念正在受到越来越大的挑战。[17] 几个世纪以来，数学一直被认为完全是年轻人的思维游戏，但就算在数学领域，细致的分析研究也未能在数学家的年龄与成果的质量和数量之间建立明确的关系。[18] 这些发现是否与本书前面所说的神经科学方面的一些知识相矛盾？它们不矛盾，但这些发现确实表明有很多途径通向创新成果，这些途径可能依赖不同的经历、不同的神经特性，并且可能是互补的。这些发现也证明了一件很重要的事：这些途径在不同的时间、不同的文化和信息背景下可能会有所不同。

这些差异对不同领域的创造性团队的最佳年龄构成有何影响？有人提出，一个高效的团队应该既包括头脑中没有过时观念的年轻成员，又有经验丰富的成员带来经验和知识。[19] 作为一般的前提，这是有道理的，但它如何适用于不同的创造性领域，还需要更好地理解。实际上，解决这个问题不仅是一项科学挑战，也是社会人口统计学的当务之急。鉴于发达社会的普遍老龄化，它们不能不去利用年长者的创造潜力。

然后是性别和性别差异。在科学和艺术领域，男性的统治地位日益衰落，性别平等的趋势无疑将继续下去。两性成员对创造性团队所做的贡献，是否存在系统性差异？如果存在，那么它们是什么？它们如何才能被最好地结合到生产协同效应中？用今天的眼光来看，这种调查可能有一点政治不正确，但只是在一个由性别不平等主导的文化中才会这样。一旦性别平等的观念被牢固确立，对于"性别对追求创造性有互补性贡献"问题，就可以进行建议性的、理性的讨论，不会受到歇斯底里、自卫或"政治正确"的腐蚀性影响。1990—1995 年，米哈赖·契克森米哈赖对 91 名"特殊人士"进行了访谈，当时他无法实现受访者男女数量相等的目标，因为在某些创造性领域，女性不太多。相反，他的受访者中男女比例是 7∶3。今天，我们希望这个比例更均衡。[20]

众神之岛和其他地方的创新精神

尖端的科技创新几乎不再由欧洲和北美垄断。在神经科学和神经心理学领域，过去几十年间，来自中国、日本、新加坡和其他非西方国家的一流出版物的优势一直都是惊人的，我认为其他创造性领域也是如此。不过，虽然科学技术日益国际化和同质化，但文化差异却仍然存在。正是创造性事业的全球化，以及国际团队的出现，使我们必须更好地理解文化背景对创新和创造性过程的影响。跨文化神经科学是一门相对年轻的学科，它关注文化与个体认知的相互作用，甚至是文化与大脑的相互作用，而对创新的跨文化神经科学研究是其在未来的自然延伸。[21]

诚然，知识产业的全球化和非西方社会对知识产业的参与度的提高，是 20 世纪后半叶的标志性趋势，它在某种程度上是一条单行道：世界其他地方采用西方方式，并且从中受益。不过，不能绝对保证这种趋势在 21 世纪会继续下去；事实上，有充分的理由相信它不会。随着那些历史上先进，后来变得落后，如今又变得先进的亚洲国家再次回到世界舞台的中央，摆脱过去几个世纪文化上的从属地位，它们古老的文化传统和特色也将重新发挥作用。随着非洲国家加入全球创新领域，它们也将带来自己的传统和特色。是的，世界可能会越来越"平"——我借用了托马斯·弗里德曼的畅销书《世界是平的》中的这个词，但随之而来的"平地"不仅仅是北美"大草原"或东欧"大草原"的延伸。它既是不同文化特征和人格类型的混合，也是不同历史遗产的混合。

由于现代创造性过程不再被西方垄断，创新和创造力研究必须注意并放弃默认的假设，即我们在北美和西欧进行的研究得到的关于创新和创造力特征以及一般认知的知识，能自动适用于世界其他地区。创新和创造力的跨文化科学正在成熟，或者说，至少应该成熟。在一个全球化的世界中，以前被视为不重要地区的国家将成为主要参与者，那里将有许多创新中心，为了让它们顺利、有效地互动，理解这些地区的相似性和差异将是必不可少的。

关于创新和创造力的跨文化研究将不仅仅是学术上的追求。在"平"的世界中，这将是一种实际需要。

不同的文化产生不同的认知风格，这些差异在日常生活、科学和艺术追求中都能体现出来。对于像我这样成长于苏联并在美国度过大部分职业生涯的人来说，这不是挑衅性的纸上谈兵，而是真实感觉到的分裂的生活体验。一种独特的认知风格可能是一种文化的基本（有时可能是难以捉摸的）属性，而且我发现与不同的认知文化互动，远比品尝异国风味或到异国他乡旅游更有趣。这些不同的、由文化塑造的认知风格有着重要的（虽然通常是微妙的）互补性，像"相对的优点和弱点"这样的陈词滥调根本无法描绘其本质。综合起来，这种互补性可能会带来团队协同效应，其集体创造力远远超过文化上同质的团队。我坚信，来自中国、印度、苏联解体后产生的欧洲和亚洲国家，以及其他遥远地区的学生和青年科学家不断涌入美国大学，这有助于美国科学的稳定发展，也是其独特的优势。尽管这些年轻人在美国接受了高等教育，但他们带来了由他们的文化背景所塑造的认知风格和认知习惯，并将它们融入美国的创造性团队中，形成强大的非线性效果。对创造力研究来说，系统研究由这种文化塑造的认知差异和互补性的本质是一个有价值的挑战，其研究成果在实践上，有助于设计更好的系统方法，优化不同领域、不同目的的创造性团队的构成。尽管从表面上看，战略性地将不同文化背景的个体融入创造性团队这一想法有点政治不正确，但作为一个终身蔑视政治正确的人，我在苏联的时候就发现这个想法有道理。

　　神经生物学和文化在塑造和指导创造性过程方面的关系一直是本书的主题之一。这种关系的重要性是无可争辩的，但只要关于创造力的研究仅限于文化上同质的西方环境，我们就没有机会真正理解创造性过程中神经生物学与文化相互作用的本质。为了真正理解这种相互作用的本质，我们必须克服文化狭隘主义（或文化上的狂妄自大），并在不同的文化背景下进行比较研究。正如每个科学家都知道的那样，必须操纵一个变量，才能理解它对所讨论过程的贡献，但到目前为止，我们在努力理解文化对个体创造力的影响时，还基本上没有这样做过。

　　与技术创造力相比，艺术创造力从未被西方垄断；它总是在世界的不同角落蓬勃发展。我正在巴厘岛写这一章的部分内容，过去近30年里，我总是到这里来度假。巴厘岛被称为"众神之岛"，位于以信仰为伊斯兰教主的印度尼西亚中部，是印度教的一块飞地。它以似乎无穷无尽的艺术创作——绘画、木雕、雕塑、纺织品、金属制品、舞蹈和音乐而闻名。附近的爪哇岛上，古老的皇家城市日惹是另一个艺术创作中心，有多种形式的精致的本土文化痕迹，异常繁荣。

巴厘岛和日惹的独特性并没有逃过各种企业家的注意，众多商业创意工作室、课程和中心如雨后春笋般涌现在巴厘岛，吸引西方人前来寻求新体验。然而，我用谷歌和 PubMed 搜索交叉引用的"巴厘岛"、"日惹"、"爪哇"和"创造力"等词语，结果只搜到一份英文的、同行评审的研究性期刊。[22] 似乎在一个自恋的西方中心主义的思维框架中，迄今为止，研究人员还未能充分利用东南亚这些天然的创造力实验室提供的机会。这是一种耻辱，因为西方的研究创造力的许多常用范式，也可以在巴厘岛和日惹等不同文化环境中被实施。此类研究将阐明创造性过程中神经生物学与文化之间关系的本质，并有助于推进"跨文化认知神经科学"这一更广泛的主题。

"跨文化认知神经科学"的出现将有助于搞清楚与创造力相关的一系列问题。我们在西方语境中对大脑与思维的关系进行研究，然后我们就放胆假设这些研究结果具有普遍性。真是这样吗？特定形式的艺术创造力的遗传控制，第 10 章讨论的那种，在不同的人群中是相同的还是不同的？在不同文化中，如西方艺术家与巴厘岛和爪哇的艺术家相比，做出创造性成就的最佳年龄是相同的还是不同的？在不同文化中，我们在第 10 章中讨论过的大脑髓鞘化率与创造力的关系是相同的还是不同的？

在我之前写的《决策大脑》一书中，我简要讨论了一个历史之谜。如果我们假设，20多岁到30多岁这段时间是大脑完全髓鞘化的普遍年龄，那么就必须假设一些最重要的历史事件是未成熟的大脑的产物，因为一些最有影响力的人物在10多岁到20岁出头的时候，就开始了改变人类历史的事业，其中包括埃及法老拉美西斯，希伯来人的大卫王，马其顿的亚历山大大帝，法国的路易十四，俄罗斯的彼得大帝；还包括伊丽莎白一世，她25岁时登上皇位，开始了英格兰历史上最长和最重要的统治时期之一；拿破仑·波拿巴在26岁时赢得了第一次重大军事胜利。有没有可能，脑通路髓鞘化率和其他神经发育变量在某种程度上受文化控制？"跨文化认知神经科学"将有可能解决这些问题，以及与创新和创造力相关的许多其他有趣的问题，以及理解人性本质的迫切需要所带来的各种其他问题。

分布式脑力

作为社会科学、社会心理学和组织心理学的主题，人们对创造性团队的研究已经进行了相当长一段时间，并且已经出版了一些优秀的书籍，以奇闻轶事的角度考察了分配给几个人的创造性任务（包括艺术、高科技创业和科学领域的创造性任务）如何获得好的结果。[23]但神经科学却落后了。如何从对最佳团队构成的研究转向个体大脑、分布式脑力的最佳组合的研究？神经科学积累了足够的知识来解决这个问题。

事实上，关于个体大脑特征的最佳团队构成的问题并不奇怪，并且好多原因驱使我们在进化群体的层面上广泛地、根本地重新提出这个问题。在我早期的书《决策大脑》和《决策大脑》（升级版）中，[24] 我讨论了皮质连接结构方面的性别差异。女性与男性相比，半脑间的连通性更好，因为女性的胼胝体较厚。女性的脑通路结构促进了两个半脑之间的沟通。相比之下，男性大脑的半脑内前后连通性更好，因为男性大脑中一些纵向神经束较厚。男性的脑通路结构促进了额叶和后皮质，特别是顶颞联合皮质之间的通信。

我研究了几个早期的、不同的神经影像学研究（这些研究检查了不同的样本中半脑间和半脑内的连通性，并考虑了男性和女性的偏侧化病变的影响）的结果，得出了这些结论。最近在宾夕法尼亚大学进行的一项研究中，女性半脑间的连通性与男性半脑内的连通性的差别得到了证实和放大。宾夕法尼亚大学的研究特别有说服力，因为研究者使用复杂的弥散张量成像方法对大量年轻受试者（428 名男性和 521 名女性，年龄都在 8~22 岁）进行了研究。[25]

人类的两种性别具有不同的、互补的皮质连接结构，这种区别如果带来了进化优势，那么这种优势是什么？人们可以采取通常的做法，推测这些不同的结构是如何适应克罗马侬人的男性和女性在狩猎和采集活动中的互补作用的，但问题是，我们没有证据，归根结底，这只不过是闲谈。真正有趣的问题是，皮质连接结构的性别差异是不是人类独有的，或者这种差异是否存在于其他灵长类动物身上，甚至存在于其他非灵长类哺乳动物身上。这一问题可以得到确切的答案，而不需要太多猜测。大脑连通性的性别差异在多大程度上是普遍存在的，而不是人类独有的？这个答案可能会帮助我们了解其适应性价值的范围和性质。另外，如果这种差异对人类来说是独一无二的，那么这将触发下一个有趣的问题：大脑连通性的性别差异是否在不同文化中普遍存在？还是会表现出文化差异？它们是生理性别差异还是社会性别差异，还是两者的混合？"跨文化认知神经科学"再次出现了。但最终，正如我在《决策大脑》（升级版）中所论证的那样，要找出在人群中按一定比例混合不同的皮质连接结构是否会给整个群体带来任何功能上的优势，并描述这一优势，可能需要创建计算模型和用计算机进行模拟。

左利手可能是另一个恰当的例子。如果左利手者的认知风格确实与右利手者的认知风格不同，那么这种大约占人口总数10%的、强调寻求新奇性的少数派认知风格的存在，能带来怎样的进化优势（尽管我们已注意到各种文化之间存在显著差异）？这个问题和类似的问题已经被争论了一段时间。[26]

答案（至少是部分答案）可能在于左利手者的大脑特殊性。与右利手者的大脑相比，左利手者的大脑有更大的胼胝体，其连通性也很显著，而胼胝体通路的分散程度也较低；未来，类似于宾夕法尼亚大学团队所进行的这种全面的研究可能还会揭示出，左利手者的大脑还有一些其他特殊之处。[27]大约10%的个体的大脑具有这一类结构特色，这种进化趋势如果有认知优势，那么它们是什么？

然后是大脑差异。正如我们前面提到的，右半脑的小世界网络特性比左半脑更明显。形态学神经成像研究还表明，皮质空间的分配在两个半脑中是不同的：右半脑的外侧前额叶皮质和下额叶多模态联合皮质的区域比左半脑的大，而左半脑的一些特定模态联合皮质的区域比右半脑的大。[28]这两种皮质空间分配的相对认知优势是什么？这些半脑差异的程度是否存在个体差异（几乎可以肯定存在）？这些个体差异的功能性后果是什么？皮质半脑组织的这些差异是否与右利手者和左利手者的认知差异有关，如果是这样，如何有关？如果这些差异对最佳团队构成有影响，那么影响是什么？

我们用性别差异和惯用手来表达问题的方法在神经科学中不太常用。这种方法意味着，认知作为一种群体现象，分布在一群相互作用的个体大脑中（不可避免地会出现与昆虫群体的无心的类比；但对这种类比的多重局限性以及可能的启发性价值的讨论，超出了本书的范围）。以前我们研究个体大脑的某些特征的功能性后果，但现在应该开始研究这个问题了，即以不同方式将个体大脑与不同特性相结合，从而在群体中产生新兴的功能特性。

今天，对神经科学家来说，"群体认知神经科学"或"人口认知神经科学"的概念可能听起来很古怪，但对社会学家、政治学家、历史学家或组织心理学家来说，这已经老掉牙了，因为在这些领域中，发展和研究理论的方法一直如此。虽然"群体认知神经科学"的实验方法还有待研究，但计算神经科学可能已经准备得差不多了；并且，可以重新调整神经网络建模的方法，将其作为理解个体大脑的方式，以研究多个大脑之间的群体互动。几十年来，人们一直在研究交互式计算单元共同执行分配给它们的任务的行为，并且所谓的多代理系统已经被广泛应用于人工智能。[29]事实上，我 19 岁时在莫斯科大学做的第一个独立研究项目，就研究了一些平庸的简单设备，即"低可靠性冯·诺依曼自动机"，被组合到一起后，是如何适应工作条件并共同执行一项较复杂的像样工作的。那是 50 多年前，计算机时代还未到来（至少在苏联），那部机器只能使用纸和笔。

本书前面的案例表明，促成相应创新成果的创造性过程需要额叶超活化和额叶功能低下状态的交替作用。在一个团队中，当其中一些个体的大脑以不同程度和不同比例表现出额叶超活化状态和功能低下状态时，会发生什么？当不同个体的半脑间和半脑内的连通性程度不同时会发生什么？或者，大脑神经结构和皮质空间分配以不同的比例表现出小世界特性时又会发生什么事情？群体构成中的这些差异和其他差异如何影响该群体完成分布式认知任务的能力？

假设我们找到了现实生活中一些非常成功的有创造力的团队，并对其所有成员进行了认知和神经影像学研究。如果为了让整体大于各部分之和，我们想知道几个个体的大脑的最佳互补性，那么以上研究能告诉我们什么？假设在头脑风暴过程中，每个团队成员的大脑活动被实时记录下来；对便携式电生理学（如脑电波）、功能性近红外光谱成像（fNIRS）设备，以及其他工具来说，很显然这可以做到。毫无疑问，这种新技术将在未来出现。通过此类研究，我们对群体创造性过程的本质可以获得哪些有用的见解？

团队成员解决问题的能力与团队的创造性产出有何关系？是否有可能，基于某些团队结构，一个团队可以创造出极具创新性的产品，其个体成员虽然聪明能干，但基本上并不特别突出——类似于我早期的小型研究项目中的冯·诺依曼自动机？这些研究中可能会出现一些非常有趣的"整体大于各部分之和"的非线性现象，这是由分布在几个个体大脑中的群体认知概念引导的。这些发现的社会影响可能是巨大的，因为一个社会将不再依靠天才（我们仍然不知道如何成批制造或训练天才，甚至可能永远不会知道）。相反，"天才队伍"将由相对普通的个人组合而成，社会将始终拥有充足的供应。这些分布式脑力如何适用于不同类型的创造性过程和不同的文化背景？

这些以及无数其他问题等待着用尖端神经科学的全部力量来解决。为了与社会创造性过程不断变化的现实保持联系，"创造力神经科学"需要超越个体研究，进入群体创造力和分布式认知的新领域。为了应对这一挑战而创造新范式和新方法（包括实验和计算两方面）的过程远不是一个不可逾越的障碍，这将为新一代认知神经科学家提供令人兴奋的机会，这本身就是科学创造力的一种前所未有的实践。

数字大脑

如果人工智能已经成为可能，那么人工创造力为什么不能呢？部分由于艾伦·纽厄尔和赫伯特·西蒙的工作，机器可以具有创造力的想法已经在很长时间里受到欢迎。[30] 虽然对一个排他性的支持人类的人来说，这个命题听起来可能很讨厌，但还是让我们保持一致吧。如果创造性产品的标准是两种属性的结合——本质上的新颖性和显著的有用性，那么产品的起源应该无关紧要。计算机生成的成果由人类专家判断为具有创造性，这类例子已经在音乐、视觉艺术和传统的人类事业中存在。人工智能怀疑论者的一个轻蔑的论点是，人工智能设备只能做人类设计师设计的东西。因此，这些人认为，它们的产出是派生性的，不能被判断为具有创造性。但这是一个愚蠢的论点，因为它同样适用于人类的创造力。即使是最不正统的具有创造力的个体，也是他所处时代的产物，也是以前积累的知识、洞察力和传统的受益者，这个人所生产的任何创造性产品，无论多么精彩，在广义上都是派生性产品。尽管大多数派生性产品都不具有创造性，但每个创造性产品都是派生性产品，这使上述怀疑者的论点不能成立。

不管是不是派生性产品，人工智能设备都能够生产出人类认为不同的且有价值的产品。哈罗德·科恩是一位艺术家、工程师和计算机生成艺术的先驱，他过去常常将自己设计的绘画软件 AARON 称为他的"伙伴"。据这位艺术家的儿子保罗说，"科恩认为 AARON 是他的合作者。在他们长达数十年的合作中，有时 AARON 非常自主，负责作品的构图、着色和其他方面。"[31] 同样，"音乐智能实验"（EMI）和"艾米丽·霍威尔"，这两个由加州大学圣克鲁兹分校教授大卫·科普设计的音乐生成软件，以贝多芬、维瓦尔第和巴赫的风格进行音乐创作，还进行其他创作，而人类听众认为这些作品很美。在写这一章的过程中，我正在欣赏"艾米丽·霍威尔"的作品集《黑暗之光》(*From Darkness Light*)。[32]最近，几个人工智能作曲项目（它们有着怀旧的名字，如 Jukedeck 和 Flow Machines）正在迅速崛起。

未来的有创造力的人工智能系统的设计是否可以从对人类创造力的神经科学研究中获益？我们是否已经到了这样一个转折点：这种跨学科互动已经具有可期待的前景？答案是"也许"，这意味着加速互动至少是值得尝试的。

这不是说人工智能和神经科学之间的相互作用并不存在。但几十年来，它已经衰落了。最初，从沃伦·麦卡洛克和沃尔特·皮兹的经典作品开始，[33]人工智能的整个想法就受到与人类大脑类比的启发。人工智能的形式神经网络，即以多种复杂方式相互连接的基本节点（"神经元"）组成的大脑状组合体，其核心理论就是与人脑的类比。与生物学大脑一样，作为学习的结果，神经网络中可能会出现复杂的功能特性，即使在设计的时候并没有想到这些功能特性。但是在稍后阶段，人们总是想要更高层次的"符号"单元，以便表达更复杂的认知结构，而不是去研究互联的小组件（"神经元"）所组成的大型组合体表现出的特性。于是，形式神经网络就被推到一边，作为人工智能设计的工具。[34]最近，神经网络作为大脑建模工具得到了复兴，这种复兴的目的常常是捕捉较大单元之间的相互作用——我们可以把此处的每个单元比作一个神经结构，而不是单个的神经元。这些模型中的一些是通过功能性神经解剖学来实现的，旨在反映特定神经结构之间的实际关系。[35]在另一个发展趋势中，人们采用的方法是混合认知神经方法，这个方法有时被称为"语义神经网络"。[36] 在这里，一个节点代表一个概念，而不是一个神经元。特别是能够进行深度学习的多层神经网络，近期已经蓬勃复兴。

原则上，神经网络可以由不同摩尔浓度的节点构成，这些节点从简单的"神经元"到复杂的"概念"、"思想"或"行动"。在后一种情况下，"节点"本身就是较低摩尔浓度的节点构成的网络的简写，于是就存在递归网络的层次结构。这类似于杰奎因·福斯特在其著作《自由与创造的神经科学》(*The Neuroscience of Freedom and Creativity*) 中的做法：将这些高阶表征称为"认知单元"。[37] 由于模型中的基本单元从神经元转变为"认知单元"，最近的人工智能体系结构主要是受到了认知科学的启发，而不是脑科学。但是大部分的基础人工智能工作都是在对创造性大脑进行神经影像学和神经化学研究之前做出的，或者说，至少大部分人工智能设计都不是后面这两类认知科学方法促成的。

与此同时，因为创新和创造力研究领域越来越多地接受了神经科学，并采用了结构性和功能性神经成像的工具，这一领域也出现了很多成果。结果，创造力研究已经以与从前不同的方式与人工智能关联起来。实际上，本书回顾的与人类创造力的神经生物学相关的每一个发现和想法，以及没提到的许多其他想法，原则上都可以转化为未来人工智能架构的特征，至少是基于神经网络的架构的特征。这些特征包括前面章节中讨论到的一些：两个半脑之间的结构差异，两个半脑中不同区域的相对大小，半脑内部的强连通性与半脑之间的强连通性，浅层缩进连接与深层缩进连接，额叶超活化和额叶功能低下，神经递质调节，"额叶幽灵"，小世界网络特性，髓鞘形成，中央执行网络和默认模式网络之间的相互作用，以及本书未讨论的许多其他内容。因此，关于创新和创造力的神经科学已经准备好与人工智能相结合，就像几十年来认知科学与人工智能相结合一样。能够实现这一目标的将是下一代神经科学家和人工智能工程师。

到这里，这本书几乎已经写好了。我打算去印度尼西亚度假，正在打包行李时，听说纽约市中心即将召开 2016 年生物启发认知架构国际年会（BICA 2016）。这正是我刚刚写完的认知神经科学和人工智能相融合的内容，而在我进行期待已久的旅行前，还有几天时间！所以，在最后一刻，我报名并参加了这个会议。

生物启发认知架构国际年会吸引了一些"部落"的成员，与我自己的"部落"很不一样：他们是计算机科学家、数学家、人工智能设计师、机器学习和信息学专家、电气工程师，而且其中的许多人只有二三十岁。他们来自各大洲的十几个国家，都不同程度地对大脑和认知感兴趣。

许多参与者和我的兴趣相同，因此我非常高兴和备受鼓舞：高兴，因为这种志趣相投真的非常了不起；受鼓舞，因为至少在广义上，那些站在不同角度和来自不同背景的人也共享我的一些远大想法。李·舍弗勒和斯蒂芬·泰勒［他也是《创造力机器 R》（*Creativity Machine R*）的作者］的报告议题是，神经网络模型的创造力成为热门话题，新一代科学家站在了时代前沿。[38]一个意大利科学家团队的两篇关于跳舞机器人的论文充分讨论了人工艺术创造力的话题。[39]尤金·博罗维科夫和他的同事突破了虚拟现实的极限，他们分享了关于物理现实和虚拟现实之间双向互动的看法，这预示着两者前所未有的融合。博罗维科夫和他的团队正在开发虚拟角色，这些角色能够跨越虚拟世界的边界进入物理世界，并积极地与真实的血肉之躯互动。这些虚拟角色拥有视觉传感器，可以识别人类并与他们进行交流，"使他们能够向智能生物学习，也许可以像智能生物一样进行推理"。[40]令我惊讶和高兴的是，在此次会议上，奥尔加·切尔纳夫斯卡娅和她的同事甚至分享了一个建模成果，其结论与我的半脑特化的新奇性－常规化理论（本书前面所述）如出一辙。[41]这里我想引用雷蒙德·库茨魏尔那句令人难忘的话："奇点即将来临。"通向奇点的道路将充满创造性的突破。

　　未来的创造力将遵循的多种形式和方向是怎样的？未来几代人会为创造力和创新带来的何种辉煌的壮举而感到目眩神迷？在最后一章，我们试图窥视预言家的水晶球，但看到的东西并不明朗。最终，这些问题的答案都是未知的，并且在很大程度上是不可知的，因为创造力本质上就是一个意想不到的游戏。但话说回来，期待意想不到的东西，正是生活中的乐趣之一。正是它让生活充满刺激。

致 谢

在本书成书的过程中，我得到了很多人不同形式的帮助。我的代理人米歇尔·泰斯莱和迈克尔·卡莱尔在写作早期给了我无比珍贵的鼓励。在写作过程中，本书的编辑克雷格·潘纳尔持续不断地给予我中肯、善意而坚定的指导，助理编辑艾米丽·萨穆尔斯基在每个阶段都提供了有力的支持。理查德·加利尼耐心地绘制了准确的插画。丹尼尔·费尔德曼帮助我做了文献检索和章节注释工作。安东·沙波瓦洛夫为本书设计了"小世界网络"和"随机网络"的图样。艾达·巴古斯·约吉·艾瓦拉·巴瓦在巴厘岛录制了山海扬加蓝舞蹈的录像。德米特里·布加科夫、比恩韦尼多·尼布利斯、哈里·巴兰、伊戈尔·葛拉瓦茨基和卢斯·卡西米罗－克鲁宾对书稿的许多方面提供了珍贵的反馈意见。我衷心地感谢以上所有人。在写作本书的过程中，我的小伙伴——已经去世的牛头獒犬布里特和现在养的小英国獒犬布鲁特斯——以无条件的忠诚和欢乐的性情陪伴着我。这是我在牛津大学出版社出版的第四本书，这一合作富有成效且令人愉悦，我对此充满感激。

参考文献

01 新奇时代

1. R. Kurzweil, *The Singularity Is Near: When Humans Transcend Biology* (New York: Penguin Books, 2006).

2. G. E. Moore, "Cramming More Components onto Integrated Circuits," *Proceedings of the IEEE* 86 (1998): 82–84.

3. S. J. Gould and N. Eldredge, "Punctuated Equilibria: The Tempo and Mode of Evolution Reconsidered," *Paleobiology* 3 (1977): 115–151.

4. P. Jenkins, *The Great and Holy War: How World War I Became a Religious Crusade*, reprint edn. (San Francisco, CA: Harper One, 2015).

5. Y. N. Harari, *Sapiens: A Brief History of Humankind*, 1st edn. (New York: Harper Collins, 2015).

6. M. Cole, K. Levitin, and A. R. Luria, *Autobiography of Alexander Luria: A Dialogue with the Making of Mind* (Mahwah, NJ: Psychology Press, 2005); A. Yanitsky, R. Van Der Veer, and M. Ferrari, *The Cambridge Handbook of Cultural-Historical Psychology* (Cambridge, UK: Cambridge University Press, 2014).

7. J. Spencer, "A Band of Tweeters," *New York Times* (November 6, 2015): A27.

8. S. Shane, "Online Embrace from ISIS, a Few Clicks Away," *New York Times* (December 9, 2015): A1 and A16.

9. I. Kant, *Critique of Pure Reason*, revised edn. (New York: Penguin Classics, 2008).

10. S. Greenfield, *2121* (London, UK: Head of Zeus, 2013).

11. J. Devinsky and S. Schachter, "Norman Geschwind's Contribution to the Understanding of Behavioral Changes in Temporal Lobe Epilepsy: The February 1974 Lecture," *Epilepsy and Behavior* 15 (2009): 417–424; J. I. Sirven, J. F. Drazkowski, and K. H. Noe, "Seizures Among Public Figures: Lessons Learned From the Epilepsy of Pope Pius IX," *Mayo Clinic Proceedings* 82 (2007): 1535–1540.

02 创造力的神经学神话

1. A. Dietrich and R. Kanso, "A Review of EEG, ERP, and Neuroimaging Studies of Creativity and Insight," *Psychological Bulletin* 136 (2010): 822–848.

2. E. S. Valenstein, *Great and Desperate Cures: The Rise and Decline of Psychosurgery and Other Radical Treatments for Mental Illness*, 1st edn. (New York: Basic Books, 1986).

3. E. Goldberg and L. Costa, "Hemisphere Differences in the Acquisition and Use of Descriptive Systems," *Brain and Language* 14 (1981): 144–173.

4. E. Goldberg, *The New Executive Brain* (New York: Oxford University Press, 2009).

5. L. T. Rigatelli, *Evariste Galois 1811–1832 Vita Mathematica* (Basel, Switzerland: Birkhäuser, 1996).

6. T. Hall, *Carl Friedrich Gauss* (Cambridge, MA: The MIT Press, 1970).

7. P. Melogran, *Wolfgang Amadeus Mozart: A Biography* (Chicago, IL: University of Chicago Press, 2008).

8. J. Swafford, *Beethoven: Anguish and Triumph* (New York: Houghton Mifflin Harcourt, 2014).

9. E. P. Torrance, "Growing Up Creatively Gifted: The 22-Year Longitudinal Study," *The Creative Child and Adult Quarterly* 3 (1980): 148–158; J. C. Kaufman and R. J. Sternberg, *The Cambridge Handbook of Creativity* (Cambridge, UK: Cambridge University Press, 2010).

03 保守的大脑

1. E. Goldberg, *The Wisdom Paradox: How Your Mind Can Grow Stronger as Your Brain Grows Older* (New York: Gotham Books, 2004); E. Goldberg, *The New Executive Brain* (New York: Oxford University Press, 2009).

2. E. Goldberg, "The Gradiental Approach to Neocortical Functional Organization," *Journal of Clinical and Experimental Neuropsychology* 11 (1989): 489–517; E. Goldberg, "Associative Agnosias and the Functions of the Left Hemisphere," *Journal of Clinical and Experimental Neuropsychology* 12 (1990): 467–484; E. Goldberg and W. Barr, "Three Possible Mechanisms of Unawareness of Deficit," in *Awareness of Deficit: Theoretical and Clinical Issues*, Eds. G. Prigatano and D. Schacter (New York: Oxford University Press, 1991): 152–175.

3. H. Hecaen and M. L. Albert, *Human Neuropsychology*, Hardcover (New York: John Wiley & Sons Inc., 1978); A. Luria, *Higher Cortical Functions in Man* (New York: Basic Books, 1980); E. Goldberg, "Associative Agnosias and the Functions of the Left Hemisphere," *Journal of Clinical and Experimental Neuropsychology* 12 (1990): 467–484.

4. A. Luria, *Higher Cortical Functions in Man* (New York: Basic Books, 1980); E. Goldberg and W. Barr, "Tree Possible Mechanisms of Unawareness of Deficit," in *Awareness of Deficit: Theoretical and Clinical Issues*, Eds. G. Prigatano and D. Schacter (New York: Oxford University Press, 1991): 152–175; R. C. Leiguarda and C. D. Marsden, "Limb Apraxias: Higher-Order Disorders of Sensorimotor Integration," *Brain* 123 (2000): 860–879.

5. O. Sacks, *The Man Who Mistook His Wife for a Hat: And Other Clinical Tales* (New York: Touchstone, 1998).

6. J. Capgras and J. Reboul-Lachaux, "Illusion des 'sosies' dans un délire systématisé chronique," *Bulletin de la Société Clinique de Médicine Mentale* 2 (1923): 6–16.

7. N. Chomsky, *Language and Mind,* 3rd edn. (Cambridge, UK: Cambridge University Press, 2006); N. Chomsky, *Syntactic Structures* (Eastford, NJ: Martino Fine Books, 2015).

8. R. W. Byrne, "Human Cognitive Evolution," in *The Descent of Man: Psychological Perspectives of Hominid Evolution*, Eds. M. C. Corbalis and S. E. G. Lea (New York: Oxford University Press, 1999): 71–87.

9. N. Geschwind and W. Levitsky, "Human Brain: Left-Right Asymmetries in Temporal Speech Region," *Science* 161 (1968): 186–187; A. L. Foundas, A. Weisberg, C. A. Browning, and D. R. Weinberger, "Morphology of the Frontal Operculum: A Volumetric Magnetic Resonance Imaging Study of the Pars Triangularis," *Journal of Neuroimaging* 2001): 153–159.

10. A. Luria, *Higher Cortical Functions in Man,* 2nd edn. (New York: Basic Books, 1980); E. Goldberg, "The Gradiental Approach to Neocortical Functional Organization," *Journal of Clinical and Experimental Neuropsychology* 11 (1989): 489–517.

11. A. Martin, C. L. Wiggs, L. G. Ungerleider, and J. V. Haxby, "Neural Correlates of Category-Specific Knowledge," *Nature* 379 (1996): 649–652; A. Martin, J. V. Haxby, F. M. Lalonde, C. L. Wiggs, and L. G. Ungerleider, "Discrete Cortical Regions Associated with Knowledge of Color and Knowledge of Action," *Science* 270 (1995): 102–105.

12. M. Cappelletti, F. Fregni, K. Shapiro, A. Pascual-Leone, and A. Caramazza, "Processing Nouns and Verbs in the Left Frontal Cortex: A Transcranial Magnetic Stimulation Study," *Journal of Cognitive Neuroscience* 20 (2008): 707–720.

13. S. M. Kosslyn, "Seeing and Imagining in the Cerebral Hemispheres: A Computational Approach," *Psychological Review* 94 (1987): 148–175.

14. For a comprehensive review of the subject, see: L. S. Rogers, G. Vallortigara, and R. J. Andrew, *Divided Brains: The Biology and Behaviour of Brain Asymmetries* (Cambridge, UK: Cambridge University Press, 2013).

15. Y. Yamazakia, U. Austb, L. Huberb, M. Hausmanna, and O. Güntürkün, "Lateralized Cognition: Asymmetrical and Complementary Strategies of Pigeons During Discrimination of the Human Concept," *Cognition* 104 (2007): 315–344.

16. K. Folta, B. Diekamp, and O. Güntürkün, "Asymmetrical Modes of Visual Bottom-Up and Top-Down Integration in the Thalamic Nucleus Rotundus of Pigeons," *Journal of Neuroscience* 27 (2004): 9475–9485.

17. J. W. Peirce and K. M. Kendrick, "Functional Asymmetry in Sheep Temporal Cortex," *Neuroreport* 13 (2002): 2395–2399; J. W. Peirce, A. E. Leigh, A. P. DaCosta, and K. M. Kendrick, "Human Face Recognition in Sheep: Lack of Configurational Coding and Right Hemisphere Advantage," *Behavioural Processes* 55 (2001): 13–26; J. W. Peirce, A. E. Leigh, and K. M. Kendrick, "Configurational Coding, Familiarity and the Right Hemisphere Advantage for Face Recognition in Sheep," *Neuropsychologia* 38 (2000): 475–483.

18. K. Guo, K. Meints, C. Hall, S. Hall, and D. Mills, "Left Gaze Bias in Humans, Rhesus Monkeys and Domestic Dogs," *Animal Cognition* 12 (2009): 409–418.

19. A. Ghazanfar, D. Smith-Rhorberg, and M. D. Hauser, "Role of Temporal Cues in Rhesus Monkey Vocal Recognition: Orienting Asymmetries to Reversed Calls," *Brain Behavior and Evolution* 58 (2001): 163–172; M. D. Beecher, M. R. Petersen, S. R. Zoloth, D. B. Moody, and W. C. Stebbins, "Perception of Conspecific Vocalizations by Japanese Macaques. Evidence for Selective Attention and Neural Lateralization," *Brain Behavior and Evolution* 16 (1979): 443–460; H. E. Heffner and R. S. Heffner, "Temporal Lobe Lesions and Perception of Species Specific Vocalizations by Macaques," *Science* 226 (1984): 75–76.

20. R. Hamilton and B. A. Vermeire, "Complementary Hemispheric Specialization in Monkeys," *Science* 242 (1988): 1691–1694.

21. N. Kriegeskorte, M. Mur, D. A. Ru, R. Kiani, J. Bodurka, H. Esteky, K. Tanaka, and P. A. Bandettini, "Matching Categorical Object Representations in Inferior Temporal Cortex of Man and Monkey," *Neuron* 60 (2008):1126–1141.

22. E. Goldberg, "The Gradiental Approach to Neocortical Functional Organization," *Journal of Clinical and Experimental Neuropsychology* 11 (1989): 489–517; E. Goldberg, "Higher Cortical Functions in Humans: The Gradiental Approach," in *Contemporary Neuropsychology and the Legacy of Luria*, Ed. E. Goldberg (Mahwah, NJ: Lawrence Erlbaum, 1990): 229–276.

23. G. Huth, S. Nishimoto, A. T. Vu, and J. L. Gallant, "A Continuous Semantic Space Describes the Representation of Thousands of Object and Action Categories Across the Human Brain," *Neuron* 76 (2012): 1210–1224.

24. G. A. Miller, "WordNet: A Lexical Database for English," *Communications of the ACM* 38 (1995): 39–41. 我个人非常感谢已经去世的米勒博士。20 世纪 70 年代中

期，我在纽约市的洛克菲勒大学做客座研究员，米勒博士在那里有一个实验室，那时他和我成了朋友并帮助了我。

25. G. Huth, W. A. De Heer, T. L. Griffths, F. E. Theunissen, and J. L. Gallant, "Natural Speech Reveals the Semantic Maps That Tile Human Cerebral Cortex," *Nature* 532 (2016): 453–458.

26. L. Miller, J. Cummings, F. Mishkin, K. Boone, F. Prince, M. Ponton, and C. Cotman, "Emergence of Artistic Talent in Frontotemporal Dementia," *Neurology* 51 (1998): 978–982.

27. W. Snyder, E. Mulcahy, J. L. Taylor, D. J. Mitchell, P. Sachdev, and S. C. Gandevia, "Savant-like Skills Exposed in Normal People by Suppressing the Left Fronto-temporal Lobe," *Journal of Integrative Neuroscience* 2 (2003): 149–158; A. Snyder, "Explaining and Inducing Savant Skills: Privileged Access to Lower Level, Less-processed Information," *Philosophical Transactions of the Royal Society of London, B: Biological Sciences* 364 (2009): 1399–1405.

28. E. Goldberg, D. Roediger, N. E. Kucukboyaci, C. Carlson, O. Devinsky, R. Kuzniecky, E. Halgren, and T. Thesen, "Hemispheric Asymmetries of Cortical Volume in the Human Brain," *Cortex* 49 (2013): 200–210; M. Harciarek, D. Malaspina, T. Sun, and E. Goldberg, "Schizophrenia and Frontotemporal Dementia: Shared Causation?" *International Review of Psychiatry,* 25 (2013): 168–177.

29. T. Q. Wu, Z. A. Miller, B. Adhimoolam, D. D. Zackey, B. K. Khan, R. Ketelle, K. P. Ranki, and B. L. Miller, "Verbal Creativity in Semantic Variant Primary Progressive Aphasia," *Neurocase* 21 (2015): 73–78.

04 美人鱼和乐高大师

1. J. R. Hayes, "Cognitive Processes in Creativity," in *Handbook of Creativity*, Eds. J. A. Glover, R. R. Ronning, and C. R. Reynolds (New York: Plenum Press, 1989): 135–145; D. K. Simonton, "Creative Development as Acquired Expertise: Theoretical Issues and Empirical Tests," *Developmental Review* 20 (2000): 283–318.

2. M. Csikszentmihalyi, *Creativity: Flow and the Psychology of Discovery and Invention* (New York: HarperCollins, 1996).

3. 关于更为详细的评述，参见 E. Goldberg, *The Executive Brain: Frontal Lobes and the Civilized Mind* (New York: Oxford University Press, 2009)，以及 E. Goldberg, *The New Executive Brain: Frontal Lobes in a Complex World* (New York: Oxford University Press, 2009)。

4. J. M. Fuster, *The Neuroscience of Freedom and Creativity: Our Predictive Brain* (Cambridge, UK: Cambridge University Press, 2013).

5. D. H. Ingvar, "Memory of the Future: An Essay on the Temporal Organization of Conscious Awareness," *Human Neurobiology* 4 (1985): 127–136.

6. N. Chomsky, *Language and Mind*, 3rd edn. (Cambridge, UK: Cambridge University Press, 2006); N. Chomsky, *Syntactic Structures* (Berlin, Germany: De Gruyter Mouton, 1957); N. Chomsky, *Aspects of the Theory of Syntax* (Cambridge, MA: MIT Press, 1965).

7. E. Goldberg and R. Bilder, "Frontal Lobes and Hierarchic Organization of Neurocognitive Control," in *Frontal Lobes Revisited,* Ed. E. Perecman (New York: IRBN, 1987): 159–187.

8. D. Everett, "Cultural Constraints on Grammar and Cognition in Pirahã," *Current Anthropology* 46 (2005): 621–646; A. Nevins, D. Pesetsky, and C. Rodrigues, "Evidence and Argumentation: A Reply to Everett," *Language* 85 (2009): 671–681.

9. Y. N. Harari, *Sapiens: A Brief History of Humankind* (New York: Harper, 2015).

10. P. Shipman, *The Invaders: How Humans and Their Dogs Drove Neanderthals to Extinction*, 3rd edn. (Cambridge, MA: Belknap Press, 2015).

11. S. L. Bressler and V. Menon, "Large-Scale Brain Networks in Cognition: Emerging Methods and Principles," *Trends in Cognitive Sciences* 14 (2010): 277–290; M. D. Fox, A. Z. Snyder, J. L. Vincent, M. Corbetta, D. C. Van Essen, and M. E. Raichle, "The Human Brain Is Intrinsically Organized Into Dynamic, Anticorrelated Functional Networks," *Proceedings of the National Academy of Sciences* 102 (2005): 9673–9678.

12. D. Mantini, M. Corbetta, G. L. Romani, G. A. Orban, and W. Vanduffel, "Evolutionarily Novel Functional Networks in the Human Brain?" *The Journal of Neuroscience* 33 (2013): 3259–3275; R. N. Spreng, W. D. Stevens, J. P. Chamberlain, A. W. Gilmore, and D. L. Schacter, "Default Network Activity, Coupled with the Frontoparietal Control Network, Supports Goal-Directed Cognition," *Neuroimage* 53 (2010): 303–317.

13. 关于对"功能系统"概念的进一步描述，参见 A. R. Luria, *Higher Cortical Functions in Man* (New York: Basic Books, 1980)。

14. 关于认知"模块化"理论全盛期的讨论，参见 E. Goldberg, "The Rise and Fall of Modular Orthodoxy," *Journal of Clinical and Experimental Neuropsychology* 17 (1995): 193–208。

15. D. Wang, R. L. Buckner, and X. H. Liu, "Functional Specialization in the Human Brain Estimated by Intrinsic Hemispheric Interaction," *The Journal of Neuroscience* 34 (2014): 12341–12352.

16. A. Ardestani, W. Shen, F. Darvas, A. W. Toga, and J. M. Fuster, "Modulation of Frontoparietal Neurovascular Dynamics in Working Memory," *Journal of Cognitive Neuroscience* 28 (2016): 379–401.

17. R. L. Buckner, J. R. Andrews-Hanna, and D. L. Schacter, "The Brain's Default Network Anatomy, Function, and Relevance to Disease," *Annals of the New York*

Academy of Sciences 1124 (2008): 1–38.

18. A. R. Luria, *Higher Cortical Functions in Man* (New York: Basic Books, 1980); E. Goldberg, "The Gradiental Approach to Neocortical Functional Organization," *Journal of Clinical and Experimental Neuropsychology* 11 (1989): 489–517.

19. E. Goldberg, D. Roediger, N. E. Kucukboyaci, C. Carlson, O. Devinsky, R. Kuzniecky, E. Halgren, and T. Thesen, "Hemispheric Asymmetries of Cortical Volume in the Human Brain," *Cortex* 49 (2013): 200–210.

20. D. Sridharan, D. J. Levitin, and V. Menon, "A Critical Role for the Right Fronto-insular Cortex in Switching Between Central-Executive and Default-Mode Networks," *Proceedings of the National Academy of Sciences* 105 (2008): 12569–12574; D. Sridharan, D. J. Levitin, C. H. Chafe, J. Berger, and V. Menon, "Neural Dynamics of Event Segmentation in Music: Converging Evidence for Dissociable Ventral and Dorsal Networks," *Neuron* 55 (2007): 521–532; S. L. Bressler and V. Menon, "Large-scale Brain Networks in Cognition: Emerging Methods and Principles," *Trends in Cognitive Sciences* 14 (2010): 277–290.

21. E. Goldberg, *The New Executive Brain: Frontal Lobes in a Complex World* (New York: Oxford University Press, 2009); M. Koenigs and J. Grafman, "The Functional Neuroanatomy of Depression: Distinct Roles for Ventromedial and Dorsolateral Prefrontal Cortex," *Behavioural Brain Research* 201 (2009): 239–243.

22. X. J. Chai, S. Whitfield-Gabrieli, A. K. Shinn, J. D. E. Gabrieli, A. N. Castañón, J. M. McCarthy, B. M. Cohen, and D. Öngür, "Abnormal Medial Prefrontal Cortex Resting-State Connectivity in Bipolar Disorder and Schizophrenia," *Neuropsychopharmacology* 36 (2011): 2009–2017; P. J. Hellyer, M. Shanahan, G. Scott, R. J. Wise, D. J. Sharp, and R. Leech, "The Control of Global Brain Dynamics: Opposing Actions of Frontoparietal Control and Default Mode Networks on Attention," *Journal of Neuroscience* 34 (2014): 451–461.

23. C. F. Jacobsen, "An Experimental Analysis of the Frontal Association Areas in Primates," *Journal of Nervous and Mental Disease* 82 (1935): 1–14; C. F. Jacobsen, "Studies of Cerebral Function in Primates. I. The Functions of the Frontal Association Areas in Monkeys," *Comparative Psychology Monographs* 13 (1936): 1–60.

24. J. M. Fuster and G. E. Alexander, "Delayed Response Deficit by Cryogenic Depression of Frontal Cortex," *Brain Research* 20 (1970): 85–90; J. M. Fuster, "Unit Activity in Prefrontal Cortex During Delayed-Response Performance: Neuronal Correlates of Transient Memory," *Journal of Neurophysiology* 36 (1973): 61–78; J. M. Fuster and G. E. Alexander, "Neuron Activity Related to Short-term Memory," *Science* 173 (1971): 652–654.

25. A. Baddeley, "Working Memory: Looking Back and Looking Forward," *Nature*

Reviews Neuroscience 4 (2003): 829–839.

26. L. D. Selemon and P. S. Goldman-Rakic, "Common Cortical and Subcortical Targets of the Dorsolateral Prefrontal and Posterior Parietal Cortices in the Rhesus Monkey: Evidence for a Distributed Neural Network Subserving Spatially Guided Behavior," *Journal of Neuroscience* 8 (1988): 4049–4068; P. S. Goldman-Rakic, "Circuitry of the Primate Prefrontal Cortex and the Regulation of Behavior by Representational Memoir," in *Handbook of Physiology, The Nervous System, Higher Functions of the Brain*, Ed. F. Plum (Bethesda, MD: American Physiological Society, 1987): 373–417; M. L. Schwartz and P. S. Goldman-Rakic, "Prenatal Specification of Callosal Connections in Rhesus Monkey," *Journal of Comparative Neurology* 307 (1991): 144–162.

27. J. M. Fuster, *The Prefontal Cortex,* 5th edn. (London, UK: Academic Press, 2015).

28. W. K. Kirchner, "Age Differences in Short-term Retention of Rapidly Changing Information," *Journal of Experimental Psychology* 55 (1958): 352–358; S. M. Jaeggi, M. Buschkuehl, W. J. Perrig, and B. Meier, "The Concurrent Validity of the N-back Task as a Working Memory Measure," *Memory* 18 (2010): 394–412; S. M. Jaeggi, M. Buschkuehl, J. Jonides, and W. J. Perrig, "Improving Fluid Intelligence with Training on Working Memory," *Proceedings of the National Academy of Sciences* 105 (2008): 6829–6833.

29. J. M. Fuster, *The Neuroscience of Freedom and Creativity: Our Predictive Brain* (Cambridge, UK: Cambridge University Press, 2013).

30. R. Smullyan, *Gödel's Incompleteness Theorems* (Oxford University Press, 1991).

31. J. M. Fuster, *The Prefontal Cortex,* 5th edn. (London, UK: Academic Press, 2015).

32. A. F. T. Arnsten, C. D. Paspalas, N. J. Gamo, Y. Yang, and M. Wang, "Dynamic Network Connectivity: A New Form of Neuroplasticity," *Trends in Cognitive Sciences* 14 (2010): 365–375; A. F. T. Arnsten, M. J. Wang, and C. D. Paspalas, "Neuromodulation of Thought: Flexibilities and Vulnerabilities in Prefrontal Cortical Network Synapses," *Neuron* 76 (2012): 223–239.

33. G. N. Elston, "Cortex, Cognition and the Cell: New Insights into the Pyramidal Neuron and Prefrontal Function," *Cerebral Cortex* 13 (2003): 1124–1138.

34. E. Goldberg, *The New Executive Brain: Frontal Lobes in a Complex World* (New York: Oxford University Press, 2009).

35. P. Churchland, "Self-Representation in Nervous Systems," *Science* 296 (2002): 308–310.

36. C. Koch, *The Quest for Consciousness: A Neurobiological Approach*, 1st edn (W. H. Freeman, 2004); J. M. Fuster,*The Prefontal Cortex,*5th edn. (London: Academic Press, 2015); E. Goldberg, *The New Executive Brain* (New York: Oxford University Press, 2009).

37. B. J. Baars, *A Cognitive Theory of Consciousness* (Cambridge, MA: Cambridge University Press, 1988); B. J. Baars, *In the Theater of Consciousness* (New York: Oxford University Press, 1997); B. J. Baars, "The Conscious Access Hypothesis: Origins and Recent Evidence," *Trends in Cognitive Sciences* 6:1 (2002): 47–52.

38. 具有更多神经科学知识的读者可能已经注意到，本章所描述的颞叶皮质和前额皮质之间的关系，明显地类似于人们普遍接受的海马体和新皮质之间的关系。这种相似性并非巧合。正如我以前在《决策大脑》(升级版，牛津大学出版社，2009 年) 一书中提出的，海马体在促进外部世界真实信息的长期表征方面的作用，类似于前额叶皮质在促进内部生成、以中介为中心的结构的长期表征方面的作用。

05 都是突显性的问题

1. 关于突显性的定义，见 http://dictionary.cambridge.org/dictionary/english/ salience http://www.oxforddictionaries.com/us/defnition/american_english/salient。

2. E. Goldberg, *The New Executive Brain: Frontal Lobes in A Complex World* (New York: Oxford University Press, 2009).

3. M. Koenigs, L. Young, R. Adolphs, D. Tranel, F. Cushman, M. Hauser, and A. Damasio, "Damage to the Prefrontal Cortex Increases Utilitarian Moral Judgements," *Nature* 446 (2007): 908–911.

4. M. Harciarek, T. Sun, D. Malaspina, and E. Goldberg, "Schizophrenia and Frontotemporal Dementia: Shared Causation?" *International Review of Psychiatry* 25 (2013): 168–177.

5. E. Goldberg, D. Roediger, N. E. Kucukboyaci, C. Carlson, O. Devinsky, R. Kuzniecky, E. Halgren, and T. Thesen, "Hemispheric Asymmetries of Cortical Volume in the Human Brain," *Cortex* 49 (2013): 200–210.

6. M. D. Fox, A. Z. Snyder, J. L. Vincent, M. Corbetta, D. C. Van Essen, and E. M. Raichle, "The Human Brain Is Intrinsically Organized into Dynamic, Anticorrelated Functional Networks," *Proceedings of the National Academy of Sciences USA* 102 (2005): 9673–9678.

7. R. L. Buckner, J. R. Andrews-Hanna, and D. L. Schacter, "The Brain's Default Network Anatomy, Function, and Relevance to Disease," *Annals of the New York Academy of Sciences* 1124 (2008): 1–38.

8. J. Smallwood, E. M. Beech, J. W. Schooler, and T. C. Handy, "Going AWOL in the Brain—Mind Wandering Reduces Cortical Analysis of the Task Environment," *Journal of Cognitive Neuroscience* 20 (2008): 458–469.

9. S. L. Bressler and V. Menon, "Large-Scale Brain Networks in Cognition: Emerging Methods and Principles," *Trends in Cognitive Sciences* 14 (2010): 277–290; D.

Sridharan, D. J. Levitin, C. H. Chafe, J. Berger, and V. Menon, "Neural Dynamics of Event Segmentation in Music: Converging Evidence for Dissociable Ventral and Dorsal Networks," *Neuron* 55 (2007): 521–532.

10. N. Swanson, T. Eichele, G. Pearlson, K. Kiehl, Q. Yu, and V. D. Calhoun, "Lateral Differences in the Default Mode Network in Healthy Controls and Schizophrenic Patients," *Human Brain Mapping* 32 (2011): 654–664; D. Wang, R. L. Buckner, and X. H. Liu, "Functional Specialization in the Human Brain Estimated by Intrinsic Hemispheric Interaction," *The Journal of Neuroscience* 34 (2014): 12341–12352.

11. L. Tian, J. Wang, C. Yan, and Y. He, "Hemisphere- and Gender-related Differences in Small-World Brain Networks: A Resting-State Functional MRI Study," *NeuroImage* 54 (2011): 191–202.

12. J. D. Medaglia, T. D. Satterthwaite, T. M. Moore, K. Ruparel, R. C. Gur, R. E. Gur, and D. S. Bassett, "Flexible Traversal Through Diverse Brain States Underlies Executive Function in Normative Neurodevelopment," *Quantitative Biology* 2015: 1–14.

13. E. Goldberg, S. P. Antin, R. M. Bilder, L. J. Gerstman, J. E. Hughes, and S. Mattis, "Retrograde Amnesia: Possible Role of Mesencephalic Reticular Activation in Long-Term Memory," *Science* (1981): 1392–1394; E. Goldberg, R. M. Bilder, and J. E. O. Hughes, "Reticulo-frontal Disconnection Syndrome," *Cortex* 25 (1989): 687–695.

14. E. Goldberg, R. Bilder, S. Mattis, S. Antin and J. Hughes, "Reticulo-frontal Disconnection Syndrome," *Cortex* 25 (1989): 687–695.

15. T. Brozoski, R. M. Brown, H. E. Rosvold, and P. S. Goldman, "Cognitive Deficit Caused by Regional Depletion of Dopamine in Prefrontal Cortex of Rhesus Monkey," *Science* 205 (1979): 929–931.

16. S. M. Cox, M. J. Frank, K. Larcher, L. K. Fellows, C. A. Clark, M. Leyton, and A. Dagher, "Striatal D1 and D2 Signaling Differentially Predict Learning from Positive and Negative Outcomes," *Neuroimage* 109 (2015): 95–101.

17. K. A. Zalocusky, C. Ramakrishnan, T. N. Lerner, T. J. Davidson, B. Knutson, and K. Deisseroth, "Nucleus Accumbens D2R Cells Signal Prior Outcomes and Control Risky Decision-Making," *Nature* 531 (2016): 642–646.

18. T. W. Robbins and A. F. T. Arnsten, "The Neuropsychopharmacology of Fronto-Executive Function: Monoaminergic Modulation," *Annual Review of Neuroscience* 32 (2009): 267–287.

19. E. Goldberg, *The New Executive Brain: Frontal Lobes in a Complex World* (New York: Oxford University Press, 2009).

20. H. L. Campbell, M. E. Tivarus, A. Hillier, and D. Q. Beversdorf, "Increased Task Difficulty Results in Greater Impact of Noradrenergic Modulation of Cognitive Flexibility," *Pharmacology, Biochemistry and Behavior* 88 (2008): 222–229; S.

F. Smyth and D. Q. Beversdorf, "Lack of Dopaminergic Modulation of Cognitive Flexibility," *Cognitive and Behavioral Neurology* 20 (2007): 225–229; D. Q. Beversdorf, J. D. Hughes, B. A. Lewis, and K. M. Heilman, "Noradrenergic Modulation of Cognitive Flexibility in Problem Solving," *Neuroreport* 10 (1999): 2763–2767.

21. U. Kischka, T. Kammer, S. Maier, M. Weisbrod, M. Timm, and M. Spitzer, "Dopaminergic Modulation of Semantic Network Activation," *Neuropsychologia* 34 (1996): 1107–1113; J. S. Cios, R. F. Miller, A. Hiller, M. E. Tivarus, and D. Q. Beversdorf, "Lack of Noradrenergic Modulation of Indirect Semantic Priming," *Behavioral Neurology* 21 (2009): 137–143.

22. T. W. Robbins, "Shifting and Stopping: Fronto-striatal Substrates, Neurochemical Modulation and Clinical Implications," *Philosophical Transactions of the Royal Society of London, B: Biological Sciences* 362 (2007): 917–932; D. Q. Beversdorf, "Pharmacological Effects on Creativity," in *Neuroscience of Creativity*, Eds.O. Vartanian, A. S. Bristol, and J. C. Kaufman (Cambridge, MA: MIT Press, 2013): 151–173.

23. H. Takeuchi, Y. Taki, Y. Sassa, H. Hashizume, A. Sekiguchi, A. Fukushima, and R. Kawashima, "Regional Gray Matter Volume of Dopaminergic System Associate with Creativity: Evidence from Voxel-based Morphometry," *Neuroimage* 51 (2010): 578–585.

24. C. R. Cloninger, D. M. Svrakic, and T. R. Przybeck, "A Psychobiological Model of Temperament and Character," *Archives of General Psychiatry* 50 (1993): 975–990.

25. I. Greese and S. D. Iversen, "The Role of Forebrain Dopamine Systems in Amphetamine Induced Stereotyped Behavior in the Rat," *Psychopharmacologia* 39 (1974): 345–357; J. J. Canales and A. M. Graybiel, "A Measure of Striatal Function Predicts Motor Stereotypy," *Nature Neuroscience* 3 (2000): 377–383; E. Saka, C. Goodrich, P. Harlan, B. K. Madras, and A. M. Graybiel, "Repetitive Behaviors in Monkeys Are Linked to Specific Striatal Activation Patterns," *Journal of Neuroscience* 24 (2004): 7557–7565; O. De Manzano, S. Cervenka, A. Karabanov, L. Farde, and F. Ullén, "Thinking Outside a Less Intact Box: Thalamic Dopamine D2 Receptor Densities Are Negatively Related to Psychometric Creativity in Healthy Individuals," *PLoS One* 17 (2010): E10670.

26. K. A. Zalocusky, C. Ramakrishnan, T. N. Lerner, T. J. Davidson, B. Knutson, and K. Deisseroth, "Nucleus Accumbens D2R Cells Signal Prior Outcomes and Control Risky Decision-Making," *Nature* 531 (2016): 642–646.

27. V. D. Costa, V. L. Tran, J. Turchi, and B. B. Averbeck, "Dopamine Modulates Novelty Seeking Behavior During Decision-Making," *Behavioral Neuroscience* 128 (2014): 556–566.

28. R. M. Bilder, J. Volavka, H. M. Lachman, and A. A. Grace, "The Catechol-*O*-Methyltransferase Polymorphism: Relations to the Tonic-Phasic Dopamine Hypothesis and Neuropsychiatric Phenotypes," *Neuropsychopharmacology* 29 (2004): 1943–1961.

29. S. D. Glick, D. A. Ross, and L. B. Hough, "Lateral Asymmetry of Neurotransmitters in Human Brain," *Brain Research* 234 (1982): 53–63; R. Carter, *Mapping the Mind* (London, UK: Phoenix Publishing, 2004); S. D. Glick, *Cerebral Lateralization in Non-Human Species* (Cambridge, MA: Academic Press, 1985); S. D. Glick, R. C. Meibach, R. D. Cox, and S. Maayani, "Multiple and Interrelated Functional Asymmetries in Rat Brain," *Life Sciences* 25 (1979): 395–400; S. L. Andersen and M. H. Teicher, "Sex Differences in Dopamine Receptors and Their Relevance to ADHD," *Neuroscience & Biobehavioral Reviews* 24 (2000): 137–141.

30. W. James, *Principles of Psychology* (New York: Henry Holt and Company, 1890).

31. E. Goldberg, *The Wisdom Paradox: How Your Mind Can Grow Stronger as Your Brain Grows Older* (New York: Gotham Books, 2005).

32. E. R. Kandel, *In Search of Memory: The Emergence of a New Science of Mind* (New York: W. W. Norton & Company, 2007).

33. W. Barr, E. Goldberg, J. Wasserstein, and P. Novelly, "Patterns of Retrograde Amnesia in Unilateral Temporal Lobectomies," *Neuropsychologia* 28 (1990): 243–255.

34. A. R. Luria, *The Mind of a Mnemonist: A Little Book About a Vast Memory* (Cambridge, MA: Harvard University Press, 1987).

35. J. L. McGaugh, "Making Lasting Memories: Remembering the Significant," *Proceedings of the National Academy of Sciences USA* 110 (2013): 10402–10407.

36. E. M. Hubbard and V. S. Ramachandran, "Neurocognitive Mechanisms of Synesthesia," *Neuron* 48 (2005): 509–520.

37. K. Vick, "Opiates of the Iranian People," *Washington Post Foreign Service* (September 23, 2005).

38. D. Martino, A. J. Espay, A. Fasano, and F. Morgante,*Disorders of Movement: A Guide to Diagnosis and Treatment*, 1st edn. (New York: Springer, 2016).

39. S. Varanese, B. Perfetti, S. Mason, A. Di Rocco, and E. Goldberg, "Lateralized Profiles of Frontal Lobe Dysfunction in Parkinson's Disease," Presented at the Seventh International Congress on Mental Dysfunctions and Other Non-motor Features in Parkinson's Disease and Related Disorders (Barcelona, Spain: 2010).

40. M. Ja e, "Finding Equilibrium in Seesawing Libidos," *New York Times* (March 8, 2015): A6.

41. G. Giovannoni, J. D. O'Sullivan, K. Turner, A. J. Manson, and A. J. L. Lees, "Hedonistic Homeostatic Dysregulation in Patients with Parkinson's Disease

on Dopamine Replacement Therapies," *Journal of Neurology, Neurosurgery, and Psychiatry* 68 (2000): 423–428.

42. 同上。

43. G. Rylander, "Psychoses and the Punding and Choreiform Syndromes in Addiction to Central Stimulant Drugs," *Psychiatria, Neurologia, Neurochirurgia* 75 (1972): 203–212; E. Schiorring, "Psychopathology Induced by 'Speed Drugs'," *Pharmacology, Biochemistry and Behavior* 14 (1981): 109–122; N. A. Graham, C. J. Hammond, and M. S. Gold, "Drug-Induced Compulsive Behaviors: Exceptions to the Rule," *Mayo Clinic Proceedings* 84 (2009): 846–847.

44. P. Seeman, "Parkinson's Disease Treatment May Cause Impulse-Control Disorder via Dopamine D3 Receptors," *Synapse* 69 (2015): 183–189; T. J. Moore, J. Glenmullen, and D. R. Mattison, "Reports of Pathological Gambling, Hypersexuality, and Compulsive Shopping Associated with Dopamine Receptor Agonist Drugs," *Journal of the American Medical Association: Internal Medicine* 174 (2014): 1930–1933

45. B. Levant, "The D3 Dopamine Receptor: Neurobiology and Potential Clinical Relevance," *Pharmacological Reviews* 49 (1997): 231–252.

46. J. Olds and P. Milner, "Positive Reinforcement Produced by Electrical Stimulation of Septal Area and Other Regions of Rat Brain," *Journal of Comparative and Physiological Psychology* 47 (1954): 419–427; D. Nakahara, N. Ozaki, Y. Miura, H. Miura, and T. Nagatsu, "Increased Dopamine and Serotonin Metabolism in Rat Nucleus Accumbens Produced by Intracranial Self-Stimulation of Medial Forebrain Bundle as Measured by in Vivo Microdialysis," *Brain Research* 495 (1989): 178–181.

47. V. Menon and D. J. Levitin, "The Rewards of Music Listening: Response and Physiological Connectivity of the Mesolimbic System," *NeuroImage* 28 (2005): 175–184; L. Aharon, N. Etco, D. Ariely, C. F. Chabris, E. O'Connor, and C. Breiter, "Beautiful Faces Have Variable Reward Value: FMRI and Behavioral Evidence," *Neuron* 32 (2001): 357–551; C. F. Ferris, P. Kulkarni, J. M. Sullivan, J. A. Harder, T. L. Messenger, and M. Febo, "Pup Suckling Is More Rewarding Than Cocaine: Evidence from Functional Magnetic Resonance Imaging and Three-Dimensional Computational Analysis," *Journal of Neuroscience* 25 (2005): 149–156; M. Numan, "Motivational Systems and the Neural Circuitry of Maternal Behavior in the Rat," *Developmental Psychobiology* 49 (2007): 12–21.

48. A. J. Robison and E. J. Nestler, "Transcriptional and Epigenetic Mechanisms of Addiction," *Nature Reviews Neuroscience* 12 (2011): 623–637; E. J. Nestler, "Cellular Basis of Memory for Addiction," *Dialogues in Clinical Neuroscience* 15 (2013): 431–443.

49. V. Voon, P. O. Fernagut, J. Wickens, C. Baunez, M. Rodriguez, N. Pavon, J. L. Juncos, J. A. Obeso, and E. Bezard, "Chronic Dopaminergic Stimulation in Parkinson's Disease: From Dyskinesias to Impulse Control Disorders," *Lancet Neurology* 8 (2009): 1140–1149.

50. A. Verdejo-Garcia, R. Vilar-Lopez, M. Perez-Garcia, and E. Goldberg, "Altered Adaptive but Not Veridical Decision-Making in Substance Dependent Individuals," *Journal of the International Neuropsychological Society* 12 (2006): 90–99; A. H. Evans, R. Katzenschlager, D. Paviour, J. D. O'Sullivan, S. Appel, A. D.Lawrence, and A. J. Lees, "Punding in Parkinson's Disease: Its Relation to the Dopamine Dysregulation Syndrome," *Movement Disorders* 19 (2004): 397–405; S. S. O'Sullivan, A. H. Evans, and A. J. Lees, "Punding in Parkinson's Disease," *Practical Neurology* 2007 7 (2007): 397–399.

51. E. Goldberg, K. Podell, R. Harner, M. Lovell, and S. Riggio, "Cognitive Bias, Functional Cortical Geometry, and the Frontal Lobes: Laterality, Sex, and Handedness," *Journal of Cognitive Neuroscience* 6 (1994): 274–294.

52. S. Varanese, B. Perfetti, S. Mason, A. Di Rocco, and E. Goldberg, "Lateralized Profiles of Frontal Lobe Dysfunction in Parkinson's Disease," Presented at the Seventh International Congress on Mental Dysfunctions and Other Non-Motor Features in Parkinson's Disease and Related Disorders (Barcelona, Spain: 2010).

53. R. A. Goldstein, N. D. Volkow, "Drug Addiction and Its Underlying Neurobiological Basis: Neuroimaging Evidence for the Involvement of the Frontal Cortex," *American Journal of Psychiatry* 159 (2002): 1642–1652; A. VerdejoGarcia, R. Vilar-Lopez, M. Perez-Garcia, and E. Goldberg, "Altered Adaptive but Not Veridical Decision-Making in Substance Dependent Individuals," *Journal of the International Neuropsychological Society* 12 (2006): 90–99.

54. A. Verdejo-Garcia, L. Clark, J. Verdejo-Roma, N. Albein-Urios, J. M. MartinezGonzalez, B. Gutierrez, and C. Soriano-Mas, "Neural Substrates of Cognitive Flexibility in Cocaine and Gambling Addictions," *The British Journal of Psychiatry* (2015) 207: 158–164; O. Contreras-Rodríguez, N. Albein-Urios, J. C. Perales, J. M. Martínez-Gonzalez, R. Vilar-López, M. J. Fernández-Serrano, O. LozanoRojas, and A. Verdejo-García, "Cocaine-Specific Neuroplasticity in the Ventral Striatum Network Is Linked to Delay Discounting and Drug Relapse," *Addiction* 10 (2015): 1953–1962.

06 创新的大脑

1. 关于不同物种的左右半脑之间的生物性差异，更详细的评述参见 E. Goldberg, *The New Executive Brain: Frontal Lobes in a Complex World* (New York: Oxford University Press, 2009); and E. Goldberg, *The Wisdom Paradox: How Your Mind*

Can Grow Stronger as Your Brain Grows Older (New York: Gotham Books, 2005)。

2. E. Goldberg and L. Costa, "Hemisphere Differences in the Acquisition and Use of Descriptive Systems," *Brain and Language* 14 (1981): 144–173。

3. T. G. Bever and R. J. Chiarello, "Cerebral Dominance in Musicians and Nonmusicians," *Science* 185 (1974): 537–539.

4. C. A. Marci and G. Berlucchi, "Right Visual Field Superiority for Accuracy of Recognition of Famous Faces in Normals," *Neuropsychologia* 15 (1977): 751–756.

5. A. Martin, "Automatic Activation of the Medial Temporal Lobe During Encoding: Lateralized Influences of Meaning and Novelty," *Hippocampus* 9 (1999): 62–70.

6. M. Lezak, D. B. Howieson, E. D. Bigler, and D. Tranel, *Neuropsychological Assessment*, 5th edn. (New York: Oxford University Press, 2012).

7. M. Corbetta and G. L. Shulman, "Control of Goal-Directed and Stimulus-Driven Attention in the Brain," *Nature Reviews Neuroscience* 3 (2002): 201–215; M. Corbetta, G. Patel, and G. L. Shulman, "The Reorienting System of the Human Brain: From Environment to Theory of Mind," *Neuron* 58 (2008): 306–324; B. J. Levy and A. D. Wagner, "Cognitive Control and Right Ventrolateral Prefrontal Cortex: Reflexive Reorienting, Motor Inhibition, and Action Updating," *Annals of the New York Academy of Sciences* 1224 (2011): 40–62; D. Badre and A. D. Wagner, "Left Ventrolateral Prefrontal Cortex and the Cognitive Control of Memory," *Neuropsychologia* 45 (2007): 2883–2901.

8. D. Wang, R. L. Buckner, and X. H. Liu, "Functional Specialization in the Human Brain Estimated by Intrinsic Hemispheric Interaction," *The Journal of Neuroscience* 34 (2014): 12341–12352.

9. D. Sridharan, D. J. Levitin, and V. Menon, "A Critical Role for the Right Fronto-insular Cortex in Switching Between Central-Executive and Default-Mode Networks," *Proceedings of the National Academy of Sciences* 105 (2008): 12569–12574; D. Sridharan, D. J. Levitin, C. H. Chafe, J. Berger, and V. Menon, "Neural Dynamics of Event Segmentation in Music: Converging Evidence for Dissociable Ventral and Dorsal Networks," *Neuron* 55 (2007): 521–532.

10. T. T. Chong, R. Cunnington, M. A. Williams, and J. B. Mattingley, "The Role of Selective Attention in Matching Observed and Executed Actions," *Neuropsychologia* 47 (2009): 786–795; T. T. Chong, R. Cunnington, M. A. Williams, N. Kanwisher, and J. B. Mattingley, "fMRI Adaptation Reveals Mirror Neurons in Human Inferior Parietal Cortex," *Current Biology* 18 (2008): 1576–1580.

11. H. P. Op de Beeck, C. I. Baker, J. J. DiCarlo, and N. G. Kanwisher, "Discrimination Training Alters Object Representations in Human Extrastriate Cortex," *The Journal of Neuroscience* 26 (2006): 13025–13036.

12. M. Delazer, F. Domahs, L. Bartha, C. Brenneis, A. Lochy, T. Trieb, and T. Benke,

"Learning Complex Arithmetic—An FMRI Study," *Brain Research: Cognitive Brain Research* 18 (2003): 76–88.

13. D. Sridharan, D. J. Levitin, and V. Menon," A Critical Role for the Right Fronto-insular Cortex in Switching Between Central-Executive and Default-Mode Networks," *Proceedings of the National Academy of Sciences* 105 (2008): 12569–12574.

14. S. J. Sara, C. Dyon-Laurent, and A. Hervé, "Novelty Seeking Behavior in the Rat Is Dependent upon the Integrity of the Noradrenergic System," *Brain Research: Cognitive Brain Research* 2 (1995): 181–187.

15. C. Lee, J. W. Yang, S. H. Lee, S. H. Kim, S. H. Joe, I. K. Jung, I. G. Choi, and B. J. Ham, "An Interaction Between the Norepinephrine Transporter and Monoamine Oxidase A Polymorphisms, and Novelty-seeking Personality Traits in Korean Females," *Progress in Neuro-Psychopharmacology and Biological Psychiatry* 32 (2008): 238–242.

16. R. R. I. Kruglikov, N. V. Orlova, and V. M. Getsova, "Content of Norepinephrine and Serotonin in Symmetrical Divisions of the Brain of Rats in the Norm During Learning and with the Administration of Peptides," *Neuroscience and Behavioral Physiology* 22 (1992): 128–131; S. D. Glick, D. A. Ross, and L. B. Hough, "Lateral Asymmetry of Neurotransmitters in Human Brain," *Brain Research* 234 (1982): 53–63; R. Carter, *Mapping the Mind* (London, UK: Phoenix Publishing, 2004); S. D. Glick, *Cerebral Lateralization in Non-Human Species* (Cambridge, MA: Academic Press, 1985); S. D. Glick, R. C. Meibach, R. D. Cox, and S. Maayani, "Multiple and Interrelated Functional Asymmetries in Rat Brain," *Life Sciences* 25 (1979): 395–400.

17. S. Grossberg, *Neural Networks and Natural Intelligence* (Cambridge, MA: MIT Press, 1988); R. C. O' Reilly and Y. Munakata, *Computational Explorations in Cognitive Neuroscience* (Cambridge, MA: MIT Press, 2000).

18. Y. Hakeem, C. C. Sherwood, C. J. Bonar, C. Butti, P. R. Hof and J. M. Allman, "Von Economo Neurons in the Elephant Brain," *The Anatomical Record* 292 (2009): 242–248.

19. J. M. Allman, N. A. Tetreault, A. Y. Hakeem, K. F. Manaye, K. Semendeferi, J. M. Erwin, S. Park, V. Goubert, and P. R. Hof, "The Von Economo Neurons in the Frontoinsular and Anterior Cingulate Cortex," *Annals of the New York Academy of Sciences* 1225 (2011): 59–71.

20. P. Rourke, *Nonverbal Learning Disabilities: The Syndrome and the Model*, 1st edn. (New York: The Guilford Press, 1989).

21. A. Kluger and E. Goldberg, "Comparison of VIQ/PIQ Ratios in Patients with A ective Disorders, Diffuse and Right Hemisphere Brain Disease," *Journal of Clinical and Experimental Neuropsychology* 12 (1990): 182–194.

22. C. Chiron, I. Jambaque, R. Nabbout, R. Lounes, A. Syrota and O. Dulac, "The Right Brain Hemisphere Is Dominant in Human Infants," *Brain* 120 (1997): 1057–1065.

23. E. Goldberg, *The Wisdom Paradox: How Your Mind Can Grow Stronger as Your Brain Grows Older* (New York: Gotham Books, 2005).

24. V. Llaurens, M. Raymond, and C. Faurie, "Why Are Some People Left-handed? An Evolutionary Perspective," *Philosophical Transactions of the Royal Society of London, B: Biological Sciences* 364 (2009): 881–894.

25. H. I. Kushner, "Why Are There (Almost) No Left-handers in China?" *Endeavour* 37 (2013): 71–81.

26. S. Wang and S. Aamodt, "A Vast Left-handed Conspiracy," *The Washington Post* (July 6, 2008): http://www.washingtonpost.com/wp-dyn/content/article/2008/07/03/AR2008070303202.html.

27. J. Goodman, "The Wages of Sinistrality: Handedness, Brain Structure, and Human Capital Accumulation," *Journal of Economic Perspectives* 28 (2014): 193–212; C. S. Ruebeck, J. E. Harrington, Jr., and R. Moftt, "Handedness and Earnings," *Laterality: Asymmetries of Brain Body and Cognition* 12 (2007): 101–120.

28. Goldberg, K. Podell, R. Harner, M. Lovell, and S. Riggio, "Cognitive Bias, Functional Cortical Geometry, and the Frontal Lobes: Laterality, Sex, and Handedness," *Journal of Cognitive Neuroscience* 6 (1994): 274–294.

29. R. Kumar and A. E. Lang, "Coexistence of Tics and Parkinsonism: Evidence for Non-dopaminergic Mechanisms in Tic Pathogenesis," *Neurology* 49 (1997): 1699–1701.

30. Goldberg, K. Podell, R. Harner, M. Lovell, and S. Riggio, "Cognitive Bias, Functional Cortical Geometry, and the Frontal Lobes: Laterality, Sex, and Handedness," *Journal of Cognitive Neuroscience* 6 (1994): 274–294; K. Podell, "When East Meets West: Systematizing Luria's Approach to Executive Control Assessment," in *Luria's Legacy in the 21st Century,* Eds. A. L. Christensen, E. Goldberg, and D. Bougakov (New York: Oxford University Press, 2009): 122–145.

31. S. Varanese, B. Perfetti, S. Mason, A. Di Rocco, and E. Goldberg, "Lateralized Profiles of Frontal Lobe Dysfunction in Parkinson's Disease," Presented at the Seventh International Congress on Mental Dysfunctions and Other Non-motor Features in Parkinson's Disease and Related Disorders (Barcelona, Spain: December 9–12, 2010).

32. D. M. Sheppard, J. L. Bradshaw, R. Purcell, and C. Pantelis, "Tourette's and Comorbid Syndromes: Obsessive Compulsive and Attention Deficit Hyperactivity Disorder. A Common Etiology?" *Clinical Psychology Review* 19 (1999): 531–552; R. Rizzom, M. Gulisano, P. V. Cali, and P. Curatolo, "Tourette Syndrome and Comorbid ADHD: Current Pharmacological Treatment Options," *European Journal*

of Paediatric Neurology 17 (2013): 421–428; M. Bloch, M. State, and C. Pittenger, "Recent Advances in Tourette Syndrome," *Current Opinion in Neurology* 24 (2011): 119–125; R. H. Bitsko, J. R. Holbrook, S. N. Visser, J. W. Mink, S. H. Zinner, R. M. Ghandour, and S. J. Blumberg, "A National Profile of Tourette Syndrome, 2011–2012," *Journal of Developmental & Behavioral Pediatrics* 35 (2014): 317–322; "Tourette Syndrome: Data and Statistics," *Centers for Disease Control* (2016): http://www.cdc.gov/ncbddd/tourette/data.html.

33. O. W. Sacks, "Tourette's Syndrome and Creativity," *British Medical Journal* 305 (1992): 1515–1516.

34. E. Goldberg, *"ADHD, Tourette's and the Fallacy of Fads,"* Keynote address at International Conference on Neuroethics (ICONE) (Lisbon, Portugal, April 9–10, 2015).

35. F. Lhermitte, B. Pillon, and M. Serdaru, "Human Autonomy and the Frontal Lobes. Part I: Imitation and Utilization Behavior: A Neuropsychological Study of 75 Patients," *Annals of Neurology* 19 (1986): 326–334; E. Goldberg and L. Costa, "Qualitative Indices in Neuropsychological Assessment: Extension of Luria's Approach. Executive Deficit Following Prefrontal Lesions," in *Neuropsychological Assessment in Neuropsychiatric Disorders*, Eds. K. Adams and I. Grant (New York: Oxford University Press, 2009): 48–64; E. Goldberg, *The New Executive Brain: Frontal Lobes in a Complex World* (New York: Oxford University Press, 2009).

36. 我从前的学生和同事，安迪·洛佩兹－威廉姆斯（Andy Lopez- Williams）和谢尔·托雷·霍威克（Kjell Tore Hovik）正在填补这项空白，他们设计了探索行为量表，并且正在完善这个量表。

37. E. Goldberg, *The New Executive Brain: Frontal Lobes in a Complex World* (New York: Oxford University Press, 2009).

38. K. T. Hovik, M. Øie, and E. Goldberg, "Inside the Triple-Decker: Tourette's Syndrome and Cerebral Hemispheres," *Executive Functions in Health and Disease*, Ed. E. Goldberg (Cambridge, MA: Academic Press, 2017).

39. R. H. Bitsko, J. R. Holbrook, S. N. Visser, J. W. Mink, S. H. Zinner, R. M. Ghandour, and S. J. Blumberg, "A National Profile of Tourette Syndrome, 2011–2012," *Journal of Developmental & Behavioral Pediatrics* 35 (2014): 317–322.

40. E. Goldberg, K. Podell, R. Harner, M. Lovell, and S. Riggio, "Cognitive Bias, Functional Cortical Geometry, and the Frontal Lobes: Laterality, Sex, and Handedness," *Journal of Cognitive Neuroscience* 6 (1994): 274–294.

41. S. C. Cohen, J. M. Mulqueen, E. Ferracioli-Oda, Z. D. Stuckelman, C. G. Coughlin, J. F. Leckman, and M. H. Bloch, "Meta-Analysis: Risk of Tics Associated with Psychostimulant Use in Randomized, Placebo-Controlled Trials," *Journal of the American Academy of Child and Adolescent Psychiatry* 54 (2015): 728–736.

07　定向漫游和创造性火花

1.　B. Ghiselin, *The Creative Process: Reflections on the Invention in the Arts and Sciences*, 1st edn. (Oakland, CA: University of California Press, 1985).

2.　D. T. Campbell, "Blind Variation and Selective Retentions in Creative Thought as in Other Knowledge Processes," *Psychological Review*, 67 (1960): 380–400; R. E. Jung, B. S. Mead, J. Carrasco, and R. A. Flores, "The Structure of Creative Cognition in the Human Brain," *Frontiers in Human Neuroscience* 7 (2013): 330.

3.　H. A. Simon, *The Sciences of the Artificial*, 3rd edn. (Cambridge, MA: MIT Press, 1996): 194.

4.　A. Dietrich, "Transient Hypofrontality as a Mechanism for the Psychological Effect of Exercise," *Psychiatry Research* 145 (2006): 79–83.

5.　我请巴厘岛一位朋友的儿子，艾达·巴古斯·约吉·艾瓦拉·巴瓦（Ida Bagus Yogi Iswara Bawa）录制了一段山海洋加蓝舞蹈的录像：https://youtu.be/g_nAG-NrLjiM。有关变异的意识状态中短暂的额叶功能低下状态，以下文献有更为详细的讨论：A. Dietrich, "Functional Neuroanatomy of Altered States of Consciousness: The Transient Hypofrontality Hypothesis," *Consciousness and Cognition* 12 (2003): 231–256。

6.　M. L. Grillon, C. Oppenheim, G. Varoquaux, F. Charbonneau, A. D. Devauchelle, M. O. Krebs, F. Baylé, B. Tirion, and C. Huron, "Hyperfrontality and Hypoconnectivity During Refreshing in Schizophrenia," *Psychiatry Research* 211 (2013): 226–233.

7.　A. Hampshire, A. Macdonald, and A. M. Owen, "Hypoconnectivity and Hyperfrontality in Retired American Football Players," *Scientific Reports* 3 (2013): 2972.

8.　F. X. Vollenweider, K. L. Leenders, C. Scharfetter, P. Maguire, O. Stadelmann, and J. Angst, "Positron Emission Tomography and Fluorodeoxyglucose Studies of Metabolic Hyperfrontality and Psychopathology in the Psilocybin Model of Psychosis," *Neuropsychopharmacology* 16 (1997): 357–372; C. Dackis and C. O'Brien, "Neurobiology of Addiction: Treatment and Public Policy Ramifcations," *Nature Neuroscience* 8 (2005): 1431–1436.

9.　D. R. Weinberger and K. F. Berman, "Speculation on the Meaning of Cerebral Metabolic Hypofrontality in Schizophrenia," *Schizophrenia Bulletin* 14 (1988): 157–168; R. A. Renes, M. Vink, A. Van Der Weiden, M. Prikken, M. G. Koevoets, R. S. Kahn, H. Aarts, and N. E. Van Haren, "Impaired Frontal Processing During Agency Inferences in Schizophrenia," *Psychiatry Research* 248 (2016): 134–141; D. Senkowski and J. Gallinat, "Dysfunctional Prefrontal Gamma-band Oscillations Reflect Working Memory and Other Cognitive Deficits in Schizophrenia," *Biological Psychiatry* 77 (2015): 1010–1019; H. Tomioka, B. Yamagata, S. Kawasaki, S. Pu,

A. Iwanami, J. Hirano, K. Nakagome, and M. Mimura, "A Longitudinal Functional Neuroimaging Study in Medication-naïve Depression After Antidepressant Treatment," *PLoS One* 10 (2015): E0120828; C. T. Li, T. P. Su, S. J. Wang, P. C. Tu, and J. C. Hsieh, "Prefrontal Glucose Metabolism in Medication-Resistant Major Depression," *British Journal of Psychiatry* 206 (2015): 316–323; M. E. Vélez-Hernández, E. Padilla, F. Gonzalez-Lima, and C. A. Jiménez-Rivera, "Cocaine Reduces Cytochrome Oxidase Activity in the Prefrontal Cortex and Modifies Its Functional Connectivity with Brainstem Nuclei," *Brain Research* 1542 (2014): 56–69.

10. A. Dietrich, "Functional Neuroanatomy of Altered States of Consciousness: The Transient Hypofrontality Hypothesis," *Consciousness and Cognition* 12 (2003): 231–256; A. Dietrich, "The Cognitive Neuroscience of Creativity," *Psychonomic Bulletin & Review* 11 (2004): 1011–1026.

11. K. M. Heilman, S. E. Nadeau, and D. O. Beversdorf, "Creative Innovation: Possible Brain Mechanisms," *Neurocase* 9 (2003): 369–379; K. M. Heilman, "Possible Brain Mechanisms of Creativity," *Archives of Clinical Neuropsychology* 31 (2016): 285–296.

12. A. Kaufman Et Al, "The Neurobiological Foundation of Creative Cognition," in *The Cambridge Handbook of Creativity*, Eds. J. C. Kaufman and R. J. Sternberg (Cambridge, UK: Cambridge University Press, 2010): 216–232.

13. G. B. Chand, M. Dhamala, "Interactions Among the Brain Default-Mode, Salience, and Central-Executive Networks During Perceptual Decision-Making of Moving Dots," *Brain Connectivity* 6 (2016): 249–254.

14. E. Goldberg & L. Costa, "Qualitative Indices in Neuropsychological Assessment: Extension of Luria's Approach. Executive Deficit Following Prefrontal Lesions." In K. Adams & I. Grant (Eds.), *Neuropsychological Assessment in Neuropsychiatric Disorders* (New York: Oxford University Press,1986): 48–64.

15. E. Goldberg, K. Podell, R. Harner, M. Lovell, and S. Riggio, "Cognitive Bias, Functional Cortical Geometry, and the Frontal Lobes: Laterality, Sex, and Handedness," *Journal of Cognitive Neuroscience* 6 (1994): 274–294; E. Goldberg and K. Podell, "Reciprocal Lateralization of Frontal Lobe Functions," *Archives of General Psychiatry* 52 (1995): 159–160; E. Goldberg and K. Podell, "Lateralization in the Frontal Lobes: Searching the Right (and Left) Way," *Biological Psychiatry* 38 (1995): 569–571; K. Podell, M. Lovell, M. Zimmerman, and E. Goldberg, "The Cognitive Bias Task and Lateralized Frontal Lobe Functions in Males," *Journal of Neuropsychiatry and Clinical Neuroscience* 7 (1995): 491–501.

16. S. Varanese, B. Perfetti, S. Mason, A. Di Rocco, and E. Goldberg, "Lateralized Profiles of Frontal Lobe Dysfunction in Parkinson's Disease," Presented at the

Seventh International Congress On Mental Dysfunctions and Other Nonmotor Features in Parkinson's Disease and Related Disorders (Barcelona, Spain: December 9–12, 2010); K. T. Hovik, M. Øie, and E. Goldberg, "Inside the Triple-Decker: Tourette's Syndrome and Cerebral Hemispheres," *Executive Functions in Health and Disease*, Ed. E. Goldberg (Cambridge, MA: Academic Press, 2017).

17. J. D. Watts and S. H. Strogatz, "Collective Dynamics of 'Small-World' Networks," *Nature* 393 (1998): 440–442.

18. O. Sporns and G. Tononi, "Classes of Network Connectivity and Dynamics," *Complexity* 7 (2002): 28–38.

19. O. Sporns, G. Tononi, and G. M. Edelman, "Theoretical Neuroanatomy: Relating Anatomical and Functional Connectivity in Graphs and Cortical Connection Matrices," *Cerebral Cortex* 10 (2000): 127–141.

20. L. Tian, J. Wang, C. Yan, and Y. He, "Hemisphere and Gender Related Study," *NeuroImage* 54 (2011): 191–202; Y. Iturria-Medina, A. Perez Fernandez, D. M. Morris, E. J. Canales-Rodriguez, H. A. Haroon, L. Garcia Penton, M. Augath, L. Galan Garcia, N. Logothetis, G. J. Parker, and L. Melie-Garcia, "Brain Hemispheric Structural Efficiency and Interconnectivity Rightward Asymmetry in Human and Nonhuman Primates," *Cerebral Cortex* 21 (2011): 56–67; J. Semmes, "Hemispheric Specialization: A Possible Clue to Mechanism," *Neuropsychologia* 6 (1968): 11–26; M. Daianu, N. Jahanshad, E. L. Dennis, A. W. Toga, K. L. McMahon, G. I. De Zubicaray, N. G. Martin, M. J. Wright, I. B. Hickie, and P. M. Tompson, "Left Versus Right Hemisphere Differences in Brain Connectivity: 4-Tesla HARDI Tractography in 569 Twins," *Proceedings of the IEEE International Symposium on Biomedical Imaging* 9 (2012): 526–529.

21. C. D. Good, I. S. Johnsrude, J. Ashburner, R. N. Henson, K. J. Friston, and R. S. Frackowiak, "A Voxel-based Morphometric Study of Ageing in 465 Normal Adult Human Brains," *Neuroimage* 14 (2001): 21–36; J. Pujol, A. Lopez-Sala, J. Deus, N. Cardoner, N. Sebastian-Galles, G. Conesa, and A. Capdevilla, "The Lateral Asymmetry of the Human Brain Studied by Volumetric Magnetic Resonance Imaging," *Neuroimage* 17 (2002): 670–679; R. C. Gur, I. K. Packer, J. P. Hungerbuhler, M. Reivich, W. D. Obrist, W. S. Amarnek, and H. A. Sackeim, "Differences in the Distribution of Gray and White Matter in Human Cerebral Hemispheres," *Science* 207 (1980): 1226–1228.

22. H. Poincaré, "The Mathematical Creation." In *The Creative Process: Reflections on Inventions in the Arts and Sciences*, Ed. B. Chiselin (Oxnard, CA: Transformational Book Circle, 1986).

23. B. Ghiselin, *The Creative Process: Reflections on the Invention in the Arts and Sciences*, 1st edn. (Oakland, CA: University of California Press, 1985).

24. N. Marupaka and A. A. Minai, "Connectivity and Creativity in Semantic Neural Networks." *Neural Networks (IJCNN)* (International Joint Conference on Neural Networks, July 31–August 5, 2011).

25. J. Hadamard, *The Mathematician's Mind: The Psychology of Invention in the Mathematical Field* (Princeton, NJ: Princeton University Press, 1945): 142–143.

26. B. Ghiselin, *The Creative Process: Reflections on the Invention in the Arts and Sciences*, 1st edn. (Oakland, CA: University of California Press, 1985), 60.

27. A. Luria, *Higher Cortical Functions in Man*, 2nd edn. (New York: Springer, 1980); A. Luria, *The Working Brain: An Introduction to Neuropsychology* (New York: Basic Books, 1976); J. M. Fuster, *The Neuroscience of Freedom and Creativity: Our Predictive Brain* (Cambridge, UK: Cambridge University Press, 2013): 176.

08 狒狒有创造力吗

1. F. De Waal, *Are We Smart Enough to Know How Smart Animals Are?* 1st edn. (New York: W. W. Norton & Company, 2016).

2. J. Grainger, S. Dufau, M. Montant, J. C. Ziegler, and J. Fagot, "Orthographic Processing in Baboons (*Papio Papio*)," *Science* 336 (2012): 245–248.

3. J. Fagot and J. Vauclair, "Video-Task Assessment of Stimulus Novelty Effects on Hemispheric Lateralization in Baboons (*Papio Papio*)," *Journal of Comparative Psychology* 108 (1994): 156–163; J. Grainger, S. Dufau, M. Montant, J. C. Ziegler, and J. Fagot, "Orthographic Processing in Baboons (*Papio Papio*)," *Science* 336 (2012): 245–248.

4. P. F. MacNeilage, L. J. Rogers, and G. Vallortigara, "Origins of the Left and Right Brain," *Scientific American* 301 (2009): 60–67.

5. S. Klur, C. Muller, A. Pereira de Vasconcelos, T. Ballard, J. Lopez, R. Galani, U. Certa, and J. C. Cassel, "Hippocampal-dependent Spatial Memory Functions Might Be Lateralized in Rats: An Approach Combining Gene Expression Profiling and Reversible Inactivation," *Hippocampus* 19 (2009): 800–816.

6. K. W. Pryor, R. Haag, and J. O'Reilly, "The Creative Porpoise: Training for Novel Behavior," *Journal of the Experimental Analysis of Behavior* 12 (1969): 653–661.

7. K. W. Pryor, R. Haag, and J. O'Reilly, "The Creative Porpoise: Training for Novel Behavior," *Journal of the Experimental Analysis of Behavior* 12 (1969): 661.

8. A. Kilian, L. Von Fersen, and O. Güntürkün, "Left Hemispheric Advantage for Numerical Abilities in the Bottlenose Dolphin," *Behavioral Processes* 68 (2005): 179–184.

9. M. Sakai, T. Hishii, S. Takeda, and S. Koshima, "Laterality of Flipper Rubbing Behaviour in Wild Bottlenose Dolphins (*Tursiops Aduncus*): Caused by Asymmetry of Eye Use?" *Behavioural Brain Research* 170 (2006): 204–210.

10. C. Blois-Heulin, M. Crével, M. Böye, and A. Lemasson, "Visual Laterality in Dolphins: Importance of the Familiarity of Stimuli," *BMC Neuroscience* 13 (2012): 9; M. Siniscalchi, S. Dimatteo, A. M. Pepe, R. Sasso, and A. Quaranta, "Visual Lateralization in Wild Striped Dolphins (*Stenella Coeruleoalba*) in Response to Stimuli with Different Degrees of Familiarity," *PLoS One* 7 (2012): E30001.

11. J. Ackerman, *The Genius of Birds* (New York: Penguin Press, 2016).

12. M. O'Hara, A. M. Auersperg, T. Bugnyar, and L. Huber, "Inference by Exclusion in Goffin Cockatoos (*Cacatua Gofni*)," *PLoS One* 10 (2015): E0134894; A. M. Auersperg, N. Oswald, M. Domanegg, G. K. Gajdon, and T. Bugnyar, "Unrewarded Object Combinations in Captive Parrots," *Animal Behavior and Cognition* 1 (2014): 470–488; A. M. Auersperg, A. Kacelnik, and A. M. Von Bayern, "Explorative Learning and Functional Inferences on a Five-step Means-Means-End Problem in Goffin's Cockatoos (*Cacatua Gofni*)," *PLoS One* 8 (2013): E68979.

13. E. D. Jarvis, O. Güntürkün, L. Bruce, A. Csillag, H. Karten, W. Kuenzel, L. Medina, G. Paxinos, D. J. Perkel, T. Shimizu, G. Striedter, J. M. Wild, G. F. Ball, J. Dugas-Ford, S. E. Durand, G. E. Hough, S. Husband, L. Kubikova, D. W.Lee, C. V. Mello, A. Powers, C. Siang, T. V. Smulders, K. Wada, S. A. White, K. Yamamoto, J. Yu, A. Reiner, A. B. Butler, and The Avian Brain Nomenclature Consortium, "Avian Brains and a New Understanding of Vertebrate Brain Evolution," *Nature Reviews Neuroscience* 6 (2005): 151–159.

14. M. Magat and C. Brown, "Laterality Enhances Cognition in Australian Parrots," *Proceedings in Biological Sciences* 276 (2009): 4155–4162; J. N. Daisley, G. Vallortigara, and L. Regolin, "Logic in an Asymmetrical (Social) Brain: Transitive Inference in the Young Domestic Chick," *Society of Neuroscience* 5 (2010): 309–319.

15. J. Verhaal, J. A. Kirsch, I. Vlachos, M. Manns, and O. Güntürkün, "Lateralized Reward-Related Visual Discrimination in the Avian Entopallium," *European Journal of Neuroscience* 35 (2012): 1337–1343.

16. B. A. Bell, M. L. Phan, and D. S. Vicario, "Neural Responses in Songbird Forebrain Reflect Learning Rates, Acquired Salience and Stimulus Novelty After Auditory Discrimination Training," *Journal of Neurophysiology* 113 (2015): 1480–1492.

17. J. J. Templeton, D. J. Mountjoy, S. R. Pryke, and S. C. Grifth, "In the Eye of the Beholder: Visual Mate Choice Lateralization in a Polymorphic Songbird," *Biology Letters* 8 (2012): 924–927; J. J. Templeton, B. G. McCracken, M. Sher, and D. J. Mountjoy, "An Eye for Beauty: Lateralized Visual Stimulation of Courtship Behavior and Mate Preferences in Male Zebra Finches, *Taeniopygia Guttata*," *Behavioral Processes* 102 (2014): 33–39.

18. S. Moorman, S. M. Gobes, M. Kuijpers, A. Kerkhofs, M. A. Zandbergen, and J. J. Bolhuis, "Human-like Brain Hemispheric Dominance in Birdsong Learning,"

Proceedings of the National Academy of Sciences USA 109 (2012): 12782–12787.

19. S. C. Tsoi, U. V. Aiya, K. D. Wasner, M. L. Phan, C. L. Pytte, and D. S. Vicario, "Hemispheric Asymmetry in New Neurons in Adulthood Is Associated with Vocal Learning and Auditory Memory," *PLoS One* 9 (2014): E108929.

20. L. J. Rogers and G. Vallortigara, "From Antenna to Antenna: Lateral Shift of Olfactory Memory in Honeybees," *PLoS One* 3 (2008): E2340; E. Frasnelli, "Brain and Behavioral Lateralization in Invertebrates," *Frontiers in Psychology* 4 (2013): 939.

21. E. Frasnelli, "Brain and Behavioral Lateralization in Invertebrates," *Frontiers in Psychology* 4 (2013): 939.

22. L. S. Vygotsky, *The Psychology of Art* (Cambridge, MA: MIT Press, 1974).

23. L. S. Vygotsky, *Thought and Language,* revised and expanded edn. (Cambridge, MA: MIT Press, 2012); L. S. Vygotsky, *Mind in Society: The Development of Higher Cognitive Processes*, revised edn. (Cambridge, MA: Harvard University Press, 1978); J. V. Wertsch, *Vygotsky and the Social Formation of Mind* (Cambridge, MA: Harvard University Press, 1985).

24. F. G. Patterson, "The Gestures of a Gorilla: Language Acquisition in Another Pongid," *Brain and Language* 5 (1978): 72–97; V. A. Haviland, H. E. L. Prins, B. McBride, and D. Walrath, *Cultural Anthropology: The Human Challenge,* 15th edn. (Wadsworth Publishing, 2016).

25. S. Savage-Rumbaugh and R. Lewin, *Kanzi: The Ape at the Brink of the Human Mind* (Hoboken, NJ: Wiley, 1994); W. M. Fields, P. Segerdahl, and S. SavageRumbaugh, "The Material Practices of Ape Language Research," in *The Cambridge Handbook of Sociocultural Psychology*, Eds. J. Valsinar and A. Rosa (Cambridge, UK: Cambridge University Press, 2007): 164–186.

26. F. Warneken and A. G. Rosati, "Cognitive Capacities for Cooking in Chimpanzees," *Proceedings of the Royal Society B B* 282 (2015): 20150229.

27. I. M. Pepperberg, "In Search of King Solomon' s Ring: Cognitive and Communicative Studies of Grey Parrots (*Psittacus Erithacus*)," *Brain, Behavior and Evolution* 59 (2002): 54–67; I. M. Pepperberg and S. Carey, "Grey Parrot Number Acquisition: The Inference of Cardinal Value from Ordinal Position on the Numeral List," *Cognition* 125 (2012): 219–232.

28. K. N. Laland and B. G. Galef, Eds., *The Question of Animal Culture* (Cambridge, MA: Harvard University Press, 2009).

29. A. Whiten, J. Goodall, W. C. McGrew, T. Nishida, V. Reynolds, Y. Sugiyama, C. E. G. Tutin, R. W. Wrangham, and C. Boesch, "Cultures in Chimpanzees," *Nature* 399 (1999): 682–685.

30. J. Terkel, "Cultural Transmission of Feeding Behavior in the Black Rat (*Rattus*

Rattus)," in *Social Learning in Animals: The Roots of Culture*, Eds. C. M. Heyes and B. G. Galef (San Diego, CA: Academic Press, 1996): 17–48.

31. C. A. Toft and T. F. Wright, *Parrots of the Wild: A Natural History of the World's Most Captivating Birds* (Berkeley, CA: University of California Press, 2015).

32. C. M. Johnson, "Distributed Primate Cognition: A Review," *Animal Cognition* 4 (2001): 167–183; W. M. Fields, P. Segerdahl, and S. Savage-Rumbaugh, "The Material Practices of Ape Language Research," in *The Cambridge Handbook of Sociocultural Psychology*, Eds. J. Valsinar and A. Rosa (Cambridge, UK: Cambridge University Press, 2007): 164–186.

33. E. Pennisi, "The Power of Personality," *Science* 352 (2016): 644–647.

34. V. A. Haviland, H. E. L. Prins, B. McBride, and D. Walrath, *Cultural Anthropology: The Human Challenge,* 15th edn. (Belmont, CA: Wadsworth Publishing, 2016).

09 创造性思维

1. Arrian, *The Campaigns of Alexander* (New York: Penguin Group, 1971): 105; Plutarch, *Life of Alexander* (New York: Te Modern Library, 2004): 19.

2. B. Hayes, "Gauss's Day of Reckoning," *American Scientist* 94 (2006): 200.

3. P. Hermann, M. Smith, and K. L. Alexander, "Horrified Passengers Witnessed Brutal July 4 Slaying Aboard Metro Car," *The Washington Post* (July 7, 2015): https://www.washingtonpost.com/local/crime/victim-in-metro-slayingstabbed-repeatedly-during-robbery-on-train/2015/07/07/8dd09132-249b-11e5-b72c-2b7d516e1e0e_story.html.

4. S. E. Asch, "Studies of Independence and Conformity: I. A Minority of One Against a Unanimous Majority," *Psychological Monographs: General and Applied* 70 (1956): 1–70.

5. S. Gächter and J. Schultz, "Intrinsic Honesty and the Prevalence of Rule Violations Across Societies," *Nature* 531 (2016): 496–499.

6. A. Strandburg-Peshkin, D. R. Farine, I. D. Couzin, and M. C. Crofoot, "Shared Decision-making Drives Collective Movement in Wild Baboons," *Science* 348 (2015): 1358–1361.

7. C. S. Carter, T. S. Braver, D. M. Barch, M. M. Botvinick, D. Noll, and J. D. Cohen, "Anterior Cingulate Cortex, Error Detection, and the Online Monitoring of Performance," *Science* 280 (1998): 747–749.

8. B. Slotnick, "Disturbances of Maternal Behavior in the Rat Following Lesions of the Cingulate Cortex," *Behaviour* 29 (1967): 204–235.

9. K. A. Hadland, M. F. S. Rushworth, D. Ga an, and R. E. Passingham, "The Effect of Cingulate Lesions on Social Behaviour and Emotion," *Neuropsychologia* 41 (2003): 919–931.

10. C. F. Zink and A. Meyer-Lindenberg, "Human Neuroimaging of Oxytocin and

Vasopressin in Social Cognition," *Hormones and Behavior* 61 (2012): 400–409; C. F. Zink, J. L. Stein, L. Kempf, S. Hakimi, and A. Meyer-Lindenberg, "Vasopressin Modulates Medial Prefrontal Cortex-Amygdala Circuitry During Emotion Processing in Humans," *Journal of Neuroscience* 30 (2010): 7017–7022.

11. V. Klucharev, K. Hytönen, M. Rijpkema, A. Smidts, and G. Fernández, "Reinforcement Learning Signal Predicts Social Conformity," *Neuron* 61 (2009): 140–151.

12. V. Klucharev, M. A. M. Moniek, A. Smidts, and G. Fernandez, "Downregulation of the Posterior Medial Frontal Cortex Prevents Social Conformity," *Journal of Neuroscience* 31 (2011): 11934–11940.

13. E. Goldberg, D. Roediger, N. E. Kucukboyaci, C. Carlson, O. Devinsky, R. Kuzniecky, E. Halgren, and T. Thesen, "Hemispheric Asymmetries of Cortical Volume in the Human Brain," *Cortex* 49 (2013): 200–210.

14. C. Fajardo, M. I. Escobar, E. Buriticá, G. Arteaga, J. Umbarila, M. F. Casanova, and H. Pimienta, "Von Economo Neurons Are Present in the Dorsolateral (Dysgranular) Prefrontal Cortex of Humans," *Neuroscience Letters* 435 (2008): 215–218.

15. J. M. Allman, N. A. Tetreault, A. Y. Hakeem, K. F. Manaye, K. Semendeferi, J. M. Erwin, S. Park, V. Goubert, and P. R. Hof, "The Von Economo Neurons in the Frontoinsular and Anterior Cingulate Cortex," *Annals of the New York Academy of Sciences* 1225 (2011): 59–71.

16. A. F. Santillo, C. Nilsson, and E. Englund, "Von Economo Neurones Are Selectively Targeted in Frontotemporal Dementia," *Neuropathology and Applied Neurobiology* 39 (2013): 572–579.

17. G. Boole, *An Investigation of the Laws of Thought* (Amherst, MA: Prometheus Books, 2003).

18. J. M. Osborne and A. Rubinstein, *A Course in Game Theory* (Cambridge, MA: MIT Press, 1994). At the time of this writing, the "2/3 of the average" game's website was http://twothirdsofaverage.creativitygames.net/.

19. J. P. Guilford, *The Nature of Human Intelligence* (New York: McGraw-Hill, 1967); E. Jauk, M. Benedek, B. Dunst, and A. C. Neubauer, "The Relationship Between Intelligence and Creativity: New Support for the Threshold Hypothesis by Means of Empirical Breakpoint Detection," *Intelligence* 41 (2013): 212–221.

20. J. C. Kaufman, *Creativity 101* (New York: Springer Publishing Company, 2009).

21. J. B. Carroll, *Human Cognitive Abilities: A Survey of Factor Analytic Studies* (Cambridge, UK: Cambridge University Press, 1993).

22. E. Goldberg, *The New Executive Brain: Frontal Lobes in a Complex World* (New York: Oxford University Press, 2009).

23. A. S. Kaufman, *IQ Testing 101* (New York: Springer Publishing, 2009).; also

see:http://www.pearsonclinical.com/psychology/products/100000392/wechsleradult-intelligence-scalefourth-edition-wais-iv.html accessed April 24, 2017.

24. R. K. Sawyer, *Explaining Creativity: The Science of Human Innovation* (New York: Oxford University Press, 2012); M. Csikszentmihalyi, *Creativity: Flow and the Psychology of Discovery and Invention* (New York: Harper Collins, 1996).

25. T. Hey, *Einstein's Mirror* (Cambridge, UK: Cambridge University Press, 1997): 1.

26. K. Landau-Drobantseva, *Academician Landau: How We Lived. A Memoir*, in Russian (Moscow: Zakharov Press, 1999).

27. R. K. Sawyer, *Explaining Creativity: The Science of Human Innovation*, 2nd edn. (New York: Oxford University Press, 2012); K. H. Kim, "Meta-analyses of the Relationship of Creative Achievement to Both IQ and Divergent Thinking Tests Scores," *Journal of Creative Behavior* 42 (2008): 106–130.

28. E. P. Torrance, *Torrance Tests of Creative Thinking* (Bensenville, IL: Scholastic Testing Service, 1966).

29. D. A. Gansler, D. W. Moore, T. M. Susmaras, M. W. Jerram, J. Sousa, and K. M. Heilman, "Cortical Morphology of Visual Creativity," *Neuropsychologia* 49 (2011): 2527–2532.

30. R. E. Jung, J. M. Segall, J. H. Bockholt, R. A. Flores, S. W. Smith, R. S. Chavez, and R. J. Haier, "Neuroanatomy of Creativity," *Human Brain Mapping* 31 (2010): 398–409.

31. H. Takeuchi, Y. Taki, Y. Sassa, H. Hashizume, A. Sekiguchi, A. Fukushima, and R. Kawshima, "Regional Gray Matter Volume of Dopaminergic System Associated with Creativity: Evidence from Voxel-based Morphometry," *Neuroimage* 51 (2010): 578–585; H. Takeuchi, Y. Taki, Y. Sassa, H. Hashizume, A. Sekiguchi, A. Fukushima, and R. Kawishima, "White Matter Structures Associated with Creativity: Evidence from Diffusion Tensor Imaging," *Neuroimage* 51 (2010): 11–18.

32. S. Sandkühler and J. Bhattacharya, "Deconstructing Insight: EEG Correlates of Insightful Problem Solving," *PLoS One* 3 (2008): E1459.

33. A. Fink, R. H. Grabner, M. Benedek, G. Reishofer, V. Hauswirth, M. Fally, C. Neuper, F. Ebner, and A. C. Neubauer, "The Creative Brain: Investigation of Brain Activity During Creative Problem Solving by Means of EEG and FMRI," *Human Brain Mapping* 30 (2009): 734–748.

34. I. Carlsson, P. E. Wendt, and J. Risberg, "On the Neurobiology of Creativity: Differences in Frontal Activity Between High and Low Creative Subjects," *Neuropsychologia* 38 (2000): 873–875.

35. A. Fink and M. Benedek, "EEG Alpha Power and Creative Ideation," *Neuroscience and Biobehavioral Reviews* 44 (2014): 111–123.

36. C. Lustenberger, M. R. Boyle, A. A. Foulser, J. M. Mellin, and F. Fröhlich,

"Functional Role of Frontal Alpha Oscillations in Creativity," *Cortex* 67 (2015): 74–82.

37. A. E. Green, K. A. Spiegel, E. J. Giangrande, A. B. Weinberger, N. M. Gallagher, and P. E. Turkeltaub, "Thinking Cap Plus Thinking Zap: TDCS of Frontopolar Cortex Improves Creative Analogical Reasoning and Facilitates Conscious Augmentation of State Creativity in Verb Generation," *Cerebral Cortex* (2016): Bhw080.

38. C. Lombroso, *The Man of Genius*, reprint of translated edition of the original 1889 book (North Charleston, SC: CreateSpace Independent Publishing Platform, 2015).

39. S. H. Carson, "Creativity and Psychopathology: A Shared Vulnerability Model," *Canadian Journal of Psychiatry* 56 2011: 144–153; A. Fink, M. Benedek, H. F. Unterrainer, I. Papousek, and E. M. Weiss, "Creativity and Psychopathology: Are There Similar Mental Processes Involved in Creativity and in Psychosis proneness?" *Frontiers in Psychology* 5 (2014).

40. 更详细的评述，参见我早期的书 E. Goldberg, *The Wisdom Paradox: How Your Mind Can Grow Stronger As Your Brain Grows Older* (New York: Gotham, 2005)。

41. S. H. Carson, J. B. Peterson, and D. M. Higgins, "Reliability, Validity, and Factor Structure of the Creative Achievement Questionnaire," *Creative Research Journal* 17 (2005): 37–50; H. G. Gough, "A Creative Personality Scale for the Adjective Check List," *Journal of Personality and Social Psychology* 37 (1979): 1398–1405.

42. N. Andreasen, "Creativity and Mental Illness: Prevalence Rates in Writers and Their First-degree Relatives," *American Journal of Psychiatry* 144 (1987): 1288–1292.

43. S. Kyaga, P. Lichtenstein, M. Boman, C. Hultman, N. Långström, and M. Landén, "Creativity and Mental Disorder: Family Study of 300,000 People with Severe Mental Disorder," *British Journal of Psychiatry* 199 (2011): 373–379; K. R. Jamison, "Mood Disorders and Patterns of Creativity in British Writers and Artists," *Psychiatry* 52 (1989): 125–134.

44. V. E. Golimbet, M. G. Aksenova, V. V. Nosikov, V. A. Orlova, and V. G. Kaleda, "Analysis of the Linkage of the Taq1A and Taq1B Loci of the Dopamine D2 Receptor Gene with Schizophrenia in Patients and Their Siblings," *Neuroscience and Behavioral Physiology* 33 (2003): 223–225.

45. S. Keri, "Genes for Psychosis and Creativity. A Promoter Polymorphism of the Neuregulin 1 Gene Is Related to Creativity in People with High Intellectual Achievement," *Psychological Science* 20 (2009): 1070–1073; J. Hall, H. C. Whalley, D. E. Job, B. J. Baig, A. M. McIntosh, K. L. Evans, P. A. Tomson, D. J. Porteous, D. G. Cunningham-Owens, E. C. Johnstone, and S. M. Lawrie, "A Neuregulin 1 Variant Associated with Abnormal Cortical Function and Psychotic Symptoms," *Nature Neuroscience* 9 (2006): 1477–1478; A. M. McIntosh, T. W. Moorhead, D. Job, G. K. Lymer, S. Muñoz Maniega, J. McKirdy, J. E. Sussmann, B. J. Baig, M. E. Bastin, D.

Porteous, K. L. Evans, E. C. Johnstone, S. M. Lawrie, and J. Hall, "The Effects of a Neuregulin 1 Variant on White Matter Density and Integrity," *Molecular Psychiatry* 13 (2008): 1054–1059; B. Barbot, M. Tan, and E. L. Grigorenko, "The Genetics of Creativity: The Generative and Receptive Sides of the Creativity Equation," in *Neuroscience of Creativity*, Eds. O Vartanian, A. S. Ristol, and J. C. Kaufman (Cambridge, MA: MIT Press, 2013): 72–93.

46. J. A. Pratt, C. Winchester, A. Egerton, S. M. Cochran, and B. J. Morris, "Modelling Prefrontal Cortex Deficits in Schizophrenia: Implications for Treatment," *British Journal of Pharmacology* 153 (2008): 465–470; C. E. Bearden, K. M. Ho man, and T. D. Cannon, "The Neuropsychology and Neuroanatomy of Bipolar A ective Disorder: A Critical Review," *Bipolar Disorders* 3 (2001): 106–150; A. Anticevic, M. S. Brumbaugh, A. M. Winkler, L. E. Lombardo, J. Barrett, P. R. Corlett, H. Kober, J. Gruber, G. Repovs, M. W. Cole, J. H. Krystal, G. D. Pearlson, and D. C. Glahn, "Global Prefrontal and Fronto-Amygdala Dysconnectivity in Bipolar I Disorder with Psychosis History," *Biological Psychiatry* 73 (2013): 565–573; Y. I. Sheline, J. L. Price, Z. Yan, and M. A. Mintun, "Resting-State Functional MRI in Depression Unmasks Increased Connectivity Between Networks Via the Dorsal Nexus," *Proceedings of the National Academy of Sciences* 107 (2010): 11020–11025.

47. Q. Xiao, Y. Zhong, D. Lu, W. Gao, Q. Jiao, G. Lu, and L. Su, "Altered Regional Homogeneity in Pediatric Bipolar Disorder During Manic State: A Resting-State FMRI Study," *PLoS ONE* 8 (2013): E57978.

48. S. Carson, "Creativity and Psychopathology," in *Neuroscience of Creativity*, Eds. O. Vartanian, A. S. Bristol, and J. C. Kaufman (Cambridge, MA: MIT Press, 2013).

49. S. Whitfeld-Gabrieli, H. W. Thermenos, S. Milanovic, M. T. Tsuang, S. V. Faraone, R. W. McCarley, M. E. Shenton, A. I. Green, A. Nieto-Castanon, P. la Violette, J. Wojcik, J. D. E. Gabrieli, and L. J. Seidman, "Hyperactivity and Hyperconnectivity of the Default Network in Schizophrenia and in First-degree Relatives of Persons with Schizophrenia," *Proceedings of the National Academy of Sciences USA* 106 (2009): 1279–1284.

50. See link for TED Talk on the effects of school on creativity: www.ted.com/talks/ken_robinson_says_schools_kill_creativity?language=en.

51. 详细的介绍参见 R. L. DeHaan, "Teaching Creativity and Inventive Problem Solving in Science," *NCBE Life Sciences Education* 8 (2009): 172–181。

52. For a detailed program description, visit: E. Bodrova and D. J. Leong, *Tools of the Mind: The Vygotskian Approach to Early Childhood Education*, 2nd edn. (New York: Pearson, 2006); also see: http://toolsofhemind.org.

53. R. Van der Veer and J. Valsiner, Eds., *The Vygotsky Reader*, 1st edn. (Hoboken, NJ: Wiley-Blackwell, 1994); more on the strange fate of this paper in E. Goldberg, *The*

Wisdom Paradox: How Your Mind Can Grow Stronger as Your Brain Grows Older (New York: Gotham Books, 2005); and in E. Goldberg, "Thank You for Sharing This Fascinating Material—Very Interesting," *Dubna Psychological Journal* 5 (2012): 118–120.

54. A. Diamond, W. S. Barnett, J. Thomas, and S. Munro, "Preschool Program Improves Cognitive Control," *Science* 318 (2007): 1387–1388; A. Diamond and K. Lee, "Interventions Shown to Aid Executive Function Development in Children 4–12 Years Old," *Science* 333 (2011): 959–964; C. Blair and C. C. Raver, "Closing the Achievement Gap Through Modification of Neurocognitive and Neuroendocrine Function: Results from a Cluster Randomized Controlled Trial of an Innovative Approach to the Education of Children in Kindergarten," *PLoS One* 9 (2014): E112393.

55. 参见以下关于密涅瓦学校的链接：www.youtube.com/watch?v=5-NRAg0_y1I。

10 有创造力的大脑

1. S. F. Witelson, D. L. Kigar, and T. Harvey, "The Exceptional Brain of Albert Einstein," *The Lancet* 353 (1999): 2149–2153.

2. D. Falk, F. E. Lepore, and A. Noe, "DOI the Cerebral Cortex of Albert Einstein: A Description and Preliminary Analysis of Unpublished Photographs," *Brain* (2012): 1304–1327.

3. W. Men, D. Falk, T. Sun, W. Chen, J. Li, D. Yin, L. Zang, and M. Fan, "The Corpus Callosum of Albert Einstein's Brain: Another Clue to His High Intelligence?" *Brain* 137 (2013): 1–8.

4. M. C. Diamond, A. B. Scheibe, G. M. Murphy, and T. Harvey, "On the Brain of A Scientist: Albert Einstein," *Experimental Neurology* 88 (1985): 198–204.

5. O. S. Adrianov, I. N. Bogolepova, S. M. Blinkov, L. A. Kukuev, "The Study of V. I. Lenin's Brain," [article in Russian] *Uspekhi Fiziologicheskikh Nauk* 24 (1993): 40–52.

6. 关于高斯的大脑，参见链接：https://www.mpg.de/7589532/Carl_Friedrich_Gauss_brain; R. Schweizer, A. Wittmann, J. Frahm, "A Rare Anatomical Variation Newly Identifies the Brains of C. F. Gauss and C. H. Fuchs in a Collection at the University of Gottingen," *Brain* 137 (2013): 1–2。

7. A. Dietrich and N. Srinivasan, "The Optimal Age to Start a Revolution," *The Journal of Creative Behavior* 41 (2007): 54–74.

8. E. S. Finn, X. Shen, D. Scheinost, M. D. Rosenberg, J. Huang, M. M. Chun, X. Papademetris, and R. T. Constable, "Functional Connectome Fingerprinting: Identifying Individuals Using Patterns of Brain Connectivity," *Nature Neuroscience* 18 (2015): 1664–1671; M. D. Rosenberg, E. S. Finn, D. Scheinost, X. Papademetris,

X. Shen, R. T. Constable, and M. M. Chun, "A Neuromarker of Sustained Attention from Whole-Brain Functional Connectivity," *Nature Neuroscience* 19 (2016): 165–171.

9. Y. Li, Y. Liu, J. Li, W. Qin, K. Li, C. Yu, and T. Jiang, "Brain Anatomical Network and Intelligence," *PLoS Computational Biology* 5 (2009): E1000395.

10. D. J. Smit, C. J. Stam, D. Posthuma, D. I. Boomsma, and E. J. De Geus, "Heritability of "Small-World" Networks in the Brain: A Graph Theoretical Analysis of Resting-State EEG Functional Connectivity," *Human Brain Mapping* 29 (2008): 1368–1378.

11. L. Wang, C. Zhu, Y. He, Y. Zang, Q. J. Cao, H. Zhang, Q. Zhong, and Y. Wang, "Altered Small-World Brain Functional Networks in Children with Attention-Deficit/Hyperactivity Disorder," *Human Brain Mapping* 30 (2009): 638–649.

12. E. M. Miller, "Intelligence and Brain Myelination: A Hypothesis," *Personality and Individual Difference* 17 (1994): 803–832.

13. J. M. Fuster, *The Neuroscience of Freedom and Creativity: Our Predictive Brain* (Cambridge, UK: Cambridge University Press, 2013): 176.

14. E. R. Sowell, B. S. Peterson, P. M. Tompson, S. E. Welcome, A. L. Henkenius, and A. W. Toga, "Mapping Cortical Change Across the Human Life Span," *Nature Neuroscience* 6 (2003): 309–315; F. I. M. Craik and E. Bialystok, "Cognition Through the Lifespan; Mechanisms of Change," *Trends in Cognitive Sciences* 10 (2006): 131–138.

15. D. J. Millera, T. Dukaa, C. D. Stimpson, S. J. Schapiro, W. B. Baze, M. J. McArthur, A. J. Fobbs, A. M. M. Sousa, N. Sestan, D. E. Wildman, L. Lipovich, C. W. Kuzawa, P. R. Hof, and C. C. Sherwood, "Prolonged Myelination in Human Neocortical Evolution," *Proceedings of the National Academy of Sciences* 109 (2012): 116480–16485.

16. L. Marner, J. R. Nyengaard, Y. Tang, and B. Pakkenberg, "Marked Loss of Myelinated Nerve Fibers in the Human Brain with Age," *Journal of Comparative Neurology* 462 (2003): 144–152.

17. N. Raz, K. M. Rodrigue, and E. M. Haacke, "Brain Aging and Its Modifiers: Insights from in Vivo Neuromorphometry and Susceptibility Weighted Imaging," *Annals of the New York Academy of Sciences* 1097 (2007): 84–93.

18. E. Goldberg, *The Wisdom Paradox: How Your Mind Can Grow Stronger as Your Brain Grows Older* (New York: Gotham Books, 2005).

19. M. J. Valenzuela, P. S. Sachdev, W. Wen, R. Shnier, H. Brodaty, and D. Gillies, "Dual Voxel Proton Magnetic Resonance Spectroscopy in the Healthy Elderly: Subcortical-Frontal Axonal N-Acetylaspartate Levels Are Correlated with Fluid Cognitive Abilities Independent of Structural Brain Changes," *Neuroimage* 12 (2000): 747–756.

20. K. Kantarci, C. R. Jack, Y. C. Xu, N. G. Campeau, P. C. O' Brien, G. E. Smith, R. J. Ivnik, B. F. Boeve, E. Kokmen, E. G. Tangalos, and R. C. Petersen, "Regional Metabolic Patterns in Mild Cognitive Impairment and Alzheimer' s: A 1H MRS Study," *Neurology* 55 (2000): 210–217; S. H. Patel, M. Inglese, G. Glosser, D. L. Kolson, R. I. Grossman, and O. Gonen, "Whole-Brain N-acetylaspartate Level and Cognitive Performance in HIV Infection," *AJNR: American Journal of Neuroradiology* 24 (2003): 1587–1591.

21. K. Nordengen, C. Heuser, J. E. Rinholm, R. Matalon, and V. Gundersen, "Localisation of N-acetylaspartate in Oligodendrocytes/Myelin," *Brain Structure and Function* 220 (2015): 899–917.

22. A. L. Alexander, J. E. Lee, M. Lazar, and A. S. Field, "Diffusion Tensor Imaging of the Brain," *Neurotherapeutics* 4 (2007): 316–329.

23. R. Westerhausen, C. Walter, F. Kreuder, R. A. Wittling, E. Schweiger, and W. Wittling, "The Influence of Handedness and Gender on the Microstructure of the Human Corpus Callosum: A Diffusion-Tensor Magnetic Resonance Imaging Study," *Neuroscience Letters* 351 (2003): 99–102; R. Westerhausen, F. Kreuder, S. Dos Santos Sequeira, C. Walter, W. Woerner, R. A. Wittling, E. Schweiger, and W. Wittling, "Effects of Handedness and Gender on Macro- and Microstructure of the Corpus Callosum and Its Subregions: A Combined High-Resolution and Diffusion-Tensor MRI Study," *Cognitive Brain Research* 21 (2004): 418–426.

24. H. Takeuchi, Y. Taki, Y. Sassa, H. Hashizume, A. Sekiguchi, A. Fukushima, and R. Kawashima, "White Matter Structures Associated with Creativity: Evidence from Diffusion Tensor Imaging," *Neuroimage* 51 (2010): 11–18.

25. D. W. Moore, R. A. Bhadelia, R. L. Billings, C. Fulwiler, K. M. Heilman, K. M. J. Rood, and D. A. Gansler, "Hemispheric Connectivity and the Visual-Spatial Divergent-Thinking Component of Creativity," *Brain and Cognition* 70 (2009): 267–272.

26. E. P. Torrance, *Torrance Tests of Creative Thinking* (Bensenville, IL: Scholastic Testing Service, 1966).

27. D. A. Gansler, D. W. Moore, T. M. Susmaras, M. W. Jerram, J. Sousa, and K. M. Heilman, "Cortical Morphology of Visual Creativity," *Neuropsychologia* 49 (2011): 2527–2532.

28. R. P. Chi and A. W. Snyder, "Facilitate Insight by Non-invasive Brain Stimulation," *PLoS One* 6 (2011): E16655; R. P. Chi and A. W. Snyder, "Brain Stimulation Enables the Solution of an Inherently Difficult Problem," *Neuroscience Letters* 515 (2012): 121–124.

29. J. Travers, *The Puzzle-Mine: Puzzles Collected from the Works of the Late Henry Ernest Dudeney* (Nashville, TN: Tomas Nelson, 1951).

30. M. Ollinger, G. Jones, and G. Knoblich, "Investigating the Effect of Mental Set on Insight Problem Solving," *Experimental Psychology* 55 (2008): 269–282.

31. R. E. Jung, R. Grazioplene, A. Caprihan, R. S. Chavez, and R. J. Haier, "White Matter Integrity, Creativity, and Psychopathology: Disentangling Constructs with Di usion Tensor Imaging," *PLoS One* 5 (2010): E9818.

32. T. Kawashima, M. Nakamura, S. Bouix, M. Kubicki, D. F. Salisbury, C. F. Westin, R. W. McCarley, and M. E. Shenton, "Uncinate Fasciculus Abnormalities in Recent Onset Schizophrenia and Affective Psychosis: A Diffusion Tensor Imaging Study," *Schizophrenia Research* 110 (2009): 119–126.

33. S. Rodrigo, O. Naggara, C. Oppenheim, N. Golestani, C. Poupon, Y. Cointepas, J. F. Mangin, D. Le Bihan, and J. F. Meder, "Human Subinsular Asymmetry Studied by Diffusion Tensor Imaging and Fiber Tracking," *American Journal of Neuroradiology* 28 (2007): 1526–1531; H. J. Park, C. F. Westin, M. Kubicki, S. E. Maier, M. Niznikiewicz, A. Baer, M. Frumin, R. Kikinis, F. A. Jolesz, R. W. McCarley, and M. E. Shenton, "White Matter Hemisphere Asymmetries in Healthy Subjects and in Schizophrenia: A Diffusion Tensor MRI Study," *NeuroImage* 23 (2004): 213–223.

34. D. C. Van Essen, S. M. Smith, D. M. Barch, T. E. J. Behrens, E. Yacoub, K. Ugurbil, and for the WU-Minn HCP Consortium, "The WU-Minn Human Connectome Project: An Overview," *Neuroimage* 80 (2013): 62–79.

35. F. Galton, *Hereditary Genius* (London: Macmillan, 1869).

36. R. P. Ebstein, O. Novick, R. Umansky, B. Priel, Y. Osher, D. Blaine, E. R. Bennett, L. Nemanov, M. Katz, and R. H. Belmaker, "Dopamine D4 Receptor (D4DR) Exon III Polymorphism Associated with the Human Personality Trait of Novelty Seeking," *Nature Genetics* 12 (1996): 78–80; J. Benjamin, L. Li, C. Patterson, B. D. Greenberg, D. L. Murphy, and D. H. Hamer, "Population and Familial Association Between the D4 Dopamine Receptor Gene and Measures of Novelty Seeking," *Nature Genetics* 12 (1996): 81–84.

37. M. R. Munafò, B. Yalcin, S. A. Willis-Owen, and J. Flint, "Association of the Dopamine D4 Receptor (*DRD4*) Gene and Approach-Related Personality Traits: Meta-Analysis and New Data," *Biological Psychiatry* 63 (2008): 197–206.

38. M. Reuter, S. Roth, K. Holve, and J. Hennig, "Identification of First Candidate Genes for Creativity: A Pilot Study," *Brain Research* 1069 (2006): 190–197.

39. O. Manzano, S. Cervenka, A. Karabanov, L. Farde, and F. Ullen, "Thinking Outside a Less Intact Box: Thalamic Dopamine D2 Receptor Densities Are Negatively Related to Psychometric Creativity in Healthy Individuals," *PLoS One* 17 (2010).

40. E. Theusch, A. Basu, and J. Gitschier, "Genome-wide Study of Families with Absolute Pitch Reveals Linkage to 8q24.21 and Locus Heterogeneity," *American Journal of Human Genetics* 85(1) (2009): 112–119.

41. J. Oikkonen, T. Kuusi, P. Peltonen, P. Raijas, L. Ukkola-Vuoti, K. Karma, P. Onkamo, and I. Järvelä, "Creative Activities in Music—A Genome-Wide Linkage Analysis," *PLoS One* 24 (2016): 11(2).

42. R. Bachner-Melman, C. Dina, A. Zohar, N. Constantini, E. Lerer, S. Hoch, S. Sella, L. Nemanov, I. Gritsenko, P. Lichtenberg, R. Granot, and R. Ebstein, "*AVPR1A* and *SLC6A4* Gene Polymorphisms Are Associated with Creative Dance Performance," *PLoS Genetics* 1(3) (2005): E42.

43. D. J. Miller, T. Duka, C. D. Stimpson, S. J. Schapiro, W. B. Baze, M. J. McArthur, A. J. Fobbs, A. M. M. Sousa, N. Sestand, D. E. Wildman, L. Lipovich, C. W. Kuzawa, P. R. Hof, and C. C. Sherwood, "Prolonged Myelination in Human Neocortical Evolution," *Proceedings of the National Academy of Sciences* 109 (2012): 116480–16485.

44. T. Sun, R. V. Collura, M. Ruvolo, and C. A. Walsh, "Genomic and Evolutionary Analyses of Asymmetrically Expressed Genes in Human Fetal Left and Right Cerebral Cortex," *Cerebral Cortex* 16 (2006): I18–i25; T. Sun, C. Patoine, A. Abu-Khalil, J. Visvader, E. Sum, T. J. Cherry, S. H. Orkin, D. H. Geschwind, and C. A. Walsh, "Early Asymmetry of Gene Transcription Between Embryonic Human Left and Right Cerebral Cortex," *Science* 308 (2005): 1794–1798; T. Sun and C. A. Walsh, "Molecular Approaches to Brain Asymmetry and Handedness," *Nature Reviews Neuroscience* 7 (2006): 655–662.

45. G. Davies, A. Tenesa, A. Payton, J. Yang, S. E. Harris, D. Liewald, X. Ke, S. Le Hellard, A. Christoforou, M. Luciano, K. McGhee, L. Lopez, A. J. Gow, J. Corley, P. Redmond, H. C. Fox, P. Haggarty, L. J. Whalley, G. McNeill, M. E. Goddard, T. Espeseth, A. J. Lundervold, Ivar Reinvang, A. Pickles, V. M. Steen, W. Ollier, D. J. Porteous, M. Horan, J. M. Starr, N. Pendleton, P. M. Visscher, and I. J. Deary, "Genome-wide Association Studies Establish Tat Human Intelligence Is Highly Heritable and Polygenic," *Molecular Psychiatry* 16 (2011): 996–1005.

11 结语

1. E. Kandel, *The Age of Insight: The Quest to Understand the Unconscious in Art, Mind, and Brain, fom Vienna 1900 to the Present* (New York: Random House, 2012).

2. C. L. Satizabal, A. S. Beiser, V. Chouraki, G. Chêne, C. Dufouil, and S. Seshadri, "Incidence of Dementia over Three Decades in the Framingham Heart Study," *New England Journal of Medicine* 374 (2016): 523–532.

3. K. C. Manton, X. L. Gu, and S. V. Ukraintseva, "Declining Prevalence of Dementia in the U.S. Elderly Population," *Advances in Gerontology* 16 (2005): 30–37.

4. K. M. Langa, E. B. Larson, J. H. Karlawish, D. M. Cutler, M. U. Kabeto, S. Y. Kim, and A. B. Rosen, "Trends in the Prevalence and Mortality of Cognitive Impairment

in the United States: Is There Evidence of a Compression of Cognitive Morbidity?" *Alzheimer's and Dementia* 4 (2008): 134–144; K. M. Langa, E. B. Larson, E. M. Crimmins, J. D. Faul, D. A. Levine, M. U. Kabeto, and D. R. Weir, "A Comparison of the Prevalence of Dementia in the United States in 2000 and 2012," *JAMA Internal Medicine*, 177 (2017): 51–58.

5. G. Doblhammer, A. Fink, S. Zylla, and F. Willekens, "Compression or Expansion of Dementia in Germany? An Observational Study of Short-term Trends in Incidence and Death Rates of Dementia Between 2006/07 and 2009/10 Based on German Health Insurance Data," *Alzheimer's Research and Therapy* 7 (2015): 66.

6. K. M. Langa, "Is the Risk of Alzheimer's Disease and Dementia Declining?" *Alzheimer's Research and Therapy* 7 (2015): 34; C. Qiu, E. Von Strauss, L. Bäckman, L. B. Winblad, and L. Fratiglioni, "Twenty-Year Changes in Dementia Occurrence Suggest Decreasing Incidence in Central Stockholm, Sweden," *Neurology* 80 (2013): 1888–1994.

7. L. Fratiglioni and H. X. Wang, "Brain Reserve Hypothesis in Dementia," *Journal of Alzheimer's Disease* 12 (2007): 11–22.

8. E. Goldberg, *The Wisdom Paradox: How Your Mind Can Grow Stronger as Your Brain Grows Older* (New York: Gotham Books, 2005).

9. N. Raz, F. Gunning-Dixon, D. Head, K. M. Rodrigue, A. Williamson, and J. D. Acker, "Aging, Sexual Dimorphism, and Hemispheric Asymmetry of the Cerebral Cortex: Replicability of Regional Differences in Volume," *Neurobiology of Aging* 25 (2004): 377–396; N. Raz, P. Ghisletta, K. M. Rodrigue, K. M. Kennedy, and U. Lindenberger, "Trajectories of Brain Aging in Middle-Aged and Older Adults: Regional and Individual Differences," *NeuroImage* 51 (2010): 501–511.

10. C. Van Doren, *A History of Knowledge: Past, Present, and Future*, reissue edn. (New York: Ballantine Books, 1992).

11. W. James, *Is Life Worth Living?* reprint edn. (North Charleston, SC: CreateSpace, 2015).

12. 参见马克·扎克伯格宣布脸书收购 Oculus VR 所写的文章链接：www.facebook.com/zuck/posts/10101319050523971。

13. W. Knight, "Microsoft Researchers Are Working on Multi-Person Virtual Reality," *MIT Technology Review* (October 12, 2015): https://www.technologyreview.com/s/542341/microsof-researchers-are-working-on-multi-person-virtual-realit/.

14. Z. M. Aghajan, L. Acharya, J. J. Moore, J. D. Cushman, C. Vuong, and M. R. Mehta, "Impaired Spatial Selectivity and Intact Phase Precession in Two-Dimensional Virtual Reality," *Nature Neuroscience* 18 (2015): 121–128.

15. K. Sawyer, *Group Genius: The Creative Power of Collaboration* (New York: Basic Books, 2008); K. Sawyer, *Explaining Creativity: The Science of Human Innovation*,

2nd edn. (New York: Oxford University Press, 2012).

16. J. R. Hackman, *Collaborative Intelligence: Using Teams to Solve Hard Problems* (San Francisco, CA: Berrett-Koehler Publishers, 2011); D. Markova and A. McArthur, *Collaborative Intelligence: Thinking with People Who Think Differently* (New York: Spiegel & Grau, 2015); D. Contu, "Why Teams Don't Work," *Harvard Business Review* 5 (2009).

17. S. Cole, "Age and Scientific Performance," *American Journal of Sociology* 84 (1979): 958–977.

18. N. Stern, "Age and Achievement in Mathematics: A Case-study in the Sociology of Science," *Social Studies of Science* 8 (1978): 127–140.

19. 关于 SAP 对混合年龄组的使用方法，见 https://news.sap.com/young-old -powerful-combination/。

20. M. Csikszentmihalyi, *Creativity: The Psychology of Discovery and Invention*, reprint edn. (New York: Harper Perennial, 2013).

21. J. Y. Chiao, "Cultural Neuroscience: A Once and Future Discipline," *Progress in Brain Research* 178, (2009): 287–304; C. L. Fincher, R. Thornhill, D. R. Murray, and M. Schaller, "Pathogen Prevalence Predicts Human Cross-Cultural Variability in Individualism/Collectivism," *Proceedings of the Royal Society: B* 275 (2008): 1279–1285; R. B. Adams, N. O. Rule, R. G. Franklin, E. Wang, M. T. Stevenson, S. Toshikawa, M. Nomura, W. Sato, K. Kveraga, and N. Ambady, "Cross-Cultural Reading the Mind in the Eyes: An FMRI Investigation," *Journal of Cognitive Neuroscience* 22 (2010): 97–108; E. Goldberg, "Foreword," in *Embodiment and Cultural Differences*, Eds. B. M. Pirani and T. S. Smith (Cambridge, UK: Cambridge Scientific Publishers, 2016).

22. R. Gaines, and D. Price-Williams, "Dreams and Imaginative Processes in American and Balinese Artists," *Psychiatric Journal of the University of Ottawa* 15 (1990): 107–110.

23. J. W. Shenk, *Powers of Two: How Relationships Drive Creativity*, reprint edn. (New York: Eamon Dolan/Mariner Books, 2015).

24. E. Goldberg, *The Executive Brain: Frontal Lobes and the Civilized World* (New York: Oxford University Press, 2001; paperback 2002); E. Goldberg, *The New Executive Brain: Frontal Lobes in a Complex World* (New York: Oxford University Press, 2009).

25. M. Ingalhalikar, A. Smith, D. Parker, T. D. Satterthwaite, M. A. Elliott, K. Ruparel, H. Hakonarson, R. E. Gur, R. C. Gur, and R. Verma, "Sex Differences in the Structural Connectome of the Human Brain," *Proceedings of the National Academy of Sciences USA* 111 (2014): 823–828.

26. V. Llaurens, M. Raymond, and C. Faurie, "Why Are Some People Left-Handed?

An Evolutionary Perspective," *Philosophical Transactions of the Royal Society of London, B: Biological Sciences* 364 (2009): 881–894.

27. S. F. Witelson, "The Brain Connection: The Corpus Callosum Is Larger in Left-Handers," *Science* 229 (1985): 665–668; Q. Gao, J. Wang, C. Yu, and H. Chen, "Effect of Handedness on Brain Activity Patterns and Effective Connectivity Network During the Semantic Task of Chinese Characters," *Scientific Reports* 5 (2015): 18262; R. Westerhausen, C. Walter, F. Kreuder, R. A. Wittling, E. Schweiger, and W. Wittling, "The Influence of Handedness and Gender on the Microstructure of the Human Corpus Callosum: A Diffusion-Tensor Magnetic Resonance Imaging Study," *Neuroscience Letters* 351 (2003): 99–102; R. Westerhausen, R. F. Kreuder, S. Dos Santos Sequeira, C. Walter, W. Woerner, R. A. Wittling, E. Schweiger, and W. Wittling, "Effects of Handedness and Gender on Macro- and Microstructure of the Corpus Callosum and Its Subregions: A Combined High-Resolution and Diffusion-Tensor MRI Study," *Cognitive Brain Research* 21 (2004): 418–426.

28. E. Goldberg, D. Roediger, N. E. Kucukboyaci, C. Carlson, O. Devinsky, R. Kuzniecky, E. Halgren, and T. Thesen, "Hemispheric Asymmetries of Cortical Volume in the Human Brain," *Cortex* 49 (2013): 200–210.

29. M. Wooldridge, *An Introduction to Multi-Agent Systems* (New York: John Wiley & Sons, 2002).

30. H. A. Simon, *The Sciences of the Artificial*, 3rd edn. (Cambridge, MA: MIT Press, 1996); A. Newell, J. C. Shaw, and H. A. Simon, "The Process of Creative Thinking," in *Contemporary Approaches to Creative Thinking*, Eds. H. E. Gruber, G. Terrell, and M. Wertheimer (New York: Atherton, 1962): 63–119.

31. 来自哈罗德·科恩的讣告，公布于 http://www.aaronshome.com/。该网站还有哈罗德·科恩的相关信息和 AARON 的画。

32. 艾米丽·霍威尔的作品可以在 www.youtube.com 网站上找到。

33. W. McCulloch and W. Pitts, "A Logical Calculus of Ideas Immanent in Nervous Activity," *Bulletin of Mathematical Biophysics* 5 (1943): 115–133.

34. M. Minsky and S. Papert, *Perceptrons: An Introduction to Computational Geometry* (Cambridge, MA: MIT Press, 1969).

35. 全面的评述参见 D. S. Levine, "Neural Network Models of Human Executive Function and Decision Making," in *Executive Functions in Health and Disease*, Ed. E. Goldberg (Cambridge, MA: Academic Press, 2017)。

36. N. Marupaka and A. A. Minai, "Connectivity and Creativity in Semantic Neural Networks," *Neural Networks (IJCNN)* (International Joint Conference on Neural Networks, July 31–August 5, 2011).

37. J. M. Fuster, *The Neuroscience of Freedom and Creativity: Our Predictive Brain* (Cambridge, UK: Cambridge University Press, 2013).

38. L. Scheffler, "Which Features Matter How Much When?" Presentation at BICA 2016; S. Thaler, "Pattern Turnover Within Synaptically Perturbed Neural Systems," Presentation at BICA 2016; S. Thaler, "Creativity Machine Paradigm," in E. G. Carayannis (Ed.), *Encyclopedia of Creativity, Innovation and Entrepreneurship* (New York: Springer, 2013): 447–456.

39. A. Manfre', A. Augello, I. Infantino, G. Pilato, and F. Vella, "Exploiting Interactive Genetic Algorithms for Creative Humanoid Dancing," Presentation at BICA 2016; A. Augello, I. Infantino, A. Manfre', G. Pilato, and F. Vella, "Analyzing and Discussing Primary Creative Traits of a Robotic Artist," Presentation at BICA 2016; www.facebook.com/CRSSLAB

40. E. Borovikov, I. Zavorin, and S. Yershov, "On Virtual Characters That Can See," Presentation at BICA 2016.

41. O. Chernavskaya, D. Chernavskii, V. Karp, A. Nikitin, and D. Schepetov, "An Architecture of Thinking System Within the Dynamic Theory of Information," BICA 12 (2015): 144–154; O. Chernavskaya, D. Chernavskii, and Y. Rozhylo, "A Hypothesis on the Nature of "Aesthetic" Emotions and the Concept of "Masterpiece," Presentation at BICA 2016.